麻醉

遗忘之礼和意识之谜

[澳]凯特·科尔-亚当斯 著

薄禄龙 译著

Anaesthesia

ZHEJIANG UNIVERSITY PRESS
浙江大学出版社
·杭州·

图书在版编目（CIP）数据

麻醉：遗忘之礼和意识之谜 /（澳）凯特·科尔-亚
当斯著；薄禄龙译著. -- 杭州：浙江大学出版社，
2024. 7. -- ISBN 978-7-308-25081-8

Ⅰ. R614-49

中国国家版本馆CIP数据核字第20246PV752号

浙江省版权局著作权合同登记图字：11—2024—252号

麻醉：遗忘之礼和意识之谜

［澳］凯特·科尔-亚当斯　著　薄禄龙　译著

责任编辑	张　婷
责任校对	朱卓娜
封面设计	violet
出版发行	浙江大学出版社
	（杭州市天目山路148号　　邮政编码　310007）
	（网址：http://www.zjupress.com）
排　　版	杭州林智广告有限公司
印　　刷	杭州钱江彩色印务有限公司
开　　本	880mm×1230mm　1/32
印　　张	10
字　　数	250千
版 印 次	2024年7月第1版　2024年7月第1次印刷
书　　号	ISBN 978-7-308-25081-8
定　　价	78.00元

献给皮特、芬恩和弗朗西斯卡

充满爱意与感激

推荐序

在当今这个知识迅猛发展、学科交叉融合的新时代，医学领域的每一次创新与突破，都可能为人类带来深远的福祉。特别是麻醉学，这门古老而充满生机的学科，不仅关乎手术的安全与效果，更触及到人类对于意识、疼痛乃至生命本质的深层理解。意识，作为神经科学领域的皇冠，一直是科学家们不懈探索和追求的终极难题。意识的本质是什么？它如何在大脑中产生？这些问题至今仍充满了神秘和未知。

幸运的是，麻醉学为我们提供了独特的视角和工具，来探究意识的奥秘。麻醉药物能够在极短时间内精确地改变人的意识状态，从清醒到无意识，从有意识的感知到潜意识的模糊体验，甚至到意识的分离状态。这种可控、可逆的意识改变，为神经科学家提供了研究意识改变的宝贵机会。作为一名神经科学与麻醉学研究者，我深知这两个领域的交叉所带来的巨大潜力。通过研究麻醉下的大脑活动，我们能够更深入地理解意识如何在大脑中产生，以及它如何受到各种内外因素的影响。这对于我们理解人类行为、情感和决策具有深远的意义。

在此，我有幸向大家推荐薄禄龙博士翻译的这本《麻醉：遗忘之礼和意识之谜》。这本书由凯特-科尔·亚当斯撰写，不仅深入探讨了麻醉学的历史、技术及其对人类意识的影响，更以其独特的视角和生动的叙述，带领我们走进了麻醉的世界，体验了其中的神秘与挑战。在这本书中，作者以第一人称的视角，讲述了自己因脊柱问题而接受手术的经历，以及对麻醉过程中意识状态的深刻反思。她的文字细腻而富有感染力，能够让读者感受到手术室内的紧张气氛，以及麻醉带来的遗忘与意识的奥秘。书中不仅讨论了麻醉药物的作用机制、术中知晓的风险以及麻醉医生在手术中的关键角色，还涉及了意识、记忆与无意识的心理学和哲学问题。

薄禄龙博士的译作，不仅准确传达了原作的深刻见解，更加入了他个人的理解和诠释，使得这本书的中文版更加贴近中国读者的阅读习惯和思维模式。我相信，这本书将为中文读者打开一扇了解麻醉学奥秘的窗口，同时也为促进中外学术交流、推动科学普及做出贡献。

因此，我强烈推荐这本书给所有对医学、心理学、哲学以及人类意识探索感兴趣的读者。我希望这本书能够激发更多人对科学和生命深层次问题的思考，一同探索未知的领域。让我们在追求知识的道路上不断前行，揭开意识的神秘面纱，理解我们自己的内在世界。

胡霁

教育部长江学者特聘教授

上海科技大学生命科学与技术学院副院长

目录

麻醉：遗忘之礼和意识之谜

变成蓝色

　　夜幕降临，我身处布里斯班的一家医院。我住在一间白色小房间里。床对面的墙上，我隐约看到一个耶稣十字架，下方是一扇空荡荡的大窗户。透过这扇窗户，我看着城市的灯光闪烁交织：微小的亮光和黯淡的灯影编织成一张网。在模糊的视线中，它们几乎形成了一幅图案，仿佛想要述说一些故事。我感到非常平静，真是令人惊讶。

　　那是2010年7月。在几个星期前，我把自己的事情安排妥当：起草遗嘱，给孩子们写信，甚至剃掉腿毛。在告别后，我和母亲登上了从墨尔本起飞的飞机。

　　几个月前，在经过几十年的挣扎后，我终于接受了必须进行一次大手术的事实。我的妥协来得很突然，就发生在这家医院的另一栋楼里。当时，我去咨询了一位备受尊敬的脊柱外科医生。他和蔼可亲，近乎谦逊，留着一把胡子，让我想起忧郁的格劳乔·马克斯（Groucho

Marx)①。我不知道是什么让我下定决心，是他的胡子，还是他在看我的X光片时，轻轻触摸我那不规则的脊柱的手指动作？就在他开始告诉我，我不适合之前一直谈论的无创手术时，我内心产生了一丝震撼。我明白，我不仅需要进行这个手术——尽管它可能是有创伤的——我还要回到布里斯班，让他为我做手术。

做出决定后，一种如释重负的舒适感涌上心头；我放弃了希望和随之而来的努力，屈服于超越我意志的力量。当夜晚我辗转难眠时，不安困扰着我：困扰我的不仅仅是手术本身——切割和穿刺——还有不可避免的手术风险。在我内心的某个未知角落，我觉得自己可能再也无法醒来。白天，我可以说服自己：对于一个48岁平素身体健康的人来说，发生灾难的可能性很低。但到了晚上，在墨尔本的床上躺着时，我内心的恐惧倍增：即使一切按计划进行，手术后醒来的我在某些方面已与进入手术室之前的"我"不同。我开始害怕麻醉药物起效的那一刻：那时，我将失去这种恐惧感。我设想自己置身于一个昏暗的房间里。房间里有两道门，一道是入口，一道是出口，而我无法从里面打开任何一道。

也许，房间仍然是空荡荡的，没有窗户和家具。在这样的黑暗里，我将被困在孤独之中。这种黑暗如同儿时床下的阴影，蜿蜒弥漫开来，直到有他人来解救我。然而解救出来的也并不是真正的我，而是一个外表相似、另一个版本的我，它悄无声息地潜入曾经属于我的生活。

做出决定后不久，我给布里斯班的另一家医院打了个电话。我希望能与那里的一位麻醉医生交谈，他的工作是让我在手术期间长时间保持无意识状态。我感到有些犹豫，甚至频频道歉。我向接待员解释说，我花了几年时间研究所谓的麻醉，现在对即将发生在自己身上的事情感到相当紧张。"也许我知道得太多了。"我说道。

---

① 译者注：美国著名电影演员。

"亲爱的！"接线员应声道，"那可不好。"

·

本书将探讨的也许是现代医学最辉煌却最令人困惑的礼物——一种能够消除疼痛的技术。它能让医生们进行手术和其他操作，如果没有它，手术几乎不可能完成，还常常伴有痛苦和致命的风险。

麻醉（*anaesthesia*），这个词是新英格兰医生、诗人奥利弗·温德尔·霍姆斯在1846年从希腊语中借用而来的，用以描述乙醚这种药物首次成功公开演示在手术中的效果。麻醉即使人失去知觉。

如今，除乙醚外还有其他种类的麻醉药，它们通过阻断身体相关部位的神经，简单（或者说并非那么简单）地使牙齿或身体某部分失去知觉。但是，在这个奇特的领域中，最广泛且引人入胜的应用是全身麻醉。在全身麻醉状态下，被关闭的不是神经末梢，而是你的大脑——或至少是它的某些部分。大脑似乎拥有各种连接，使我们自我感知或（松散地）意识到手术。大脑的某些部分负责处理神经传递来的信息，告诉我们正在经历疼痛。这就像是神经系统的射杀信使（shoot the messenger）[1]。显然，这是一件好事。

不止如此。如果没有这种技术，我就不会登上飞往布里斯班的那趟飞机。我也不会认为我的恐惧比任何其他面临同样困境的人更强烈。但在过去十年里，我确实一直被一个或一系列问题深深困扰着，这些问题常常模糊甚至矛盾，归结起来就是：当我们被麻醉时，到底都经历了什么？

我指的当然不是发生在神经、脊髓和大脑里乒乒乓乓、噼里啪啦

---

[1]　译者注：shoot the messenger 在英文中是指杀掉带来坏消息的人，好像这样就可以避免坏消息本身。它用来形容责备或惩罚传递不利或不受欢迎信息的人，而不是解决信息所涉及的问题。

3

的信号声，而是发生在我们身上的事情——作为病人的我，医生会在我的体内做哪些混乱的切割和探索？与此同时，另一个奇怪而顽固的问题出现：在我们被麻醉时发生（或没有发生）的一切，是否会在我们清醒后继续影响我们的生活？它能改变我们在手术后几分钟、几个月甚至几年中的感觉、思维或行为方式吗？最后，我不禁产生了一个疑问，被前两个问题掩盖到几乎无声的恼人问题是——为什么我会对这个问题如此关注？

·

在并不久远的过去，如果你不幸需要手术，且还算足够强壮到能承受它，你会被绑起来，然后被切开。你通常清醒着，可能还会尖叫。罂粟、毒芹、大麻……几个世纪以来，医生们尝试了各种可以想到的方法，来预防或减轻疼痛：按压动脉、夹住神经，用麻醉草药浸泡海绵供病人吸入。有些医生喜欢击打病人的下巴；有些则在身体某个部位涂抹刺人的荨麻，来转移对另一部位手术的注意力。酒精、鸦片、催眠、祈祷……在19世纪中期前，手术几乎总是令人痛苦的最后选择。现在的大多数常规手术在彼时不可能完成，许多病人宁愿选择死亡。一名手术幸存者写道："我经历的痛苦无法用语言表达。具体的痛苦现在已经遗忘，但情感的空白旋风、巨大黑暗的恐怖以及被上帝和人类遗弃的感觉……我永远无法忘记。"

最终，病人的最大希望往往是速度。法国拿破仑时期一位名叫朗格贝克的外科医生声称，他可以"在吸一撮鼻烟的时间内"截掉一个肩膀。这一行业的残酷让一些外科医生感到痛苦，而另一些则变得冷酷无情。但即使在启蒙运动的人文主义萌芽时期，疼痛也被认为是生命不可或缺的一部分，很少有人能够想象没有疼痛的外科手术。

"在外科手术中，避免疼痛是一种幻想。"1839年，法国外科医生维尔佩奥（Alfred Velpeau）这样说，"在外科手术中，手术刀和疼痛是两个无法割裂的词……必须承认两者的联系。"

正是麻醉，给予我们这一恩赐，使疼痛被遗忘。

1846年，美国波士顿牙医威廉·托马斯·格林·莫顿（William Thomas Green Morton）首次成功公开演示乙醚麻醉，从20岁的病人爱德华·吉尔伯特·艾伯特（Edward Gilbert Abbot）的下颌切掉肿物。但170多年后，我们仍没有完全理解麻醉是如何起作用的。每天，麻醉医生将成千上万你我这样的人置于化学昏迷状态，以便其他医生能"进入"我们的身体并进行手术。然后，他们又让我们恢复清醒。这实在是令人震惊。真正困扰人们的是，每天发生的这种"消失"过程到底是如何发生和消退的。甚至研究者们也不确定他们知道全身麻醉会作用于中枢神经系统，与大脑中神经元的细胞膜发生反应，劫持人的视觉、触觉和意识等反应。他们已知道部分重要脑区和其反应的过程：神经元通过微小通道传递化学物质，环路通过脉冲和节律协调不同脑区的功能。然而，这些区域到底发生了什么？他们仍无法达成一致，也不能确定哪些区域是最重要的。为什么不同的麻醉药产生的效应会不同？大脑从清醒到意识消失的转变方式又是什么？类似日落还是日食？

事实上，就连麻醉医生也无法衡量他们所做的事情。

当医生将病人置入麻醉状态时，他们一直试图弄清病人深入麻醉的程度。在早期，这意味着依赖身体信号来评估；后来，根据所用麻醉气体的血药浓度进行计算。近年来，则是将大脑的电活动转化为脑监测仪上的数字刻度来衡量。事实上这类仪器已经上市，可以看作一种意识测量仪。尽管如此，医生们仍无法确切知道一个病人被麻醉的深度，甚至无法确定病人是否真的失去了意识。

我并非麻醉医生，也不是外科医生，连医生都不是。作为现今数亿在世的人类中的一员，我曾经历过全身麻醉。这种体验如今已非常常见，可以说是平淡无奇。现如今，我们有麻醉吸入气体、挥发性麻醉药和静脉麻醉药。有能将你麻倒，又把你唤醒，让你在此期间保持静止的药物；有能消除疼痛的药物；有能测量你的心率、血压、血氧水平和脑电波的仪器；有当你不能呼吸时为你呼吸的装置。麻醉已变得非常安全——它更像是一个短暂的、不引人注意的停顿，而不是一个事件。这种停顿的出现在20多万年人类历史中，却只有不到两百年的时间。从那时起，我们才能经受猛烈的身体攻击而存活下来。实际上，麻醉药是一种强效的，有时还是不可预测的药物，但所有这些似乎都已被大多数人遗忘。"An-es-the-zha，"我们中的大多数人，可能都无法准确地读出麻醉的英文单词。然而，麻醉使人体的防御系统以前所未有的方式被突破——战争或其他灾难除外。通过使用强效麻醉药，医生可以进入胸腔、腹腔和大脑等秘密腔室。它使外科医生能像木匠一样锯开坚固如堡垒的肋骨，将跳动的心脏稳稳握在手中。这是一份强大的礼物，但它究竟是什么呢？

谈论麻醉的难点之一并非如何实施麻醉，而是麻醉到底做了什么。一旦讨论到麻醉，便会立即引发对意识神秘性的讨论。近几十年来，尽管科学家们再次关注了这个问题，却无法达成共识，更别说解决它了。

意识是一种状态还是多种状态？它能否完全用特定脑区和过程来解释，还是有其他因素？它是一个谜团，还是一个未解之谜？无论哪种情况，是否存在一种单一的解释，能够阐释涵盖知觉（对外界事物存在的感觉——声音、触觉、颜色）和自我意识（即作为"我"的感觉——我自己存在的主观确定性）的体验范围？更不用说信息和注意力在这些模糊不清的内部领域中进出是一种怎样的机制了。在所有这些问题中，无意识始终是个沉默的伴侣。麻醉医生会说，你并不需要知道引擎是如何工作的才能开车。但当车子偏离柏油路面，药理学和神经学就会迅速让位给哲学：当手术刀切进失去意识的身体时，它还能引起疼痛吗？然后，伦理学问题也来了：在麻醉状态下，如果你感到疼痛，几乎在那一瞬间又忘记了，这有关系吗？

·

在前往布里斯班医院那间白色小房间的飞机上，我靠窗坐着。我努力不去思考这些问题。在此刻之前，我曾短暂经历三次全身麻醉，都是平淡无奇的小手术。我仰面躺在手术推车上的记忆十分混杂：全球各地的医院都被这些多孔的白色天花板所充斥；头戴各色帽子、身着褪色手术服的蒙面人；玩笑声、喧闹声此起彼伏；既有欢欣时刻，也有暗黑时分。紧接着，我似乎突然醒了。突如其来，毫无生气。仿佛我生命的两个片段被拼接在一起。本该有的，现在没了，只剩下茫茫空白。也许，正是这种缺失让我担忧——那被割裂的、无从寻觅的几分钟或几个小时。可在其他时候，我又觉得这种缺失感并不像它现在看起来那般空洞。

我曾与那些一谈起麻醉就两眼放光的人交流过。我认识一位女士，她用坦率但略带色情的语气说道："哦，天啊！那种滑落感……那种释放……"但大多数人甚至从未考虑过这个问题。更令人惊讶的是，很多人对此抱持着戒备和怀疑。在我开始研究时，我遇到了一位在小报上刊登广告，为即将接受手术的人提供咨询的女士。她说自己梦见了一条鱼——与其说是梦，不如说更像一个画面。当她醒来时，鱼就在那里；当她入睡后，鱼还在那里。一把刀划过脊柱，将鱼切成片。但那不是一条鱼，而是她自己。她告诉我，她已经动过40多次手术，第一次是在二十几岁时，因为摔倒导致椎间盘破裂，不得不接受腰椎融合术。如今她50出头，一头金发，长相甜美，身姿纤细，她耸了耸肩。这条鱼在她第一次手术中出现。手术做得很顺利，她无法回忆起任何细节。但之后的24年里，她始终无法摆脱这幅画面。每当经历新的手术，她都会深陷这种感觉之中。"我不喜欢碰有骨头的鱼……我不能……我永远无法去餐馆点一整条鱼。因为，你必须像那样把它撕开，就像我的后背被切开一样。太可怕了。"

我偶尔听说过这样的故事：外科医生为病人缝合伤口时，未察觉到有物品落在里面——纱布或器械，这些物体可能成为刺激源，甚至引发更糟糕的情况。如今，我开始怀疑是否还有其他东西被遗留下来？也许是言语、感受或者是信念。

然后，我发现了一个不可重复的试验。

•

50多年前，在南非约翰内斯堡一家小诊所里，一位名不见经传的精神科医生伯纳德·莱文森（Bernard Levinson）上演了一出奇怪而令人不安的戏剧。当时，39岁的莱文森说服了这座城市牙科医院的一位外科教授，让他将10名手术病人作为毫不知情的试验对象，参与一项极为奇特的医学研究。

手术前一晚，莱文森从第二天的手术名单中挑选志愿者，并把每个人叫到一边，要求他们按照一系列指示行动。首先，他会从3开始倒数，并让他们放松身体。接着，莱文森会告诉他们，在他的命令下，他们的右臂会轻易地抬起并触摸到自己的鼻子，同时闭上眼睛。一旦病人进入催眠状态，莱文森就要求每个人回到快乐的童年记忆中去。据他所述，大多数人都重新体验了被遗忘已久的生日，对细节记忆犹新。然后，莱文森告诉每个人在数到3的时候醒来，忘掉刚刚发生的一切。他挑选了最容易被催眠的10名病人，6女4男。为了达到试验目的，莱文森只简单地告诉他们，在第二天手术中，他将监测每个人的脑电波，并在之后再次对他们进行催眠，以"研究他们对手术的感受"。其实，莱文森没有告诉他们将要发生的事情。

第二天早晨，在将病人推进手术室前，莱文森在病人头皮上安装了导线，以便测量电活动的波动。进入手术室后，他退后一步，留出空间让麻醉医生维尔乔恩博士给病人吸入醚类的麻醉药。手术开始后，当莱文森确信每个病人都处于比寻常手术更深沉的麻醉状态时，便示意麻醉医生大声念出以下几句话："请稍等！病人面色不佳，有些发青。他（或她）的嘴唇发青。我要多给一点氧气。"在挤捏呼吸球囊后，维尔乔恩博士会放心地说："好了，情况好多了。可以继续手术了。"

当病人醒来后，手术室里的医护人员表现得好像什么都没发生过。

一个月后，莱文森在咨询室对每个病人进行访谈。首先，他会询问病人对手术的印象如何。每个人都说，他们记得进入麻醉室，然后被注射了一针。接下来的记忆，则是在病房中苏醒。然后，莱文森对他们进行催眠。莱文森后来报告说，在催眠状态下，其中4人可以一字不差地复述麻醉医生说的那些话。还有4人只能记得一些片段，但在访谈过程中变得不安和激动。有名男子记得有剧烈疼痛。"一位女士说她感觉自己在旋转，"莱文森后来写道，"每当转到麻醉医生时，她能听出一个词。她还没来得及真正理解医生的话，她又旋转起来。"只有2人说他们什么都不记得。

多年来，莱文森的试验因为其所做和未做的事情而成为一则民间传说。批评者认为，该试验违背了科学方法的基本规则。首先，莱文森没有设立一个未暴露于这一危机的对照组。其次，试验缺乏盲法，莱文森对病人进行催眠前就清楚知道手术室里会发生什么。也就是说，他对期望的结果心知肚明，并可能在有意或无意中引导了病人的回答。然而，莱文森试验的最大讽刺在于，试验表面上看似成功，却无法被复制。尽管方法倍受批评，但在后来的催眠中，许多病人显然记得手术时医生说过的话，或明显感到不安。这意味着，故意让病人承受类似的压力是不道德的。

当我第一次听说这个试验时，有两件事让我倍受震撼：第一，我一直认为，在全身麻醉下进行手术意味着我对身体内外发生的事情毫不知情，我从未觉得有必要去验证这一假设；第二，类似于莱文森试验里的对话，在全球各地的手术室里，可能每天都在上演。

在我开始研究麻醉后不久，我找到了很多关于莱文森虚构危机的参考资料。人们常将它与30年后美国一位著名麻醉医生进行的另一项试验联系起来讨论。这位麻醉医生试图复制莱文森的研究，还得到了有趣的结果。在这一过程中，我还发现了其他一些非常奇特的研究。在这些研究里，被麻醉的病人能辨识出医护人员在术中对他们宣读的话语，尽管他们并没有意识记住所听到的内容。还有一些研究中，处于麻醉状态的病人被告知要在苏醒后执行特定的动作。病人后来坚称自己对此一无所知，却能按照指示完成动作。在另一项研究里，一位来自英格兰北部的医生通过一个简单装置，与身处手术中不会动弹、看似失去意识的女病人进行交流。结果发现，其中许多人是清醒的。麻醉结束后，这些女性什么都不记得。

·

一个巨大的谜题是，根据全身麻醉的定义，病人不可能报告他们在麻醉状态下的经历。麻醉就像是一次死亡，你将孤身进入；也类似于新生，你突然赤裸醒来。在这期间发生的事情，在当时可能感觉不到或感觉模糊不清。但是，在麻醉恢复室醒来的"你"，在某些关键方面不再是躺在手术台上经历手术的那个"你"。你的自我被打断了。

那么，为什么这对我、对你或对其他任何人都很重要呢？为了尝试回答这个问题，我不得不把自己分成两个自我。更确切地说，承认这种分裂早已存在。第一个我，是日常生活的那个自我（上班、看真人秀、思考无意识的那个自我）。我可能会以要点的形式这样回答：

有证据表明，无论我们是否记得在手术台上静静躺着经历的一切，其都可能改变我们术后几小时、数周甚至数年后的感觉和行为方式。这可能很重要。

这些变化不一定有害，甚至可能有益。但是它们很少被讨论，以至于大多数医生都没有意识到，更别提我们普通人了。

这既存在风险，也蕴含机会。

这就是我所了解的自我，一个思考的自我。我将其视为"我"。

在撰写本书时，我意识到还有另一个自我的存在，并不需要用项目符号来描述，甚至可能无需言语。这个自我在大约20年前向我显现，当时我模糊地感知到自己进入了一个陌生的内心领域或状态。多年来，我一直简单地称之为"感觉"，因为除此之外，我找不到其他词语来描述它，尽管有时它看起来像悲伤、恐惧、愤怒甚至是爱。它在身体上带来压抑感，如同胸口和喉咙的沉重、身体上流露的不安。如果我能放松或轻轻推动它，有时就又会变成一种无处不在却难以言喻的失落感。

长久以来，我把这种自我感觉视为与我分离的存在。它不请自来，是占据我胸膛的敌人，是必须被赶走的梦魇。我曾希望能用魔法或意志力来摆脱它。最近，我开始把这种感觉视为一个过程，是理智和本能的动态互动，是头脑和心灵的相互交织。它是身体内的一部皮影戏，有时依旧让我不安和悲伤。通过对麻醉的长期关注，我看到它的大致轮廓和局部闪烁，并将其表达出来。

在这段时间里，我目睹了三大洲的手术，采访了一些全球著名的麻醉医生。我曾看到心脏在胸腔的"红色池塘"里跳动，目睹子宫从盆腔系泊处被剪断。我参加各种会议,在专业期刊和医学图书馆里搜寻报告和研究,向精神科医生和心理学家提问,把几十个朋友和陌生人逼到角落,请他们谈谈自己的手术经历。

麻醉是世俗与神秘的奇特混合体,是一个充满复杂而可解的密码、模糊而无法回答的问题领域。作为这个领域的陌生人,我常常迷失其中,纠结于技术细节,或在麻醉术语的丛林中艰难前行。在专业语言中,眼泪变成了"流泪",手术刀的伤口变成了"有害刺激"。有时候,我真的想要放弃。

每当这时,我都会发现自己不知何故又找人交谈。他们会告诉我关于自己、朋友或家人在麻醉过程中的意外经历。正是这些随意的谈话,最终说服我(日常的我)继续下去。

有位女士描述说,她在手术过程中能听到正在发生的事情,但感觉自己被禁锢在玻璃之下。另一位则谈到在手术中的眩晕感,她能自由进出自己的身体。还有人描述了闪回、梦境和情感障碍。在此之前,许多人从未谈论过这些经历。有些人从那时起拒绝接受全身麻醉。

然而,其中大多数事件不足以登上报纸或专业期刊。通常,与其说是麻醉失败,不如说是医疗互动失败:病人困惑、焦虑,医生缺席、无知。但是,恶果的影响有时却很深远。这足以表明,医护人员可以通过改变麻醉前、麻醉后甚至麻醉期间的思考方式、与病人的关系和角色,显著改善病人的手术体验,甚至是手术结果。其中蕴藏着巨大但尚未开发的潜力——有些医生和研究人员已在探索,并取得了令人惊讶的成果。

作为病人,我们可能也会改变我们对身处麻醉状态的理解。我们可能有能力影响自己的麻醉体验和手术效果;我们带入手术的信息和态度——不管是有意识的还是无意识的——不仅影响我们醒来时的感受,还可能影响我们术中的表现:维持意识消失状态的用药量,手术时长,甚至可能影响术中失血量。

当我开始写这本书时，并不知道在完成写作前，我会有一个机会长期亲自调研麻醉。我也没想到会在自己身上完成一场不可重复的试验，以自己为试验对象。这个（完全不科学的）试验让我对麻醉这一非凡过程得出了一些结论，以及它对任何面临手术的病人的意义——特别是那些带着故事进出黑暗的人们的重要性。我花费更长时间才明白，我所探索的不仅是麻醉带来的意识消失、已知和未知的领域，更是无意识自我的无声深处。

事情的发展，常肇始于偶然。

深入海水

醒　来

多年前，在悉尼郊外的蓝山，我受邀参加一场庆祝朋友生日的晚宴。晚宴上有8位女性，其中有些我不认识。我们围坐在一张铺着洁白桌布、点缀着许多小蜡烛的长桌旁。品尝完一道菜后，瑞秋·本迈尔（Rachel Benmayor）向我们讲述了她生二胎的故事。当她讲完，寂静弥漫在桌上，谁也不知道该说些什么。

不久之后，我和家人——我的伴侣、儿子——搬回了墨尔本，但我一直念念不忘瑞秋的故事。不知怎的，它就像一粒沙子：我发现自己对此有了一些思考。我联系了主办晚宴的朋友，拿到了瑞秋的电话号码。之后几个月，我一直没有拨打，担心她不愿意公开谈论所经历的事情。直到四月的一个晚上，当我在墨尔本的家里给她打电话时，她答应了。

瑞秋曾经经历了一次失败的全身麻醉。她在意识清醒、动弹不得和极度痛苦中经历剖官产，遭遇了濒死感，这成为本书的起点。然而，她的故事与其他所有故事一样，早在很久以前就开始了。

我们通了两晚的电话。瑞秋和她的丈夫格伦住在蓝山地区一座翻新的房子里；我则在墨尔本家中的办公室里，蹲在文件柜旁的地板上。她有一口柔和的新西兰口音，元音扁平，偶尔会出人意料地升调；我的发音则含混、重复，还带着些嗯哼之类的词。不过，这并不重要。她渴望倾诉。她讲述故事的节奏均匀平稳，仿佛在描述一个熟悉的梦境或电影，有时放慢语速，有时会清清嗓子或咳嗽。除非我插话，她很少停下来。我无法完全记得她的样子，只有些模糊而不完整的印象。她有柔软的棕色卷发，身材稍矮，脸庞迷人，透露出一种宁静的气质。所有这些都与她的声音融为一体，从电话那端稳稳传来。

"嗯，"瑞秋说，"我记得上了手术台，手臂上打了一针，吸了麻醉气体。格伦和苏（她的助产士）站在我身旁。接着，我就昏了过去。然后，我记得的第一件事就是感觉到疼痛。我还听到一种很响的声音，又像回声一样消失。还有一种有规律的声音，像嘀嗒声一样，我猜要么是敲击声，就像进行曲一样，不停地循环。我可以听到它。"

"还有疼痛。我记得肚子受到一种难以置信的压力，就像一辆卡车在来回行驶碾压，一遍又一遍。"

几天前，怀孕八个半月的瑞秋被送进医院。她的血压迅速上升，医生告诉她要卧床，在孩子出生前尽可能地多休息。但是，她的血压一直在上升。这种情况被称为先兆子痫，虽然并不罕见，但有时可能导致致命并发症。于是，医生决定进行催产。17个小时后，宫颈口仍不能正常扩张，医生决定采取剖宫产的方式进行分娩。瑞秋原本希望能够接受硬膜外麻醉，这样便可在手术过程中保持清醒。然而她所在的是一家规模很小的乡村医院，当天没人可以完成这个操作。相反，她被告知必须接受全身麻醉。她记得自己很失望，记得被推入手术室的情景。她还记得面罩和麻醉气体。然后，她醒了……

术后几个月，有人向瑞秋解释说，当腹腔被打开时，气体冲击到无保护的内脏器官上会产生一种巨大的压力感。但在那一刻，她并不知道发生了什么。她以为自己遭遇了一场车祸。"我只知道能听到一些声音……我能感受到最可怕的疼痛。我不知道身在何处。我不知道我正在接受手术。我只意识到疼痛。"

渐渐地，她意识到有人在说话，但不知在说些什么。她意识到自己无法呼吸，便开始努力吸气。"我拼命地想呼吸，想吸气。我意识到，如果不尽快呼吸，我就会死去。"

她没有呼吸，也没有死去。她不知道有一台机器在替她呼吸。"最后，我意识到我无法呼吸，便任由它发生。我不再反抗。"但这时，她已陷入恐慌。"我无法忍受这种痛苦。它似乎一直持续着，反复不停，我不知道它是什么。"她又开始听到那些声音，这次内容更清晰了。"我听到他们谈论一些事情，比如周末做了什么。然后，我还听到他们说，'哦，看呢，她在这里，孩子在这里'之类的话，我那时才知道我在手术中是清醒的。那时，我试图让他们知道。我试着动一下，可发现完全动弹不得。"

瑞秋意识到，她离死亡不远了。"我开始被疼痛折磨得发疯，我知道这会杀死我。那是一种奇怪的感觉，但我知道无法逃避。我知道他们听不到我，也不会意识到所发生的一切。"

然后，她回忆起多年前有人对她说过的话。在面对巨大痛苦时，唯一要做的就是正视它，而不是试图逃避。这并非我们大多数人想要遵循的建议，除非别无选择。"所以，我有意识地转变自己，开始感受痛苦，深入其中，任由疼痛将我包围。我感到自己沉入其中，越陷越深地沉浸在痛苦之中。"

我问她在沉入痛苦的过程中，疼痛是否会减轻。瑞秋笑了笑，但不是幽默的那种。"不，"她告诉我，"如果有什么变化的话，疼痛反而更强烈了。但我继续下沉，一直下沉。然后，我开始感觉好像是经历了一些事情，像是穿越了疼痛。我到达一个地方，疼痛依然还在，没有什么变化，只是我不再真正关心它了。"

"就像我可以有意识地关注其他事物一样，因为我的意识已经远离痛苦。我意识到自己身处一个非常神奇的地方，非常接近死亡。我觉得，只要再深入一点，再走一段路，跨过某些东西，我就会死去。"

瑞秋诉说着，在那个地方，她感受到有人存在，有些人熟悉，有些人陌生。同时，她耳畔回荡着手术室里的声音："哦，快看，快看，是个小女孩。把她拉高一点就可以了。看，这是个小女孩。格伦，看，你有个小女孩。她很大吗？哈，她在瑞秋身上撒尿了。快点！她在小便。我们得剪断脐带了。"

可是，瑞秋已远离那一切。"我离那里很远。我能听到，但我离得很远。"她感到很安全。"我感到宁静——痛苦仍在我体内，我知道无法逃避它——我必须待在原地，否则我无法存活，所以我选择停留在那个地方。"

在这次谈话几年后，我前往墨尔本拜访一位名叫凯特·莱斯利（Kate Leslie）的麻醉医生。她蜷缩在办公室的一个小隔间里，里面摆放着两个粉红色和灰褐色的文件柜。窗户朝向一堵逐渐褪色的奶油色砖墙，外面依旧是类似的窗景。房间单调而沉闷，走廊深处传来的古典音乐为其增添了一些亮色。

"埃尔加。"莱斯利说着，把头偏向声音的方向。实际上，她并不是蜷缩着，是她让房间显得狭小。她个子很高，充满活力，这使她看起来更加高大。当我想起她，我觉得她像一个超大号的爱丽丝，却被塞进一个容不下她的空间里。她穿着牛仔夹克、嬉皮士短裙和高筒黑靴，散发着狂野不羁的气息：你可能认为她是个摇滚女郎。而事实上，她最近参与了一项研究，这将使她在麻醉界声名鹊起。至少，在对瑞秋·本迈尔这样的经历感兴趣的圈子里是如此。可关于这些，你无法从她的办公室或她如此直率的举止中得知。我想好了，如果我需要麻醉医生，凯特·莱斯利将是个很好的选择。

所以，请设想一下，我是一位病人，凯特·莱斯利是我的麻醉医生。一旦我被推入手术室（我可能已预先服用了镇静剂来放松），莱斯利会在我的手臂上绑上袖带测量血压，在拇指上放一个小夹子来测量血氧含量，并在胸部连接导线来监测心率。然后，她会给我挂上静脉点滴，输注药物，让我入睡，确保我感觉不到疼痛，并放松肌肉。

"所以（译者注：这是莱斯利说的），随着麻醉深度的加深，你先是开始咯咯笑，或者说话有点含糊不清；你懂的，这就像喝了几杯酒一样，如果我对你说'嘿，凯特'，你会说'嗯'。此时，你是清醒的，眼睛没有闭上，不用做任何事情就能保持清醒。但是，你不会记得任何事情，包括这段对话。可如果我用刀子戳你，你会记得的。"

"接下来事情就是，你的眼睛会闭上，但如果我说'凯特'，你还会醒来。"

"接下来的情况是，你的眼睛会闭上，但如果我用手指戳你并喊'凯——特'，你就会再次醒来（你知道的，如果被戳动，人们会醒来）。所有这些都是有意识的。只有当你对命令或轻微刺激没有反应时，你才处于无意识状态。"

"所以，你会戳病人吗？"

"一直如此，"莱斯利轻声说道，"当他们要入睡时，我们会说'你现在要睡觉了'。然后，我们给他们注射麻醉药，嘴里低声念叨着'凯……特'，测试你的睫毛反射，而它也会逐渐消失。"她边说边用指尖划过自己的睫毛。

从病人也就是我的角度看，在大约30秒内，我，或者至少是我所知道的那个"我"，将不复存在。一旦我失去意识，莱斯利可能将我转换到吸入麻醉，并通过面罩进行吸入。这是一种气体混合物，包括氧化亚氮

（更常被称作"笑气"）、氧气和一种叫作七氟烷的药物。我的气管可能插入一根管子，也被称作气管插管。我也可能被连接到呼吸机上，在手术全程中代替我呼吸。当我完全失去知觉，什么都感觉不到时，外科医生将开始手术。至少从理论上来说是这样的。

·

后来，她重新回到自己的身体，她的女儿艾蕾·格伦从子宫里被抱出来；当她被缝合后（"我能感觉到她们在缝合，然后用力按压，好像在我子宫上敲打和按压"）；护士大喊了一声后，她丈夫终于赶到，她让他写下她所收到的"信息"；她告诉家庭医生（"她们的对话，以及她们在我体内发现一个子宫肌瘤的事实"）之后，她的医生开始哭泣，瑞秋·本迈尔开始颤抖。

"我感觉到身体因受惊而痉挛，并开始发抖。她们真的很害怕。她们带我去——我要求看艾蕾·格伦，我只想看她，所以她们把我带去，将艾蕾·格伦交给我，我只记得抱着她。你知道的，新生儿的眼睛里有一种黑色的寂静。我把她抱在怀里，感觉她好像刚从我去过的地方回来。"

这种情况发生在你我身上的概率微乎其微。随着监测设备的进步，其概率比25年前还要小得多。尽管数据各不相同（有时差异很大，部分取决于数据收集方式），但基于结构化术后访谈的美国和欧洲的大型研究表明，每千名病人中就有一到两人报告在麻醉中醒来。在中国和西班牙似乎更为常见，具体数量无法统计。但据估计，仅在美国，每年就有2万到4万人在麻醉中醒来。其中只有很少一部分人可能感到疼痛，更不用说上面描述的那种痛苦了。然而，这一微小的数字已远远超过1846年之前所有接受手术的人数。这种影响可能是毁灭性的。

瑞秋在蓝山那所小医院的小房间里彻夜未眠、惊恐万分，这只是多年来噩梦、惊恐发作和心理治疗的开端。生完孩子后不久，她的血压飙升。"我当时的状态糟透了。"她说道。有时，她感觉唯一让她坚持下去的原因就是艾蕾·格伦，她紧紧地抱着她，就像紧抓住自己的生命一样。"我抱着她，看着她，感到平静。"

恐惧不请又至。她的血压会随之飙升或骤降，让她更加恐惧。"有天凌晨一点钟，我记得他们打电话找来我的全科医生伊丽莎白。她整夜陪伴着我，因为我太害怕了。最后，我起床给我在新西兰的母亲打电话，我开始号啕大哭。"在瑞秋回家后几周里经常惊恐发作，感到无法呼吸。她说医院承认了错误，院长也向她道歉了。可除此之外，她不记得从机构那里得到过任何帮助，没有解释、辅导，也没有赔偿。

在我研究麻醉的这些年里，我一直在思考，瑞秋的故事里究竟是什么吸引了我，让我无法释怀。但在18年前，我对此几乎一无所知，也毫不关心。我偶尔会想知道，当像瑞秋这样的人，真诚地向像我这样的人讲述故事时，会发生什么。这是一种交易，我们都投入了一定程度的信任。但最终，她的投入更大、风险更高。故事属于她，但在我的复述过程中，我也将其变成了我的故事。我选择了它，努力公正地呈现它，并用自己的视角构建它。我让它适应了我的目的，或至少符合我想要讲述的故事的目的。瑞秋的故事自有其冲击力，这种微妙而确凿的震撼，重新排列了我组装自我意识的粒子。这是一个建立在其他故事之上的故事，她的、她女儿的、那些麻醉医生、科学家和病人的故事，以及我自己的故事。在讲述过程中，这些故事改变了我们每一个人。

在做脊柱手术前，我定期去看的心理医生曾说，写作这本书的过程对我的生活而言，既是一剂麻醉药，又是唤醒自己的手段。她说："形式在塑造内容，反之亦然。"它们在不知不觉中自成一体，形式和方式也是如此，不再由我或我的一部分来决定。但在采访和写作的过程中，我也意识到并非所有选择都完全出自"我"。与之相随的是，我的信念在有意识的头脑中的优势地位逐渐被侵蚀。

在达尔文市的一间咨询室里，我当时30出头，具体谈了些什么现在已不记得。这并不重要，也不是我要谈论的重点。咨询师是位年轻女性（这是一家妇女健康服务机构）。我开始倾诉我小时候发生的一些事情，而不是原本打算要探讨的问题。我告诉她，在我2岁生日的那个星期，我的父母——爸爸26岁，妈妈25岁，还怀着4个月大的妹妹——去欧洲度假，把我寄养在一户人家家里，让我留宿了10天。和我的父母一样，他们是住在伦敦的澳大利亚人；他像我父亲一样是一名记者；这家里有一两个年幼的女儿，非常善良。我们两家有些相似。我不记得这些了，这是我父母告诉我的一个故事。

可是，当我把这个小故事讲给达尔文市妇女健康中心那位相当惊愕的年轻女士时，我的内心却发出一声悲鸣，且不断上升，犹如火山的爆发，一旦开始就完全控制了我。悲伤在房间里弥漫，让咨询师陷入了沉默，也使我在惊恐、鼻涕和眼泪横流中啜泣。结束后，那位年轻的咨询师显得很害怕。她不知道该说些什么，我也茫然无措。她建议我寻找一位更有经验的咨询师。

我之所以讲这个故事，是因为在写这本书的整个过程中，我隐约而持续地受到其他故事、部分故事和片段的牵引。这些故事或片段潜藏在我自己的记忆中，也可能深藏在我的身体里，就像围绕着被侵蚀的地标或水印般引导着我。通过它们，组织自我的故事；它们几近透明，却显得更有分量。

嵌入这残缺的地貌中，时近时远，有一些可识别的特征：达尔文市的咨询室、一段恋情、一场疾病、一次出生、一次死亡。而更远的故事还可以追溯到我的父母、父母的父母。围绕着他们，环绕着情感的幽灵：内疚、悲痛与失落。

我并未邀请它们，但我在这里提及它们，因为这些就是我写这本书时的幽灵。没有它们，这本书将无法完成，也不会存在。最后，当我谈论"麻醉医生""病人""科学家""受试者"及其他所有人时，这些明确的分类只是人们带着自己的残缺地貌、记忆、恐惧和倾向，影响着他们每时每刻的决定，包括他们可能提供或实施、分析或概念化、研究或学习、服从或接受我们所知道的全身麻醉过程。

·

十多年前，当我第一次在互联网搜索"术中知晓"（anaesthesia awareness）一词时，我在悉尼大学网站的一篇介绍麻醉学的论文中发现这样一段话："我们无法确定一个病人是否处于麻醉状态，尤其当他们被肌松且没有体动时。"

最近一次搜索时，这篇论文已稍作调整，增加了关于大脑监测方面的最新进展，但核心信息仍无变化。一个人看起来没有意识，并不意味着他们真的没有意识。

设备可能出现故障。就像管道会漏水一样，监护仪也可能出现故障。此外，某些手术比如剖宫产、心脏手术和创伤手术，所需的麻醉药相对较少。在这些手术中，术中知晓的风险会增加10倍以上。20世纪80年代的一项研究发现，接受创伤手术的病人，在术后随访中有近一半的人记得手术的部分内容。现在，尽管我们有了更好的药物和监测手段，高风险手术的术中知晓发生率估计接近1%。单独使用某种类型的麻醉药会增加风险，比如那些通过静脉输注而非吸入的麻醉药。某些人更有可能在手术中醒来：女性、肥胖者、红头发的人，还有吸毒者，特别是当他们未提前告知医生时。儿童术中知晓的发生率远高于成人，但人们似乎对此问题并不十分关注（或许是因为较少讨论）。此外，有些人可能在遗传上更容易发生术中知晓。人为错误也是原因之一。

即便没有这一切，麻醉仍然是一门不精确的科学。一种能让一个健壮年轻人失去知觉的麻醉剂量，可能只会让另一个人仍能与外科医生交谈。这篇论文的最早版本写道："在某种程度上，麻醉学是一种复杂的猜测艺术。它更像是一门艺术而非科学……我们试图给予正确的药物和剂量，并希望病人处于无意识状态。"

在悉尼皇家阿尔弗雷德王子医院，我找到了这篇论文的作者，麻醉医生克里斯·汤普森（Chris Thompson）。那天，我们的接触时间很短，他正忙于一场手术的麻醉工作。我们在手术室外的一个小候诊室里见面。他仍然穿着手术服，戴着外科口罩。当我第一次看到他那双大而有神的眼睛时，我一时间竟说不出话。摘下口罩后，汤普森露出一副英俊端正的面庞，他的眼睛——我想是蓝色的——也呈现出更加协调的比例。他迅速向我保证，麻醉医生非常善于给予正确的药物和剂量。如今，专科麻醉医生要接受12到13年的培训。他们可以让你在几秒钟内入睡，保持这种状态数小时，然后在几分钟内再让你醒来。他们使用越来越精确的药物组合方式；他们拥有监测身体反应的设备，并接受过训练来留意一些迹象，比如流泪、出汗、心率或血压上升，来确定你是否可能清醒。他说："实施麻醉是专业技能、同情心和科学的融合。""经验远比知识本身重要得多。"

从各个方面看，克里斯·汤普森都给人一种安全感。他知识渊博、口齿伶俐、工作投入。但在我与他的两次交谈中，奇怪的事情发生了：我陷入了一种恍惚的状态。这并非因为他的眼睛，或许是因为他的语调或讲话节奏，或许是他所说的那些话，尽管其中有些非常专业。他一开口，我就想要集中精神、身体前倾、全神贯注，却发现自己仍在游离。当我试图组织单词或句子说出口时，听起来却像来自别处或其他人，真是奇怪。每当我想到克里斯·汤普森时，我认为他就是那位"麻醉先生"。

总之，所有这些训练有助于解释为何在过去30年里，全身麻醉的死亡率从大约1/20000降至1/200000~1/100000。术中知晓的发生率从1%~2%降至1‰~2‰。然而，这并未改变这样一个事实：在某种意义上，麻醉学仍然像炼金术一样神秘。在我的研究早期，另一位经验丰富的麻醉医生告诉我："显然，我们使用麻醉药，而且能很好地控制它，但从真正的哲学和生理学角度来看，我们并不完全了解麻醉是如何起作用的。"

从那时起，情况已发生变化（在生理学上而非哲学上）。"麻醉鸡尾酒"听起来更像是一种潜在致命的催眠饮料，但它更接近真相。麻醉医生运用一系列可改变意识的药物：有些会被吸入，有些可以注射；有短效的，也有长效的；有些能镇痛，有些则致幻。这些药物以不同的方式作用于大脑的不同部分，但具体作用机制通常并不完全清楚。有些药物，如乙醚（一种挥发性液体，可蒸发成气体）、氧化亚氮以及最近的氯胺酮，曾经在派对场合中被使用过。正如美国哲学家、诗人亨利·大卫·梭罗在使用乙醚安装假牙后所写的："如果你想去旅行，就服用乙醚吧——你会抵达最远的星星。"不同的麻醉医生会调配不同的"麻醉鸡尾酒"。就像调制鸡尾酒一样，每个人都有自己的喜好，可以是橄榄或柠檬皮。没有标准剂量。

话虽如此，如今的"麻醉鸡尾酒"主要由三种成分组成：催眠药、镇痛药和肌松药（神经肌肉阻断剂）。催眠药能使你失去意识并保持这种状态，镇痛药则用于控制疼痛。在许多情况下，肌松药能防止你在手术台上动弹。乙醚、氧化亚氮和更现代的同类药物都属于催眠药，十分强效，但特异性不强。在剥夺意识的同时，它们不仅抑制感官，还会抑制心血管系统，影响心率和血压——身体的引擎。当一只年迈的狗狗将结束它最后的旅程时，兽医会用过量催眠药让它安乐地离世。每一次接受全身麻醉，你都将经历一次死亡之旅，然后再次醒来。医生使用的催眠药越多，你恢复的时间就越长，越有可能出错；而如果使用得越少，你就越有可能醒来。这是一门平衡的艺术，麻醉医生擅长此道。不过，这并不能改变一个事实，即只要一个人被麻醉，便有可能在手术中醒来。

·

在与克里斯·汤普森见面几年后，我跟随一位戴着红帽子的档案管理员，来到美国马萨诸塞州总医院的一座白色建筑的顶楼。杰弗里·米夫林彬彬有礼，语调缓慢，笑容甜美，说话滴水不漏。他同意带我参观那个圆顶式厅堂。从1821年到1867年，这里一直是医院唯一的手术室。"他们喜欢把手术室设在顶楼，"他解释道，"在没有麻醉前，病人常常会尖叫，这会让其他病人感到不安。"

正是在1846年10月16日，星期五，就在这个地方，挤满了持怀疑态度的观众，见证了乙醚麻醉的首次成功公开演示。事实上，这也是第一次被记录下来的意外术中知晓的事件，当时的观众并不知道这一点。

牙医莫顿将新造的气体吸入器进行了最后的调整，便匆忙让20岁的艾伯特吸入乙醚。男孩很快就陷入了昏迷，外科医生沃伦在他的左颈部切开一个几英寸长的口子，用线结扎来阻止血液流向那个良性肿块，最后缝合皮肤。"先生们，"他得意地宣布，"这不是骗术。"

这句话是针对上一个证明无痛手术可能性的人，也就是莫顿的前商业合作伙伴霍勒斯·韦尔斯（Horace Wells）。外科麻醉术这一发现，引发了全球各方发现者的激烈争夺。他们有的天真，有的贪婪，有的自负，有的是理想主义者。其中大多数人的结局很糟糕，但这些故事并不会在本书中出现。到底是谁最先发现了麻醉，至今仍没有定论。如果我们稍微仁慈一点，韦尔斯应被誉为现代麻醉学的创始人，而不是莫顿。杰弗里·米夫林坦言："说实话，莫顿对任何事情都不是太了解。"

米夫林对很多事都了如指掌。第二天，我跟随他参观附近的奥本山公墓，经过了诗人亨利·朗费罗的坟墓，他的妻子范妮是第一个在分娩时使用乙醚的女性。妻子分娩的第二天，朗费罗自己则去找同一个医生，一个叫内森·凯恩的牙医拔牙："我的大脑疯狂旋转，感觉自己像云雀一样在空中盘旋。"我们经过了查尔斯·杰克逊的坟墓，他是莫顿的导师，也是麻醉发现者这头衔的另一位宣称者。"一个不讨人喜欢、脾气暴躁的人，"米夫林说，"尽管我不应该这么说。"经过以羔羊为标记的儿童坟墓和以断杖为标记的年轻人坟墓时，米夫林说自己的墓碑上会有一只狗和一本书，"因为我喜欢狗和书"。最后，我们来到莫顿的坟墓，圆柱形的墓碑上颇显霸气地刻着："在他之前，手术是极大的痛苦。"韦尔斯的遗体被安葬在另一个较远的墓地，有一块不同的墓碑。韦尔斯的儿子将他葬在那里，似乎是为了与莫顿这位老伙计保持距离。

莫顿公开演示前两年，在康涅狄格州哈特福德，韦尔斯坐在一个大厅里，一位名叫加德纳·科尔顿（Gardner Q. Colton）的医生正向观众演示"氧化亚氮"的"有趣"效果，观众们赞叹不已。在简短介绍氧化亚氮的性质和作用后，科尔顿邀请一些人上台亲自体验，其中就包括韦尔斯和塞缪尔·库利。50年后，科尔顿回忆道："库利先生在药物的作用下，开始跳舞，四处乱跑，撞到木制长椅，腿还受了伤。"韦尔斯询问库利的情况，后者说自己没有任何感觉。表演结束时，韦尔斯走向他并说道："在这种气体的影响下，人在拔牙时是不是也会没有感觉？"科尔顿表示自己不知道。"好吧，"韦尔斯说，"我相信这是可以做到的。"

韦尔斯据说是一位出色的牙医，他决定用自己的一颗蛀牙来测试这个理论。第二天，科尔顿带着一袋气体来到韦尔斯的办公室，在那里他还见到另一位牙医约翰·里格斯。"我给了韦尔斯医生一些气体，"科尔顿回忆道，"里格斯医生拔掉了那颗牙。韦尔斯拍手叫道'这是有史以来最伟大的发现。我几乎感觉不到任何疼痛，痛感就像刺破皮肤的针头一样轻微'。这是有史以来第一次无痛拔牙。"

时至今日，牙医依然会给紧张的病人使用氧化亚氮，来缓解牙科手术的疼痛和焦虑。但对韦尔斯来说，痛苦即将到来。在拔牙实验结束后不久，并在其他几个病人身上实践后，他在波士顿一个租来的大厅里向一群学生公开展示他的新技术。然而，这次演示却成了一场灾难。紧张的韦尔斯试图从一个学生志愿者嘴里拔牙，但给的气体似乎太少了。当牙齿被拔出时，那名学生开始呻吟并哭喊。一开始就充满怀疑的观众，一齐起哄并嘲笑起来："骗子！"

莫顿曾是韦尔斯的学生和合作伙伴，那天也在观众席上。为了这个场合，他还为韦尔斯借了一些工具。莫顿有着敏锐的商业头脑，善于说服他人，具备现代制药公司的商业眼光。背地里，他进行了一系列可疑的商业交易，招致众多愤怒的债权人。"他是个机会主义者，"米夫林说，"没受过很好的教育，似乎总是在寻找赚钱的机会。"韦尔斯的支持者后来辩称，莫顿不仅从韦尔斯的错误中吸取了教训，还将这个想法据为己有，只是改为使用乙醚。莫顿则坚称这是他独立思考出的方法。莫顿的导师查尔斯·杰克逊后来则声称这是自己的想法。无论如何，1846年10月16日，星期五，在如今被称为乙醚穹顶厅的圆形手术室里，莫顿在韦尔斯失败的地方获得了成功。当年12月，乙醚麻醉已在巴黎和伦敦得到应用。1847年1月，就连持怀疑态度的法国外科医生维尔佩奥都承认这是"人类的一次光荣征服"。

•

乙醚穹顶厅美轮美奂，光线沿着球形墙壁流转，铺展在层叠的弧形长椅和中央空地上。一幅巨大的镀金框油画悬挂在前方，描绘了这样一幅场景：一群身着深色外套的医生，围聚着昏迷的艾伯特。他为医学奉献了自己，思想已被化学方法从身体中分离。其他身着礼服，打着荷叶边领带的人，则在上面的长椅上观望。这幅画完成于2001年，由医院委托艺术家沃伦·普罗斯佩里（Warren Prosperi）创作完成。米夫林解释说："这不是罗伯特·辛克利（Robert Hinckley）1882年完成的那幅著名作品。那幅画同样描绘了这一历史性时刻。辛克利的那幅画现今悬挂在几公里外华丽壮观的哈佛大学医学图书馆内。那幅画虽富有戏剧性，但并不完全准确。辛克利也许当时被盛况所迷，多加了几个围观者。"

为了这幅新画，米夫林曾帮助调研，翻阅了包括他负责的马萨诸塞州总医院档案馆在内的各种档案，找出了当天出席的人的旧画和肖像。2000年，作为这所现代医院的一员，他也精心打扮，扮成手术人员和围观者，帮助艺术家重新呈现那个时刻。"我在最上面一排，最后一排的最右边，"他指着告诉我，然后又后知后觉地说，"我的头在画上被砍掉了。"

若是仔细看，你会看到一个很可能是米夫林的身影，但确实很难辨别。这一次，为了艺术，有着几簇灰色头发、与众不同的米夫林的头部，带着他的观点和思考（"在一棵茂密的栗树下"，他在朗费罗墓前心不在焉地喃喃自语道），也已经从画面中分离出来。

莫顿突如其来的成功引起轰动，报纸纷纷报道了这一消息。他们没有提到的是，外科医生亨利·比格洛（Henry Bigelow）后来在《波士顿医学和外科杂志》的一篇文章中这样描述："手术期间，病人处于半昏迷状态，喃喃自语；事后他说，疼痛尽管有所减轻，但还是相当严重。用他自己的话来说，就像皮肤被锄头划伤一般。"毫无疑问，这是一个巨大的进步，但艾伯特的思想并没有完全脱离他的身体。

·

具有讽刺意味的是，术中知晓——至少是瑞秋·本迈尔所经历的那种——是进步的副作用之一。直到20世纪40年代，想要知道病人是否清醒地处于难以忍受的疼痛状态非常容易。如果你在一个没有完全麻醉的人身上开刀，他们会告诉你。事实上，这种情况的发生并不常见，因为医生必须使用大量的麻醉药来控制身体无意识的反射动作。皇家阿尔弗雷德王子医院的克里斯·汤普森告诉我："让人失去意识要比让他们停止动弹容易得多。"一个人在失去意识很久后，身体仍可能在手术刀下颤抖。早期的麻醉医生面临的问题是如何让病人保持足够的静止状态，以便安全进行手术，同时又不至于注射过多麻醉药而导致死亡。

直到1942年，加拿大麻醉医生才行动起来，依据沃尔特·罗利爵士在1596年就知道的知识——实际上南美洲原住民在此之前早就知道，从当地一种植物中提取可以引起麻痹的箭毒。接下来，神经肌肉阻滞药的出现彻底改变了外科手术，尤其是腹部和胸部手术。在这些手术中，肌肉收缩使外科切割和缝合几乎不可能完成。大脑仍然沿着中枢神经系统的线路发出风暴般的警告信号，但阻滞药会阻止肌肉接收这个信号。通过使肌肉失活，麻醉医生可以使用更少、更安全的麻醉药量，同时确保病人失去意识。

现在，肌肉阻滞药已广泛应用。仅在英国就有近一半的全身麻醉会使用它，这也会付出代价。阻滞药使肋骨之间的肌肉失去功能，导致病人不能自主呼吸，只能依靠机器（基本上是一个高科技风箱）进行"通气"。这意味着麻醉医生要将呼吸管插入病人的气管中。此外，在抑制身体无意识的反射动作时，肌肉阻滞也使自主运动变得不可能。

对那些没有感觉到疼痛的人来说，这或许并不是个问题。大约一半在手术中意外醒来的人，似乎对此并不抱怨。有些人甚至对此感到好奇。有位意大利妇女在第一次剖宫产中平静醒来，她告诉研究人员，她很高兴能在孩子出生时在场。但是，肌肉阻滞也剥夺了像瑞秋·本迈尔这样的人保护自己的能力。为预防这一点，麻醉医生仍习惯性地将应该给予的麻醉药量高估30%。这不仅增加经济成本，也会带来生理上的代价。即便如此，也无法百分之百确保没有术中知晓的情况发生。

·

　　我的书房里有一排老旧的玻璃摄影底片，倚靠在窗户上。这些模糊的风景照片，是我在旧货店淘到的。单独看，它们很难辨认，但当将它们组合在一起时，便构成了一幅美妙而安详的图案。如果我把这些玻璃底片叠放在一起，就会发生别样的变化。底片逐层叠放，图案变得更加深沉和昏暗，一组底片的堆积可能显现出三维轮廓——一块巨石、一颗心脏、一匹马的头部，或最终转化为黑暗。

　　当我想到麻醉时，有时会想到黑暗，有时也会想到那种黑暗的呈现方式。我想象随着时间的流逝，那层镀银玻璃会变得模糊或液化（最终甚至会碎裂并分散），变成一种沉浸且分离的脂质乳液，最后重新聚合并上升，形成流动的马赛克。而当我想到瑞秋·本迈尔时，我并不会想到这些。我想象她被一块透明的玻璃压住，能通过玻璃看到、听到和感觉到，却无法被别人看到、听到和感觉到。她看起来像是被麻醉了，实际上并不是。

否　认

在关于麻醉医生的故事中，我最喜欢彼得·毕晓普（Peter Bishop）告诉我的一则。他是新南威尔士州瓦鲁纳作家中心的作家。故事发生在一次晚宴上，他和一群医生一起参加。当他们从厨房走向餐厅时，一位客人的意大利面从餐盘滑落，掉到地板上。当毕晓普赶到现场时，两位客人正忙着收拾残局，把食物重新装回盘子里。其中一人抬头看了一眼说："没关系，我们都是麻醉医生。"

我喜欢这则轶事。它模棱两可，又轻描淡写，暗示着灾难如何被迅速而谨慎地被处置妥当。这个故事很有趣，但并非完全如此。

20世纪90年代初，《新想法》（New Idea）杂志邀请读者分享他们在全麻术中知晓的经历。在187名作者中，大约有一半报告称，他们的说法不被相信、被忽视或处理不当。"我告诉了医生和护士。直到我提到他们在谈论赛马时，他们才相信我……我拒绝支付住院账单。"一位在1989年接受足部骨折手术的人写道。

"我被告知那只是梦境，"另一位妇女在描述剖宫产时写道，"我一直觉得，他们认为这一切都是我幻想出来的。"

她可能是对的。麻醉医生有掩盖意外事件的历史。调查显示，他们很大程度上低估了病人——特别是自己的病人——在手术中醒来的概率。2014年，英国一项研究的作者表示，在英国约360家医院中只有12家有管理术中知晓的具体指南，这是否构成了一种"集体否认"？尽管当代医学更加强调交流的重要性，但有时同理心明显欠缺。最近一份关于知晓病人登记的北美研究报告发现，3/4的受访者对自己关切问题的被处理方式表示不满意。尽管作者承认样本可能不具代表性，但半数病人表示，他们的麻醉医生和外科医生没有表达关切。只有10%的病人得到了道歉。在这些案例中，有2/3发生在2000年以后。

2005年的一次采访让我印象深刻。科罗拉多大学医学院的临床教授弗兰克·格雷拉（Frank Guerra）在受访时指出，麻醉医生往往不从心理学的角度思考问题，也不会花很多时间与病人交流。他说："我曾试图教导麻醉医生，当发生术中知晓时，他们需要了解问题所在，帮助病人找到自己。"可实际上，"麻醉医生会惊慌失措并回避"。十多年后，在丹佛的家中，他承认关于惊慌失措和逃避的说法也许有些夸张。"但确实有那么一点。"

格雷拉与众不同，他既是麻醉医生，又是精神科医生。如今，他主要为接受电休克治疗的病人提供服务，与病人交谈是他工作的一部分。在每次麻醉之前，他都会详细告诉病人会发生什么。正如他所说的，当事情基本按照他所描述的方式进行时，病人就会信任他。"你知道的，这有点像咒语（abracadabra），其中蕴含着某种魔力。"他补充道。"abracadabra"这个词可追溯到阿拉米语：正如所言，将成所实。

遗憾的是，他的许多同行没有或不愿以同样的方式看待问题。"医生通常都是完美主义者，不喜欢犯错。可当他们犯错时，承认犯错变得非常困难。"一方面，这是性格使然，另一方面则是害怕被起诉（这个问题在新的法律下得到了改善）。当谈到麻醉医生时，他说的确有很多有能力和善于沟通的从业人员，但对许多人而言，当发生事情时，他们的第一反应仍是为自己着想。

即使病人本身也是一名麻醉医生。

我为这本书进行调研时，听到了一则最令人悲伤的故事。这个故事发生在2004年，在英格兰北部赫尔举行的一次会议上。一位美国麻醉医生在会上分享了他童年时期的术中知晓经历，以及当他后来试图讨论所发生的事情时，在执业过程中所遭遇的对待。十几年前，当我看到他演讲时，安东尼·梅西纳看起来就像是略微粗壮版的阿尔·帕西诺①，连说话也有点像——轻快而有条理，声音低沉但悦耳。他的演讲十分流畅，中间只有一声细微的干咳。梅西纳小时候曾做过一系列手术，他至今仍记得最后一次是疝气手术。手术刚开始没多久，他发现自己是清醒的，身体却无法动弹。他记得房间里一片漆黑，感觉窒息。他试图尖叫，却感觉自己被活埋了。

"那是我感到不舒服的第一阶段。在进行皮肤切开时，麻醉并不充分，在最终睡着前，我感到非常痛苦。这么多年，我一直做噩梦。"

梅西纳没有进一步谈论他在手术室里经历的事情。他接着讲述了这段经历对他童年时期产生的影响，其中一些他还记得，还有一些是成年后家人帮助他重新整理的。当时，也许是出于童年时奇怪的宿命论，他没有告诉父母或任何人这些事。但是，他说：

基本上，在那次经历后，我的行为发生了变化。我记得自己有种特别的执念，认为父母会因某种原因死去。我完全变了，恐惧和焦虑感十

---

① 译者注：阿尔·帕西诺，美国著名电影演员，1993年奥斯卡最佳男主角奖得主，因出演《教父》而家喻户晓。

分强烈，出现了严重的睡眠障碍，会做噩梦。我无法独自待在学校。我的母亲不得不被叫来，把我带离教室，安抚我（他说话时清了两三次嗓子）。这种情况持续了几个月。

这与我过去的行为形成鲜明对比，（他咳嗽了一下）与其他七个兄弟姐妹也不一样。我从没有告诉过任何人这段经历，直到我成年后。闪回仍然会发生——虽不频繁，仍会发生。而且，我在成年后拒绝了所有非必要的手术。

在这种场合，梅西纳并没讲到童年创伤是否对他的职业选择或专业发展产生了影响（他来自一个医生家庭）。即便如此，他同事们的态度似乎并没有减轻他的困境，反而加剧了。

"总的来说，"他对满怀同情的听众说道，"我不与其他麻醉医生谈论我的经历。对于这个话题的怀疑，会导致我重新体验那些不愉快的经历。"

"我做了一个错误的判断……在非常不情愿的情况下，同意接受认识我的一些支持者安排的电视采访。他们认为这可能有助于解决（再次咳嗽）这个问题，但那是个错误。"他说道。

尽管那次采访非常支持麻醉（"非常支持整个话题"），但他一些同事的反应却毫不留情且残酷。"一家大型教学医院的主任告诉我，如果我继续接受电视采访，我将被列入职业黑名单。"他说道。在节目播出后，在科室其他人员的投诉下，他至少有三家大型教学医院的工作机会被撤回。"有人明确告诉我多次，认为我在术中知晓问题上的立场，会在科室内部和其他部门引发争议。这就是我成年后的经历。"

•

否认（denial）是个奇妙灵活的词，对不同的人有不同的含义。我可能否认某天在贝尔街上故意超速驾驶；我的儿子可能否认他曾答应去遛狗。这两种说法都可能是真的。当我在这里谈论它时，我指的并非对行为的否认，而是对经历的否认：他人和我们自己的。在精神分析理论中，它被认为是一种防御机制。它保护着我们日常生活的一部分，让我们不去记住或知道我们不愿意知道的事情。它是一种忘却或转移可能使我们不悦或焦虑之事的方式。现在，现实世界里最明显的例子是，气候变化的影响和证据越来越多，我们却陷入奇怪的惰性。有时，否认使我们将自己的行为或无动于衷归咎于他人。归根结底，否认可能适用于他人，但常始于自己。否认是一种对自我流畅而优雅的分割。我们经常这样做。

在第二次世界大战期间，我父亲被疏散出他的出生地婆罗洲（当时是英属北婆罗洲）。他和妹妹、怀孕的母亲以及母亲的婆婆一起上了船，而他父亲却留了下来。他父亲升起白旗，当盟军飞机飞来解救时，他已死在营地。得知自己父亲去世的那天，他才8岁，已在寄宿学校待了两年。他痛苦地回忆起那个瞬间，深情地记录下这段经历。他记得最深刻的不是悲伤，而是一种可怕而难以置信的羞耻感，一种再也无法记住自己父亲的羞耻感，不知道现在他必须开始哀悼的是谁，或者是什么。我猜想，父亲一生都在努力弥补或惩罚自己，就因为当年那次可怕的背叛：遗忘了4年没见过的父亲的面容。

我还怀疑，这种羞耻感使他无法完全承认或体验自己的悲伤，可悲伤仍在意想不到的时刻在他内心涌现。它出现在餐桌上、客厅里、大街上；存在于一首诗或一段音乐中，见证或叙述着一些微小的善意、小小的成功，以及其他人所经历或遭遇的事情；在另一个世界里，这些事情可能发生在他身上，父亲也没有死去（导致了这种相互背叛），母亲没有很快再婚，也没有把他和兄弟姐妹送进澳大利亚的寄宿学校。

我这样说，但他却不会这么认为。对于像我这样未受残酷战争影响的一代来说，父亲的童年似乎非常悲伤。父亲会说自己有一段非常快乐的时光；他喜欢上学，理解父亲、母亲和爱他的继父，这些都是环境使然。我明白，在某种程度上这是真实的。若不是突然而来的悲伤和打转的眼泪（从没轻弹过），相信他会更容易一些。我们在家里很少讨论父亲那鬼魅般的悲伤（我们的否认轻轻压在已被否认之物的肩膀上）。它日复一日涌现，填满了夜晚的寂静。

我也有自己的否认方式。

想到书房里窗户边的那些底片，我最近开始思考关于另一套底片的问题——那些存放在橱柜、盒子、文件柜或房间某个角落的Ｘ光片。为什么我从来不确定它们在哪里？这些Ｘ光片记录了35年来我的脊柱逐渐塌陷的过程。

我的脊柱侧弯是成人特发性脊柱侧弯，就像麻醉一样，也是一个谜。特发性的基本意思是"原因不明"。多达4%的人在青春期开始出现症状，表现为渐进但持续的脊柱侧弯和扭曲，肋骨进而变形，常使髋部错位。幸运的是，这一过程通常会在青少年停止生长和脊柱稳定在新形状后自行解决。轻者甚至可以通过按摩和锻炼逆转这一过程。医生们通常首先尝试外支撑来治疗更严重的病例，如果失败则采用手术方法：打开脊柱，将其拉直，然后用金属棒和螺钉将其固定。当我15岁时，父母第一次注意到我弯曲的脊柱，但医生认为已超出矫正器的范围。医生最后判断，手术虽是一种选择，但我的背部似乎已稳定下来，尽管右侧胸部有一段凸起，就像一个骨质问号。我并不在意，因为我不想做手术。我的情况有时很痛苦，但也容易被忽视。这就是我的否认。

不知何故，在接下来的20年里，我竟然设法忽略自己背部一直弯曲的事实。在我看来，脊柱在20多岁时就已"稳定"。根据"稳定"的定义，脊柱不能再继续缓慢地螺旋上升。但现在看看它，再看看这个过程中的自己，我仍不确定发生了什么。尽管定期但后来断断续续的Ｘ光片显示（如果我能找到的话）了一个清晰而一致的轨迹，我却没有注意到、理解，或只是单纯接受每一次渐进递增的进展。当然，每次的变化本身都很微小，只有一两度而已。我，也许还有专家们，没有把这些度数联系起来，直到我的脊柱越来越像悉尼海港大桥。

或许他们曾注意到，甚至告诉过我，或是试图告诉我。我已经不记得了，但我确实怀疑，在我30多岁时，儿子出生后，这个过程加快了。几年后，有位医生错误地测量了脊柱侧弯的角度，竟然得出比实际情况好的结论，让情况更加混乱。尽管身体症状越来越多，我还是选择相信这个结论，这也可能使情况变得模糊不清。我认为这也算是否认。

这是一个非常有效的系统。有时，它也是一种必要的系统。在麻醉医生和外科医生眼中，这可能是帮助他们完成工作的关键。我第一次近距离观看手术的那天，麻醉医生事先提醒我，如果我会晕倒，很可能发生在手术切开的那一刻——第一刀切下去。我目睹这一幕不止一次，但并没有晕倒。每一次都伴随着一种日益增长的焦虑感，几乎立刻被一种近乎轻松愉快的感觉取代，但也有一种类似兴奋的感觉。每当飞机起飞时，我也会有这种感觉。刚刚发生的事情如此不可思议，几乎令人发笑。我被推入一个新世界，对于过去的我来说，新的规则毫无意义。

有位美国麻醉医生曾告诉我，这就是外科医生将像你或我这样的病人，从主体变成客体的时刻。这也是某种形式的否认，使他们能以难以想象的方式对我们采取行动。他们忽略掉我们每个人进入手术室时幽灵般的悲伤、快乐或希望，专注于关键的工作：切开、切除和缝合。"当你将一个人麻醉后，他就不再被看作是一个主体。"麻醉医生说道，"我的意思是，就是这么简单。你怎么可能真正地将一个人视为主体，并开始对他进行手术呢？"否认，是医生们能够将每天所做事情的重要性、他们必须承担的风险和利害关系降低到可管理程度的原因。

这是一种根深蒂固于西方医疗系统结构和假设中的否认。让我们归咎于笛卡儿吧。西方医院实际上是笛卡儿二元论的代表。思维和身体被整齐划分为不同的部门和专业领域，相互排斥。这种分割在医院布局和大多数医生的思维方式上得到淋漓尽致的体现。最完美的例子就是所谓的全身麻醉过程，即通过化学手段（虽然是暂时的）将身体与意识分离。我不思，故我不在。

我不存在。当然，此刻，我这个自称为凯特的人正在思考着。我思，我也在。我想继续做两者。那些荒诞的思绪纠缠着我，我深知它们毫无理性可言。如果没有我存在，就不会有"我"来害怕任何事情。（所有这些想法都在脑海里闪过）让我感到不安的并非那个不再存在的我，而是此刻坐在办公桌前思考着不存在的我。这是一个毫无意义且循环的对话，完全由那个能制造出这样对话的一部分我所主导。一个说教、迂腐、占有欲极强的我，主导了这一切。

当我思考这些问题时，我仿佛看见了房间里有两条狗。一条金色的，一条黑色的。金色的试图尽可能靠近我，而我不注意时把她推开（她让我筋疲力尽，我发誓她想得太多；她所做的一切都与策略、进步和权利有关）。黑色的则在不远处的地板上伸着懒腰，等待时机。当金色的最终放弃并离开时，黑色的会悄然出现在我身边，庄重地将头放在我的膝盖上，我也默许了他的存在。我甚至会用手摸索着他的头，轻轻按压他耳朵上方的小肉球。不知为何，我觉得更容易爱他。我这样说是因为我知道我属于她（她也很有占有欲），然而，我怀疑她是否花时间担忧那些不存在的事情。这似乎是我的工作。我甚至代表他们担心起狗的不存在，如果不是为了他们，那也是为了孩子们——虽然他们已不再是孩子，但仍会为他们而感到悲伤。严格来说，他们甚至不是我的狗，而是孩子们的狗。在日常生活中，我认为狗在我的需求层次中相对较低。我明确表示，一旦他们离开，就不可能再有其他狗了。然而，在我的梦里……

我梦到了金色的狗。她掉进河里，失踪无影。巨大的悲伤涌来。

·

2004年，在公众和媒体日益关注之下，美国医疗机构认证联合委员会终于向全国15000多家医院和相关机构发出警告。该委员会负责评估和认证提供医疗服务的机构，并承认对术中知晓的认识不足、治疗不力，呼吁所有医疗服务提供者应开始对员工进行相关教育。

美国麻醉医师协会（ASA）随后也承认，术中知晓虽然罕见，但可能会导致"严重的心理后遗症……而且受影响的病人可能在很长一段时间内严重病残"。

但在那之前，时任ASA主席罗杰·利特维勒（Roger Litwiller）提出了一个微小但有说服力的洞察。尽管他的组织对麻醉或术中知晓很关注，但他并不希望过分渲染这个问题："我还想说，这个问题可能被过分夸大了。我们担心病人在已非常情绪化的时候，变得过度恐惧。"

这是麻醉医生们面临的困境。即使是最常规的手术，也会让原本最放松的病人感到焦虑——往往比他们想象的更焦虑。在压力下，几乎所有接受全身麻醉的病人都失去了处理复杂信息的能力和意愿。超过一半的病人担心疼痛、瘫痪和痛苦。极度焦虑或对麻醉产生抵触的想法，甚至可能导致麻醉失败，或至少增加我们记住部分手术内容的概率。病人越是焦虑，越需要更多的麻醉药才能被麻醉。

这给医生们带来的一个难题是——应该告诉病人多少信息？当我们感到焦虑时，身体会增加肾上腺素类物质的分泌。它们也被称为儿茶酚胺，会与一些麻醉药发生不良反应。那么，对于那些因手术类型或健康状况存在高风险的病人，麻醉医生将如何应对？"我的意思是，我们试图让人们不担心，"一位与我交谈的澳大利亚麻醉医生说，"但在这个过程中，我觉得我们模糊了实情，以至于人们几乎没思考过这个问题，这可能也是不对的……我是否应该告诉你，你面临很高的死亡风险？那会把你吓坏吗？"

死亡无疑是所有否认之母。我们以它为中心构建了我们的文明。体育规则、庄园、家谱……所有这些都是为了抵制变幻莫测、逝去或消亡。为了保持这种伪装，我们付出了巨大的努力。在我接受脊柱手术前，给我提供咨询的心理科医生对此非常清楚。她给我布置了作业，让我阅读存在主义精神病学家欧文·亚隆（Irvin Yalom）的一本书。那本书以17世纪法国作家弗朗索瓦·德·拉罗什富科（François de la Rochefoucauld）的一句话作为起点："你不能直视骄阳或死亡。"

亚隆写道，活在"被恐惧束缚"的生活中是不可能的，我们采用的策略是分散注意力。"我们通过孩子将自己投射到未来；我们追求财富、名望，不断扩张；我们形成强迫性的保护习惯；或者我们坚信最终会有一个拯救者。"

就在我写作时，我收到一条短信，我的一个妹妹告诉我母亲正在接受手术，切除她剩余肾脏上的一个小肿瘤。而一个月前，另一侧肾脏因更大的侵袭性肿瘤占位刚被切除。当然，我母亲是坚不可摧的。从鸿沟的这一边（大概是唯一可以真正思考的一边）无法想象自己的死亡，我心中的母亲是永恒的。理论上，我明白她并不永恒。我50多岁了，和母亲在一起的时间已远超许多人，也远比她与母亲在一起的时间长。但是一想到她的死亡，就像是自己一样。我根本无法直视太阳。

也许，这就是为何那么多人害怕麻醉的原因。它给人的感觉就像死亡，或至少是我们想象中死亡的感觉，并提醒我们，不存在的东西总是在那里等待着。

在手术室外，在母亲接受第一次手术前，我努力回忆我所学到的关于麻醉和手术准备的一切，想告诉她一些有用的信息。然而，我什么也想不起来。母亲躺在那金属手术床上显得如此娇小，她是那么的坚忍。我的思绪变得扁平，成了一个长方形，被拉伸开，像是一块待人涂抹的画布。麻醉医生是个中年人，语速又快又轻，口音浓重，我很难听懂。起初我很忐忑，随着他的交谈，我不再关注他在说什么，而是专注于他如何说。那时，我感受到一股强大而充满关怀的力量，还有一种敏捷的智慧。我对这些品质的看法也许是错的，也许我只是希望如此，但我正试图相信我在这些事情上的直觉，我相信那就是真实的。

·

如今，这个行业正使新一代麻醉医生更加关注病人的感受。但现实是，在外科手术中，麻醉医生在很大程度上仍然是隐形的存在。我们中的许多人直到手术前或甚至手术后才见到他们，而且在药物的作用下，我们甚至不记得曾见过他们。麻醉医生通常不会留下任何证据：不管是光滑的疤痕，还是大胆的预测，只有一张账单。当他们留下证据时，通常是不受欢迎的：恶心、喉咙痛，有时甚至在气管插管时导致牙齿断裂，有时则是对手术的记忆。因此，当麻醉医生进入公众和媒体视野时，通常会有一名律师陪同。

不得不说，就这一点而言，我对麻醉的亲身体验比刚开始写这本书时要丰富得多。最近，我对麻醉医生的印象都是积极正面的。我发现他们每一个都平易近人、聪明，并乐于分享他们的工作内容和方法。也许这是因为他们知道我对这个问题很感兴趣，但我怀疑很多人根本就没有问过他们。

对于那些每天都在现代外科手术的核心位置创造奇迹的医生和护士们而言，这种隐形感让他们备感苦恼。要知道，推动外科手术迅猛发展的并非外科医生，而是麻醉医生。170多年前，只有几百人接受手术，而如今这个数字已经达到数亿人。在许多国家的医院急诊室里，决定哪个病人最需要、同时又最可能在急诊手术中存活下来的不是外科医生，越来越多的麻醉医生参与并监督分诊系统等体系。所以，当你正接受手术时，尽管外科医生正在处理湿润而复杂的操作，但实际上是你的麻醉医生在维持你的生命。

2006年，我见到格雷格·迪肯（Greg Deacon），当时他是澳大利亚麻醉医师学会的会长。这是一份棘手的工作，既要平衡澳大利亚麻醉医生的利益（无论是财务还是其他方面），又要保持他们在公众中的专业声誉。在该学会悉尼总部的图书馆里，他看起来非常得体。他一身黑色西装，打着灰白相间的条纹领带，头发略显斑白，胡须修剪得齐整。看起来，他绝不是那种故意让人在没麻醉的情况下就进行开胸手术的人。

在整个采访过程中，他彬彬有礼，尽管有时难以掩饰对媒体关于术中知晓问题的不满。他表示这种情况非常少见。他想要强调的一点，也是在采访中不断被提到的一点，就是在可能出现麻醉失误的事件中，术中知晓绝不是最糟糕的。迪肯表示，有时当病人问在手术中是否有可能醒来时，他想对他们说："如果你只是担心的话，那么更应该担心的是不会醒来，而不是会醒来！"

他指出："其中的一个问题是，现代麻醉已变得如此安全，以至于我们认为这是理所当然的。可五十年前，如果你的祖母在麻醉后没有苏醒过来，嗯，那很遗憾，但也并不太意外。或者说，即使她苏醒了，但也不再是原来的她了。同样，这也是很寻常的。这些都是你要承担的风险。"他说道："现在的人们'期望完美'。术中知晓当然是一个问题，但这并不是我做麻醉时最担心的事情。"他停顿了一下，又补充道："我自己也经历过一次。"

起初，我以为他说的是自己在手术中醒来。然而，他实际指的是，他的一个病人发生了术中知晓。这个病人将要接受开胸心脏手术，当迪肯准备进行麻醉时，这名男子突然发生心搏骤停。团队设法重新让这颗顽固的心脏跳动，并立即进行手术。只有在手术开始，心脏稳定跳动后，他们才能安全地给他施以麻醉药物。一切都进行得非常顺利，病人恢复情况良好。几天后，病人告诉医生他记得在注射麻醉药物前的那部分手术。

"这种术中知晓是完全可以理解和接受的。"迪肯告诉我，他甚至不知道这个人的大脑是否还在工作，更别说他是否能在麻醉中存活下来。"我们努力让他重获新生。"

这不是否认。这是麻醉医生每天都要走的钢丝绳，只是他们往往选择保持沉默。无论如何，否认是相互的。

在对麻醉产生兴趣前，我从未考虑过这个问题。在我的想象中，这个过程很大程度上是一种缺失或一个盲点。想到医院和手术时，我会想到外科医生和护士，还有电视剧《豪斯医生》和《实习医生风云》。我从未想过，为了实现这些，我必须将自己交给一个陌生人。交出去的不仅是我的身体，还有让我成为自己的本质——我的意识……他们会做什么呢？

一位资深麻醉医生告诉我："毫无疑问，大多数人不了解这些风险。即使我们解释了，大多数人仍不理解。我们仍然受到传统家长式医学思维的影响……我经常遇到这样的病人，我告诉他们风险很小，他们会说，'我不想知道，不要告诉我'。"

当病人在手术中醒来时，并不仅仅是医生难以承认。20世纪90年代初，一支荷兰团队进行了一项研究，追踪并采访了26位报告在手术中醒来的病人。他们中的大多数在后续手术的术前谈话时提到了这种经历。可是，最初的手术记录并无特别之处，经验丰富的麻醉医生事后逐页翻看时，发现并没什么异常，也无法可靠地辨认出哪些病人曾发生术中知晓。但令研究人员吃惊的是，只有9位病人，或者说刚超过1/3的比例，曾告诉过麻醉医生发生了什么。研究者写道："麻醉医生很可能会问自己，他们是否真的知道他们的病人经历了什么……"

结果显示，他们接触的所有病人都对有机会交谈表示感激，甚至渴望如此。然而，其他病人根本就不想交谈。有的害怕不被人相信，有的不想惹麻烦，有的感到内疚，好像自己是个不称职的病人。还有些人并不明白发生了什么，而另一些可能由于经历了创伤而不敢回顾那段经历。

迈克尔·王（Michael Wang）是一位英国心理学家，他的工作就涉及调查术中知晓对病人生活的影响。当我开始探索人们在术中醒来的故事时，他是我早先接触到的专家之一。作为一名心理学家，在由技术人员和理论家主导的讨论中，他显得有些与众不同。有些人认为他或他所感兴趣的领域有些古怪，甚至认为他过于偏执。然而，他一直是术中知晓病人的代言人，坚持不懈，直言不讳。他在1998年的一篇论文中写道："很难想象还有什么比有意识、感知到疼痛又完全无法动弹的大手术更精致的折磨形式了。然后，临床心理学家和病人家属只能收拾残局。"

在2005年的一次采访中，当时在赫尔大学任职的王回忆起这样一件事。他当时被叫到赫尔皇家医院，因为工作人员发现，一台本应向手术病人输送麻醉气体的呼吸机实际上只输送了氧气。有两位病人已经用这台出故障的设备完成了手术，一位女性进行了胃减容术，另一位男性接受了疝气手术。两人都被肌松了。王先去看了那位女病人。他说："我到病房看她，她非常痛苦。在手术过程中，她完全清醒，但无法动弹。她感受到每一根缝线穿过身体的痛楚。"

他没有机会和另外一个病人交谈。王说："我在他手术结束后大约24小时才到病房，但他已违反医嘱自行出院，所有联系的尝试都以失败告终。也许，男性认为如果要做手术，就必然要经历某种程度的疼痛和折磨，但我怀疑，他们可能认为抱怨这一点不符合男子汉的气概。"

即使是那些愿意或能够谈论自己经历的病人，这些事件也可能显得奇异而难以捉摸。2000年发表在《柳叶刀》杂志的一项研究里，由瑞典麻醉医生罗尔夫·桑丁（Rolf Sandin）领导的团队采访了近12000名刚接受全身麻醉的病人，并询问他们是否记得关于手术的任何事情。他们共询问了3次：第一次是在手术后不久，然后在术后1至3天第二次询问，第三次则在术后7至14天。

他们发现，有18名病人确信自己曾有意识，并报告在手术期间至少有一段时间是清醒的。例如，"看到穿绿衣服的人，看到墓碑，认为自己在参加自己的葬礼"。奇怪的是，当他们在醒来后不久，在接受第一次采访时，只有6人提到或似乎记得这些经历。实际上，病人的回答五花八门。有5位直到第三次询问时才报告发生过。有位病人在第一次询问时什么都不记得，但第二次询问时却回忆起听到声音和手术设备发出的噪声，她试图引起手术人员的注意，却无法说话或移动。但在术后12天，她又忘记了这些经历。可在术后24天的随访时，她又能够详细描述所有的细节。只有不到1/3的病人在三次访谈中都报告了类似的记忆。

人竟然能如此轻易忘记一起引人注目的事件，这实在非常奇怪。比如，当他们意识到自己正是自己手术中的惊喜访客时。我想，这首先表明人们对术中知晓的体验的认知可能被大大低估，而这又取决于在术后询问的时间和次数。随后的问题是，当这些飘忽不定的记忆无法被牢记时，会发生什么？它们究竟去了何处？停留了多久？又是些什么东西呢？

·

2010年2月，一位一直帮助我准备手术的心理医生问了我一个问题。虽然我已不记清是什么问题了，但我的回答是否定的。我的心理医生轻声地说着，也许正在谈论我惯于用理智来回避情感。她说："你看起来很不高兴。"我回答说没有，也不觉得难过。她问道，如果我不难过，为什么会哭？我把手放在脸颊上，确实是湿的。"不！"我恼火地说，"我没有哭，我根本不难过。我的眼睛只是在流泪。"

瘫　痪

16世纪初，当探险家和冒险家开始在哥伦布发现的新大陆上寻找财富时，有关南美洲原住民在箭头上涂抹可怕而致命的毒药的报告开始源源不断地传回欧洲。在这些鲜活的故事中，很少有比那些描述土著人如何击杀猎物和偶尔的白人入侵者更令人毛骨悚然的故事。退休麻醉医生兼历史学家斯坦利·费尔德曼（Stanley Feldman）在他的著作《毒箭》（*Poison Arrows*）中，列举了早期关于眼睛瞪大、抽搐和肠子爆开的报告。1595年，英国诗人、探险家沃尔特·罗利爵士（Sir Walter Raleigh）从现在被称为圭亚那的地方归来，他写道："被射中的人忍受着世界上最难忍受的折磨，遭受着最难忍受的死亡……"

早期的观察者没有意识到，他们看到的是一种窒息。欧洲的科学家对动物进行实验后才证明，这种从当地植物中提取的毒药，并不通过气味或摄入而致死，也不直接影响大脑或心脏。1812年，英国外科医生本杰明·布罗迪爵士（Sir Benjamin Brodie）在伦敦皇家学会演示了他称之为"乌拉里"（woorari）的一种物质的效果。他将其注射到一头驴体内，等到驴倒下并停止呼吸后，他在它喉咙上切开一个小口以打开气管。在接下来的两小时里，他用风箱将空气注入驴子的肺内来维持生命。最终，当"乌拉里"药效消失，驴恢复健康，没有留下任何不良反应。布罗迪已经证明，这种毒素通过使肺部扩张和收缩的肌肉失灵而发挥作用。

科学家们现在知道，箭毒通过阻断导致肌肉收缩的运动神经化学传递而导致瘫痪。通过使病人保持不动，医生可以大大减少手术所需的麻醉药剂量。随着它于1942年的问世和随后的发展，麻醉被永远改变了。在短短十年内，麻醉致死率下降了1/3。通过让强大的躯干肌肉松弛，箭毒让外科医生能安全进入胸部和腹部这样坚固的堡垒。它使医生能为年老、虚弱和病重的病人进行手术，否则他们可能因为麻醉的死亡风险大而没有机会接受手术。

然而，这种进步是有代价的。

19世纪中期，法国生理学家克劳德·伯纳德（Claude Bernard）首次揭示了箭毒导致麻痹作用的原理。通过对青蛙进行一系列相当可怕的实验，他发现这种毒素并不影响感觉神经，这意味着尽管青蛙不能移动或独立呼吸，它们却能感受到痛苦。包括作家马克·吐温在内的动物保护主义者，都对伯纳德描述的这种痛苦感到震惊："我们面前是一具明显的尸体，能听到并分辨一切事物。在这个完全静止的身体里，在那双呆滞的眼睛背后，存留着完整的感觉和智慧。虽然表面上看不出它的感觉，但伴随着人类头脑所能想象到的最残忍的痛苦。"即便如此，仍有些令人痛心的早期文献提到，医生为清醒的已麻醉病人做手术，却认为他们没有意识。直到1946年底，美国麻醉医生斯科特·史密斯（Scott Smith）在大剂量箭毒衍生物的作用下，亲身经历了4个小时的完全瘫痪，并最终写在报告里。除了完全意识到周围发生的一切外，他还详细描述了自己窒息和哽住的感觉。他说："疼痛、触感以及其他皮肤感觉，在整个过程中始终保持正常。"

当然，瑞秋·本迈尔也知道这一切。

在蓝山医院的病历中，保存着一张手写的四开纸记录，上面写着："她让我相信发生了术中知晓，而且是在手术的大部分时间里……我从未听说过如此完整的描述。"上面还有医院一位麻醉医生的签名，尽管并非当天为瑞秋麻醉的那位。"我已代表医院和麻醉医生表达了歉意。我已告诉病人，所有病历都可以提供给她。本迈尔女士认为这次讨论很有帮助。"

·

疼痛可能还不是最糟糕的。

以瑞典的那项研究为例。病人在刚醒来时声称什么都不记得，但如果在几天甚至几周后被问到同样的问题时，他们却能回忆起一些细节。罗尔夫·桑丁和团队在分析18名病人的数据后确信，他们在手术过程中至少有部分时间是清醒的，他们还发现了其他令人惊讶的事情。出乎意料的是，感受到最大痛苦的并非那些感受到疼痛的人，而是那些被瘫痪的人。有4名病人在手术过程中没有被完全瘫痪，即使感觉到了一部分手术，也并没因为发现自己醒着而感到担心。在术后几周内，他们也没有继续做噩梦或焦虑。但是，在14名被瘫痪的病人中，有10人报告在手术中醒来时感到焦虑，有4人后来出现了研究人员所谓的"延迟症状"。

当我为本书做调研时，我最先读到的一篇文章是英国心理学家迈克尔·王于1998年发表的一篇论文，题为《麻醉过浅是精神机能障碍的原因之一》。王指出，疼痛——"乃至于意想不到的剧痛"——并不一定导致创伤后应激。例如，分娩后很少出现创伤后应激。他指出，真正可怕的是完全瘫痪的这种意外经历。

即使在今天，大多数接受重大手术的病人仍不知道，他们所接受的麻醉药物中有一部分是现代药物版本的箭毒。很少有人知道，在手术过程中他们的眼睛会被贴上胶带，身体可能会被束缚住；而一根塑料的气管导管会经过软腭和声带，越过咽喉反射，进入气管。

"对那些在手术台上被完全瘫痪的病人而言，手术室工作人员似乎完全没有察觉到术中知晓的出现。愈发狂热但徒劳地尝试用身体各部分发送信号，结果会导致一个结论：一定出现了严重问题。"王说："病人可能认为外科医生意外地切断了脊髓，或发生某种异常的药物反应，导致他们完全瘫痪，并终生如此。"

在最初的研究两年后，瑞典团队决定对同一组的18名经历术中知晓的病人进行跟踪调查。最后，他们只能与其中一半交谈。有6人拒绝参与，另外两人干脆没有回应。在同意接受访谈的9个人里，有4人仍受这一经历的严重影响，符合创伤后应激障碍的诊断标准。他们详细地回忆了这些事件，并不同程度地发现自己受到闪回、恐慌、睡眠障碍、噩梦、注意力困难和烦躁的困扰。另外3人的症状较轻，可以应对"日常生活"。同样显而易见的是，那些在两年后仍遭受痛苦的人，并非那些在术中感到疼痛的人，而是那些被吓坏了的人。5个在术中醒来、瘫痪和恐惧地躺在那里的病人中，只有1人没有出现创伤后应激障碍。研究人员表示，另外6人拒绝参加跟踪调查这一事实本身就令人不安，因为回避可能引发痛苦的记忆，这一行为被认为是创伤后应激障碍的一种症状。

•

在我就职的报社里，我坐在三楼出口旁的办公桌前，楼梯通向二楼食堂，这意味着很多人会从我身旁经过，有时他们会停下来。不久前，我的同事克莱·卢卡斯（Clay Lucas）停下来和我聊天。他问我近况如何，我刚开始讲述我对"麻醉这件事"的迷恋和挫折时，他突然打断了我：“那种事也发生在我母亲身上。”

克莱的母亲简，在20世纪50年代末搬到伦敦。她刚搬来不久，就因剧烈腹痛而只能蜷缩着身子。她在被送到最近的医院后，很快便躺上了手术台，接受阑尾紧急切除手术。注射完麻醉药后，准备工作开始了。简躺在那里等待着意识消失。然而，什么都没有发生。她试着动了一下，却无法动弹。“她似乎认为自己可能在那里躺了几分钟，”克莱说，“有足够时间让她意识到发生了什么，有足够时间让她变得非常害怕。”在外科医生开始切皮前几秒钟，有人注意到她醒了。麻醉药再次注射入体内，这次起效了。

克莱说，他的母亲最近才告诉孩子们那天发生的事。但在他的成长过程中，每当家里有人需要接受手术时，她总是感到痛苦。在伦敦那次经历后的45年里，她一直拒绝接受全身麻醉下的手术。直到2008年，面对危及生命的疾病时，她终于向医生坦诚了自己的恐惧，并勉强接受了全身麻醉，这一次没有发生任何问题。

克莱走开后，我陷入沉默，思考着我听过的类似故事。其中一个故事来自我要好的同学哈丽特，她在我提到这本书后才首次与我分享。接着，我后面的座位上传来一个声音：“我也经历过类似的事情。”

瑞秋·吉布森是我的朋友，我和她共用一个隔间至少有一年了，还经常聊天。她现在告诉我20世纪90年代初拔掉智齿的情况。那一次，麻痹没有出现在手术开始时，而是在术后醒来时。她感到寒冷，鼻子里插着一根管子，无法说话。同样的，这种感觉只持续了几分钟。她感觉到手推车被推进恢复室。当她能够开口说话时，她开始呜咽，直到一名护士告诉她不要打扰其他病人。事实证明，大约2/3的术中知晓病例都是这样发生的——要么是接受全身麻醉时，要么是在麻醉苏醒时。对瑞秋来说，这次经历非常可怕，她决定以后再也不接受全身麻醉。“糟透了，简直太可怕了。”她坚持这一决定很多年，直到最后，在双胞胎儿子出生后自己出现并发症时，她别无选择。即便如此，"直到他们把我推入手术室，我还是坚持要接受局部麻醉。"

她说，最糟糕的是她无法告诉任何人发生了什么，无论是在手术室，还是在恢复室。"这有点像在梦里，想要尖叫却无法做到，想要逃离却无法逃离。"

美国心理学家彼得·莱文（Peter Levine）撰写了很多关于麻痹的文章。他谈到，面对看似威胁生命的危险时，无论是人类、其他哺乳动物还是爬行动物，都会本能地做出三种反应中的一种：战斗、逃跑或麻痹。我们对"战斗或逃跑"机制非常熟悉，因为它使我们能够迅速而有目的地应对问题。但对第三种反应——麻痹，却很少引起关注，也不太受欢迎。莱文认为，在面对压倒性威胁时，人类可能会完全不自觉地陷入麻痹状态，这会导致一种剧烈而特殊的痛苦。

为了解释麻痹反应及其对人类有时的有害影响，莱文将目光投向了野生动物。他指出，当一只黑斑羚看到猎豹接近时，会利用其非凡的速度和敏捷性试图逃跑；但如果它无法逃脱，死亡似乎迫在眉睫，它可能会倒在地上一动不动。莱文认为，尽管看起来像是死了，实际上它所展示的是动物神经系统中固有的最后策略：身体停止运作。这种反应在包括人类在内的所有动物身上都可以观察到，它位于大脑最古老、最原始的部分，也就是你脖子顶部和中央深处的区域。在野外，麻痹有其优势，它能迷惑捕食者，将血液从外围引向重要的内脏器官，并可能减轻疼痛感。但在人类中，麻痹可能会导致人们变得虚弱。他将麻痹反应比作将汽车引擎淹没在汽油中，同时猛踩刹车踏板：所有被召唤出来进行战斗或逃跑的能量，突然被冻结在体内。他说，这就解释了为什么在野外，当威胁过去后，动物会抽搐和颤抖一阵子，然后才能继续平静如初。

但在人类，隐藏在额头后面的聪明大脑前部，会因为试图推翻这种反应而使我们陷入困境。在大多数人类社会中，复杂的道德规范禁止展示恐惧及其身体表现，如颤抖和哭泣。我们为自己的动物本能感到尴尬，努力抑制我们的自然恢复机制来隐藏它们，以及与弱点相关的表现。莱文推测，我们习惯性地抑制麻痹反应的原因之一是它让我们想起了死亡。他认为，无论如何，正是未能释放积聚的能量导致了创伤后应激，以及随之而来的慢性恐惧、愤怒和无助。

我不知道彼得·莱文的理论是否已被证实，或者能否被证明，但我确实知道他所描述的麻痹反应有着可怕的特殊之处。当我快30岁时，有一次我和一群朋友住在一个乡村小镇的房子里。房前有一个宽敞的有顶露台，厨房外还有一个摇摇晃晃的小阳台，有一扇门通向那里，但我们很少使用。当时是白天，我们几个人正站在厨房里。在我察觉到发生什么之前，我感觉到了气氛的变化。当我抬起头时，一个陌生女人突然出现在屋子里，不知是从哪里冒出来的。她直愣愣地朝我走来。她个子不高，却带着一种喧嚣、混乱的能量，大声地说着话，完全不考虑场合和礼仪，犹如一阵迅速而疯狂的龙卷风突然穿过地板，慢慢地汹涌而来，像个噩梦。

我并不知道其他人在做什么。我听不见任何声音，时间和颜色也扭曲了，房间在我周围慢慢旋转，而我却完全静止不动。我意识到自己无法移动或发出声音，但这种认知似乎来自很远的地方，那个女人一直在对我说话，靠得非常近，几乎贴着我的脸。这一切大概只持续了几秒钟。然后，其他人控制住了局面，将她牢牢引导出门外，朝着车道方向走了。我不知道是否有人注意到我的缺席。我慢慢地回过神来，心还在怦怦地跳，在肾上腺素的推动下，身体冰凉，甚至还有些恶心；我全身弥漫着羞耻感，只能尽力将它隐藏起来。那天，虽然我没有亲身遭遇直接威胁，却仍清晰记得那种特殊而沉重的恐惧：无助感。

对我而言，这样的反应并不陌生，既不是我第一次，也不会是最后一次。它给我留下一种无法摆脱的担忧，即在面对真正的危险时，我既不会战斗也不会逃跑，而是僵在原地。几年后，我搬到达尔文市，看到一则女性自卫课程的广告，就报名参加了。在我们的第一堂课上，苗条而引人注目的年轻女教练告诉我们，她在20多岁时经历了一次袭击，从那时起开始学习武术。接下来的几周里，当我们学习如何发出有力的"哈"声并击打高大的填充靶时，她吐露了自己更多的痛苦遭遇。事实上，整个课程都似乎以她的困境为中心，以及她决心帮助其他年轻女性更好地应对。她坚信，时刻保持警惕是最好的策略。不要在天黑后独自行走；如果不得已，确保手指间握着一把钥匙；如果遇到袭击，要迅速瞄准他的小腿、大腿或下体狠狠踢上一脚，然后迅速逃离。

"所以，这就是他要做的。"她说着，眼神中闪烁着光芒，"当他抓住你时。他会像这样把你往后推，你来不及思考。你的头会撞到墙上，你会感到头晕，然后他会朝你扑来。如果你还清醒，你要做的就是这样。"她发自内心地连说带演，十分生动。然而，唯一的问题是，她越是谈论所有可能发生在我身上的可怕事情，我就越是焦虑，担心自己是否有能力阻止它们发生……

接下来是令人期待的毕业之夜，当地一群乐于助人的摩托车手策划了一场模拟袭击，而我们则会抵抗。这是一个真实的故事。在课堂上，我们听过许多关于之前的女性如何应对袭击的故事。有一位女性通过吐口水在袭击者脸上逃脱，还有的打了攻击者。让我无法忘记的却是一位明星学员的故事。这位年轻女学员坚强而精力充沛，掌握了课堂上演示的每一种技巧，并准备好了迎接每一项挑战。毕业典礼那晚，当大家在公园集合时，她跑去上公共厕所。当她坐进自己的厕所隔间时，一个过于热情的摩托车手从门上跳进来，坐在她旁边。过了一会，当教官按照摩托车手的要求赶到时，却发现女学员仍然像胎儿一样蜷缩在角落里。

我有许多自认为引以为豪的品质，可身体上的勇敢并不在其中。然而，让我恐惧的并非受到攻击或受伤，而是那种可怕的僵死状态——瘫瘀、被遗弃和孤独。

随着毕业日的临近，我开始感到越来越不舒服，开始看到无处不在的威胁，不想再去上课。当课程进行到一半时，我发现自己怀孕了。我如释重负地松了口气，从此退出了。

两颗心

那是2000年的一个夏日，我和一位《时代报》（*Age*）的摄影师穿过墨尔本阿尔弗雷德医院的大厅。门厅刚进行过翻新，人们通过滑动的玻璃门进入空旷的大厅，地面铺着仿大理石的人造地板，而一家模仿巴黎风格的街边咖啡馆（白色霓虹灯下布置着铁艺桌椅）也在其中。拿着呼机和手机的医生们，往来穿梭，秩序井然。而在外面的水泥地上，那些穿着换药服、打着点滴的烟鬼们，像受伤的鸟儿般聚在一起，晒着太阳取暖。

真正的医院在楼上。我们乘坐电梯，按照指示标志沿着墙色斑驳的油毡走廊来到一个隔间窗口。有位女士在里面向我们打招呼，她打开侧门，指引我们去更衣室。在里面，我们脱到只剩下内衣，再穿上宽松的蓝色手术衣裤，戴上一次性帽子和口罩。

手术室是一个长方形的房间，地面同样由油毡铺就，墙上偶尔可见褐色污渍。手术室虽说干净，看起来却有些陈旧，多年的擦拭已经使清漆剥落，只有房间中央的设备闪闪发光。这个场景仿佛置身于电影片场：大部分空间都显得无关紧要，只是为最核心的戏份提供舞台。在这里，穿戴整齐的医护人员、闪闪发光的仪器、白色的手术灯光，似乎和电视上的一样熟悉和精致。所有的一切，甚至是不锈钢手推车上垂下的绿色布料，都呈现出晶莹剔透的感觉，显得很不真实。

手术已经开始了。在靠近外科医生的区域附近，绿色手术单已铺成一个长方形。他看起来并不像一个人。皮肤涂上了棕色消毒剂，上面盖着用来保暖的塑料膜后，看起来更像你会在冰箱里找到的东西。然后是手术切口，胸部中间有一道肉状伤口，像是有人刚用菜刀划开的。

我们到达时，第一台手术已接近尾声。外科医生切除了一大块肺组织，试图减缓病人肺气肿的进展。现在他们正使用钢丝缝合胸骨，靠自己的体重将它穿出，像系紧旧靴子一样系紧肋骨。这个男病人的脖子处悬挂着一块绿色的小布帘。护士说："那是为了保护他的脸。"我回到手术台的头部，也就是我和麻醉医生保罗·迈尔斯（Paul Myles）站在一起的地方。布帘把身体分成了两部分，我只能看到这个人的头顶，几缕花白的头发让我想起了父亲。病人的额头上贴着一条看起来像创可贴的带子，通过细细的导线连着一个比鞋盒还要小的仪器，上面有一个屏幕，左上角显示着一个不断变化的数字。

那年的5月，墨尔本阿尔弗雷德医院和皇家墨尔本医院的麻醉医生们，启动了一项耗资150万美元的国际试验，旨在测试一种新型麻醉监测仪——脑电双频指数（BIS）。该监测仪的制造商声称，它能分析大脑的电活动并将其转化为与麻醉深度相关的0至100分。如果被证明可靠，这个1.4公斤重的蓝色盒子将使麻醉医生能在术中调整麻醉剂量，将病人的麻醉深度保持在理想范围内，也就是40至60分。尽管已经存在一些其他所谓的"术中知晓监测器"（制造商不会这样称，他们小心翼翼地避免使用这一术语），但BIS的支持者声称它最准确，用户友好性最佳。迈尔斯和共同研究者凯特·莱斯利决定对这些说法进行测试。不久前，我第一次见到莱斯利，就在她那个粉红色和灰褐色相间的办公室里。他们的研究是同类研究中规模最大的，将重点关注2500名被认为比通常情况下有更高术中知晓风险的病人，其中许多有术中知晓的经历。这将是第一个测试这种仪器能否监测和预防术中知晓的独立的大规模研究。

保罗·迈尔斯是这个试验的联合首席研究员。不在手术室时，他会待在医院一楼的一间狭小的壁龛办公室里，被笨重的书架和文件柜包围。迈尔斯一直给人一种被上天眷顾的感觉，外表随和，容易满足。他嘴角上扬，额头光滑，散发着一种安稳感，就像世界在一个既愉快又和谐的轴线上平稳地旋转着。他的头发已经变灰，让人想起《丁丁历险记》里成年版的丁丁，性格既温和又坚定。在国际麻醉界，他还不是一个大人物，但在BIS监测仪的帮助下，他正在一步步走向成功。

迈尔斯是那些从小就明确自己志向的人中的少数派。从他6岁起，他就想成为一名医生。然而，与许多同行不同的是，他并非出身医生世家，而是来自一个贫困的工薪阶层单亲家庭。他们家经常搬来搬去，先是墨尔本，然后是维多利亚州的乡村。也许正是对搬家的自然反应，迈尔斯决定成为一名乡村全科医生。"生活在乡村社区，并在其中扮演一个重要和受人尊重的角色，这吸引了我。"作为一名乡村全科医生，他知道自己需要具备良好的产科和麻醉技能。在完成基础培训和住院医生培训后，他又去英国进行了一年的麻醉学进修。在那里，在他开始学习麻醉的前几周，他读到了一篇将要改变他一生的论文。

1979年8月，离瑞秋·本迈尔生下女儿还有11年，《英国麻醉学杂志》刊登了一篇题为《论知晓》的社论。引言部分写道："下面是一位有医学背景的女士未经编辑的回忆，她在全身麻醉下经历了剖官产手术，但在手术过程中的某个阶段，全身麻醉不足以防止术中知晓。"

和瑞秋一样，这位有医学背景的女士记得自己失去了知觉（"简直就像有人把灯关了一样"），之后很快就迷迷糊糊地醒来了。但与瑞秋不同的是，她当时还没感到疼痛，但当她听到头顶有声音提到她的膀胱时，她突然明白了自己的困境："我躺在那里，插着管子，身上盖着绿色的手术巾，腹部被剖开，陌生人在我体内掏来弄去，有血、棉签等等，痛苦不堪。"

她写到自己的第一反应（在当时的情况下似乎非常自责）是，"非理性的"惊慌失措，以及"极度绝望地想要动弹"。她补充说："我觉得，我必须在这种情况下加入一些我自己的意愿。我能想到最贴切的比喻是躺在棺材里被活埋。直到那一刻，我才意识到自己无法移动身体。"

不久后，她听到孩子的哭声。随后，她开始感到疼痛，先是有人在她皮肤里划弄砂纸的感觉，然后是刺痛。

这非常令人不快。与此最接近的是在没有局麻下进行牙齿钻孔的疼痛感——当钻头触及神经时。将这种疼痛扩大，所涉及的区域相当于一个拇指印大小，然后将融化的铅源源不断地注入其中。你可以想象将一个热烫的平底锅放在塑料表面产生的效果。这就是疼痛对我不存在的身体的影响。

保罗·迈尔斯呆住了。"我从未听说过这个问题，"他说，"我被它迷住了，人的体验竟如此可怕和悲惨，我简直无法相信它居然被允许发生，并不是说人们想要它发生。但事实是，医学或麻醉还没发展到可以阻止它的阶段。我只是对它着迷。"

如今，20年过去了，他仍然为这个问题着迷。

他说，他的病人最担心的事情之一是可能在手术中醒来。"他们并不真的问我他们是否会中风、心脏病发作或伤口感染。这些确实发生过，而且可能比术中知晓更常见。他们会问我'我会醒着吗？'……我微笑着向他们保证，我们会尽一切努力来防止这种情况发生，但不能绝对保证。我想要一个能保证这一点的监测仪。"

他继续说："我是一名麻醉医生。在麻醉过程中，我至少监测40个不同的指标。病人受到密切监护。麻醉医生始终在场，照料着病人的福祉。但有一件事我无法衡量，那就是我所做的事。"

在那时，迈尔斯就说BIS监测仪可能是麻醉学界的圣杯：一种最终能衡量他和同事们所做工作的方法。初步结果令人鼓舞，但他承认，这个蓝色盒子在业内遭受了相当多的质疑。一位备受尊敬的教授曾对他说："如果你想毁掉麻醉研究的事业，你应该研究麻醉深度。"

批评者指出，这项试验的部分资金由制造BIS的美国公司Aspect资助。然后是数字计算。如果BIS监测仪被证明是可靠的，每次手术为每个病人安装一次性电极的费用约为20美元，这将使澳大利亚卫生预算每年增加3000万到6000万美元。即使支持者也对它能否成为标准配置表示怀疑，其他人则对试图为麻醉深度这个概念分配数值的想法不以为意。它听上去仍像生物学一样接近于哲学，就像试图用一把尺子来衡量幸福。

迈尔斯似乎对这些并不在意。"这很有挑战，"他指着手术台上正在缝合的肺气肿病人，愉快地说，"在手术前，他几乎无法呼吸。这是测试BIS的完美手术，我们只用了一半的全麻药物，部分原因是联合使用了其他药物，但也因为BIS监测仪的提示，我们知道不需要那么多药物来维持他的麻醉。因此，我们知道可以更快、更可靠地唤醒他。"

与BIS监测仪并排的，是一些更常见的仪表，包括测量肺部和气道内压力的装置。迈尔斯提到，在大多数手术中，病人需要5到20分钟才能从麻醉中苏醒过来。对于那些患有严重肺部疾病的病人，需要更快地苏醒。他们必须迅速开始自主呼吸，否则就可能需要依赖呼吸机，并被送进重症监护室。或者，你懂的，死亡。

外科团队一边缝合，一边闲谈。手术进行得很顺利。房间里弥漫着一种欢快、几乎像是节日一样的气氛。团队中没有人说任何不友好或不恰当的话。当然，如果病人醒着的话，他们有些话肯定不会说出来。

"他告诉我他曾效力于墨尔本队。"一位护士说着，指了指手术台上的病人。显然，他的足球生涯已是过去式。

"真的吗？"迈尔斯带着疑惑的语气问道。

"不过，他在麻醉前用了点咪达唑仑。"护士说着，大家也都笑了。咪达唑仑是一种强效镇静剂，可以让病人在麻醉前变得健谈，往往比他们意识到的还要健谈。

"我想，他可能只是想和你调侃一下。"迈尔斯幽默地说。

"他可能在19岁以下的少年队或预备队踢过球，"一个人说，"人们经常会告诉你这样的事情。"

"或者他只是在看台上观战呢。"另一个人急忙补充道。

戏谑和缝合工作还在继续。"我们只剩下最后一层皮肤了，"迈尔斯对我补充道，"我们快要完成了。我想每个人都在为此做好了准备。除麻醉药和机器之外，这个手术进行得非常顺利。目前，我们使用的麻醉药非常少，比通常少得多，因为BIS让我相信他仍在睡觉。"

迈尔斯说，按照他平时的做法，他现在给的麻醉药量比以前少了大约1/3，因为他相信这样仍能让病人保持麻醉状态。这既能降低副作用产生的概率，还能增加病人迅速康复的机会。他又看了一眼病人。

"这台手术，"他推测道，"如果他能在8分钟内醒过来，我就很满意了。"

手术台上的病人仿佛听到了提示，突然坐了起来，就像弗兰肯斯坦的怪物一样。或者说是开始坐了起来：外科医生慢慢地用力将他按倒，对他说话："你刚从手术中醒过来。现在躺下。躺下吧，伙计。你还在手术室呢。"

"或许是两分钟。"迈尔斯面无表情地说。病人一直试图坐起来，工作人员不断将他按回平躺的姿势。

"进展很顺利，好吗？进展非常顺利。"

"用气管导管呼吸。现在请深呼吸，管子一会就拿出来了。"

"给我躺下。你做得非常好。"

"请大口呼吸，吸气……呼气。"

这名男子开始移动他的腿，腿从手术床一侧滑落。有人试图把他的腿放回去，另一个人则把气管导管从喉咙里拔了出来。

"做得好。"

"现在躺在手术床上。"

"你感觉疼吗？"迈尔斯问道，并走到病人身边。迈尔斯似乎毫不担心。BIS监测仪已经完成了它的工作：病人之前一直处于麻醉状态，现在他已经醒了。"你一点都不疼吗？通过面罩大口呼吸氧气。就是这样。"

一度低迷的病人，突然又支棱起来，环顾四周。他睁着眼睛，眼仁很蓝。

●

让病人进入麻醉状态是一回事，要确切知道麻醉的深度则是另外一回事。早期的测量基于医生的观察。1847年，医生约翰·斯诺提出了所谓的乙醚麻醉后五个可观察到的麻醉阶段，从兴奋开始（健谈阶段），逐渐发展到第五阶段（希望永远不会达到），即呼吸变慢然后停止，最终死亡。第三阶段通常对手术来说已经足够。"在麻醉诱导过程中，当自主运动停止，眼睛凝视固定，病人就能免受精神痛苦的风险。"

多年来，随着新药物和麻醉气体的出现，这些测量方法不断完善。随着时间推移，医生们借助精密仪器，如测量心率和血氧水平的仪器，能够更加准确地评估病人的情况。即使在今天，这些连续的麻醉阶段仍是许多麻醉医生理解其技术核心的关键，并被用作衡量病人麻醉程度的实用指南。有时它们被称为麻醉平面（planes）。第一次听到这个词时，我以为它的拼写是"plains"，并想象着一个小人在广袤的沙漠或苔原上行走。而实际上，麻醉平面是基于一系列容易观察到的身体迹象进行评估的：病人是否对自己的名字有反应，被掐时是否能醒来，医生触碰睫毛时是否有反射。

在麻醉的早期，主要目标是确保医生不会给病人用药过量。到了20世纪中期，随着药物和给药方法的改进，重点已经转变。死亡仍可能发生，但发生率已大幅降低，麻醉医生面临的挑战是，确保病人在麻醉后真正处于无意识状态。自威廉·莫顿在乙醚厅获得成功以来的一个世纪里，不时会有外科病人提到他们比预期的更清醒。直到20世纪40年代初，随着肌肉松弛剂的引入，这种奇怪现象才成为一个问题。1950年，首例涉及肌肉松弛剂的术中知晓被正式报道。10年后，一项研究表明其发生率达到了惊人的1.2%。几乎可以肯定的是，许多类似的病例并未被报道。

因此，人们继续寻找测量意识状态的新方法。在20世纪60年代中期，一位现今非常著名的麻醉医生开发了一种测量病人肺部麻醉气体浓度的技术，至今仍被许多人视为黄金标准。到了80年代，出现了一种基于人体自主应激信号（无意识和自动的）的评分：血压、心率、出汗和手术中有时从病人脸颊滑落的泪水，医生称之为流泪征。血、汗和泪。但在那时候，英国医疗辩护联盟常听到人们抱怨，他们坚称在手术期间一直醒着，有时还感到疼痛。

1998年1月，一位名叫卡罗尔·魏尔（Carol Weihrer）的美国音乐家接受了眼部手术麻醉，却在医生准备摘除患病的右眼球时醒来。魏尔的经历广为人知，充满了恐怖色彩。她对自己惊慌失措地意识到所发生事情的描述，以及在下刀前和手术中与医生沟通的徒劳尝试，都有详细记录。据魏尔估计，在手术过程中，她的清醒时间在40分钟到2小时之间。在那段时间里，她感觉到自己的眼睛被从眼窝里挖拽出来，视神经纤维随后被切断。"没有什么比那几秒钟更黑暗的了。"她在2004年的一次会议上说。

1999年，魏尔发起了术中知晓运动，以提高医学界对这一问题的关注，并采取措施来保护每年在手术中醒来的成千上万人。在我随保罗·迈尔斯参观阿尔弗雷德医院1号手术室时，由于魏尔的网站引起了媒体关注，如何在术中测量麻醉深度这个问题变得更加紧迫。但现在，麻醉研究者已开始将目光投向大脑本身。

19世纪下半叶，科学家们已注意到兔子、狗和猴子的大脑发出的有节律的电活动。随后的一个世纪见证了人类脑电图（EEG）的发展，它使用放置在头皮上的电极来记录大脑内部活动。这有点像把耳朵贴在靠墙的玻璃上偷听：信息虽不完整——只能采集最接近头骨的电信号，但足以分辨出被称作脑电波的不同活动带。信号被转化为弯弯曲曲的线条，从清醒状态下的浅尖峰波到睡眠或无意识状态下的深慢波动。保罗·迈尔斯用BIS电极测量的正是这些波动。

现在，有各种基于脑电图的监测仪在使用。有些直接测量脑活动，有些测量脑对声音等刺激的反应。所有这些测量都基于这样一个事实，即虽然医生仍不知道麻醉药如何发挥作用，但他们确实知道麻醉药会导致大脑电活动的变化。在我参观阿尔弗雷德医院时，市面有各种各样在售的监测仪，但没有一种经过迈尔斯和同事像对BIS进行的那种测试。

•

回到医院，在保罗·迈尔斯的第一个病人试图爬下手术台的一个小时左右，我在同一个手术间看到了第二台手术的开始。一位中年男子被一辆不锈钢手推车推了进来。他已经服用了镇静剂来放松自己，但看起来仍然警觉。不久后，外科医生将切开他的手臂和胸部，以分流或替换心脏上受损的动脉。此刻，他躺在手推车上，注视着周围忙碌的医护人员。有人连接监护仪，测量血压、脉搏和血氧含量。有人用消毒剂擦拭后，将导管插入他的颈静脉，以便在手术期间监测心脏功能。他的脖子粗壮有力，还有一个拳击手般的鼻子。

保罗·迈尔斯将薄薄的一次性电极贴在他的额头上，它能提供BIS所要分析的数据。病人的眼睛闭了又睁。在他周围，穿着蓝色和绿色服装的医护人员忙着各自的工作，调整监护仪，摆放仪器，并和他聊着天。他看着他们忙碌，既耐心，又警惕。

迈尔斯将面罩放在他的脸上。"大口，深呼吸。"似乎仅过了几秒钟后，病人意识就消失了。此时，房间里进来了更多人。闲聊停止了。除了打开塑料包装、摆弄仪器和监护仪的咔哒声外，周围一片安静。一位女医生熟练地取下病人的假牙后，他的嘴唇向内凹陷。其他医护人员在调整他腹股沟周围的监护仪。他的龟头从绿色消毒巾里露了出来。一位女性工作人员伸出手，熟练地将一根长长的白色导尿管插入他的尿道。还有人拿起透明胶带贴住他的眼睛。在手术台两侧有两根与肩同高的木质支架，工作人员将他的手臂放在上面，再把手腕绑好，像绑在夹板或十字架上一样，露出手臂内侧柔软白皙的皮肤。外科医生将从这里获取动脉，并将其作为旁路移植物来治疗心脏上堵塞的动脉。拉开手术被单，一具柔软、粉红的身躯显露出来，胸膛在剃毛后显得光洁。有人开始用棕黄色的消毒液在他全身擦拭，还有人将绿色的手术单盖在他身上，像帐篷一样，只留下一大块长方形的被染黄的皮肤。

迈尔斯调整了麻醉药的组合，来降低他的血压。BIS读数下降到19，然后逐渐稳定上升。"我们现在处于巡航高度。"迈尔斯说。仿佛为了配合这个状态，有人播放起CD，是惠特拉姆乐队那狡黠又动听的流行音乐。

我走到手术床头，迈尔斯正和助手调整和监测麻醉用药。越过头部上方的手术单，我看到了他的胸膛。三名外科医生在忙碌着：先是用手术刀，接着是铅笔粗细的电凝刀，每只手臂上一个，胸口一个。微小的电热刀头一层层地烧灼皮肤、黄色脂肪和肌肉，同时灼凝着毛细血管。几乎没有出血，只有烹饪的气味。一位护士后来私下说："有时，如果在午餐前做手术，我会感到饥饿。"背景音乐里，惠特拉姆乐队正唱着"没有什么能比孤独更催情了"。

迈尔斯检查了一下监护仪。"这家伙的心脏很强壮，"他继续说道，"在我整个职业生涯中，只有一例术中知晓，是台体外循环手术。病人记得自己的胸腔被锯开并拉开，病人只记得这一点儿。"

"很好，"屏幕另一边传来声音，"呼吸机已断开。"随后传来的声音宛如来自一台食物处理器。

"他不会感到疼痛，"迈尔斯继续说，"他是个很随和的人，觉得这很有趣。他对此感到惊奇，而不是被吓坏。"

在手术单另一边，外科医生正锯开胸骨。当胸腔被撑开，我探头看到了病人的心脏，它宛如黑暗中跳动的一只红色小青蛙。我惊呆了。甚至在他们开始再次切割前，我就感觉自己的一部分被剥离，离开了身体，直到一天后才逐渐回过神来。在手术室里，这种对比是如此极端，以至于大脑不再试图理解它。一个人躺在手术台上，胸部和手臂被切开，像是某种难以想象的犯罪受害者，而周围充斥着嘈杂的声音：工作交谈、笑话和音乐。这是一项精确而艰苦的工作。外科医生切开一层层筋膜，分离一缕缕肌肉，直到找到那条可能拯救他生命的红线——动脉血管。

一小时后，当我走出医院时，手术仍在进行。我感到很奇怪，感觉好像断了线。过马路时，我没留意车辆，不得不急忙后退来躲避一辆汽车。我小心翼翼地开车回家。后来我打电话询问，得知手术很成功。病人康复良好；我却感到疲惫不堪，心情烦躁。接下来的几天里，我发现自己一直回想阿尔弗雷德医院的这台手术——手臂上是烧焦的肌肉，宛如裂开的水果；背景里的惠特拉姆乐队的音乐，一直在脑中回荡。最强烈的感受袭来，也就是现实的对立感。对医护人员来说，这是他们熟悉又困难的工作，需要团队合作、友爱和沟通。而对手术台上的那个人来说，身上发生了一些灾难性的事件，他沉默不语，完全孤独。

冰洋怀抱

·　·　·　·

没有答案的问题

四年后，我竟然在英国的赫尔再次与保罗·迈尔斯相遇。我原本并没有计划去那里，来英国只是为了与老同学重聚。但就在离开澳大利亚前不久，我发现这次行程恰好与一个不起眼但却充满趣味的麻醉会议重叠：第六届麻醉和重症监护下记忆和意识国际研讨会。

就像之前的五届会议一样，这次会议显得十分奇特。作为三年一次的思想盛会，它聚集了医生、心理学家和其他研究人员，自然也包括麻醉从业者。在这个边缘地带，医学界将对记忆、意识以及意识消失的性质进行更为开放的探索和观点的碰撞。今年的会议将重点讨论脑电监测。

在一个阴沉的周三下午，我抵达赫尔，喉咙疼痛，胸闷咳嗽。在之前的9个小时里，我辗转于汽车、飞机和火车。我已错过了会议的开始时间。在赫尔车站等了20分钟出租车后，我终于在第一场正式会议进行到一半时，找到赫尔大学的演讲厅。在那里，45岁的保罗·迈尔斯出现在我眼前，他体格健壮，头发全白，这是他职业生涯里美好的一年。他的团队，包括合作研究者凯特·莱斯利，刚在著名医学杂志《柳叶刀》上发表了为期三年的B-Aware试验结果。这项试验纳入2463例在全身麻醉过程中存在术中知晓高风险的病人，病人包括接受剖宫产、心脏及创伤手术的病人。病人被随机分配到接受BIS监测的试验组或接受常规监测的对照组。在全麻醒来后不久，所有病人都接受了意识评估，并在术后第二天和一个月后进行了第二次和第三次评估。

最后，研究人员发现，BIS组有2例病人发生术中知晓，而对照组则有11例，术中知晓的风险降低了82%。BIS监测还使麻醉医生使用更小剂量的麻醉药物，并缩短了恢复时间。这个颇具戏剧性的结果，让与会的麻醉医生、其他监测仪器的开发者和支持者在接下来两天（甚至几年内），对这一结果进行了不同程度的赞扬、剖析或贬低。

在赫尔的这次会议后的几年里，这项研究让迈尔斯和莱斯利获得了国际声誉，并助推他们的职业生涯。当我再次与迈尔斯交谈时，他已是阿尔弗雷德医院的麻醉科主任；6年后，凯特·莱斯利将成为澳大利亚和新西兰麻醉医师学院最年轻的院长。与此同时，BIS监测仪也凭借其卓越的性能成为明星。这项试验将巩固该监测仪成为麻醉学领域最知名、使用最广泛的麻醉深度监测仪的地位，也促进了该设备在具有术中知晓较高风险手术中更普遍地使用。这个带有秘密算法的小蓝盒，也将成为竞争、猜测甚至是嘲笑的焦点。批评者会指出，该设备只能测量某人在术中醒来的概率，不能预测其实际醒来的时刻。其他人则强调一些令人尴尬的缺点，包括因为电设备（如术中使用电凝刀）干扰而偶尔出现的错误读数。

但是，正如保罗·迈尔斯在赫尔大学礼堂的演讲中指出的："数据显然令人印象深刻，足以表明在手术中使用这个小蓝盒虽不是万无一失，但可以降低将病人送入麻醉深渊的可能性。"

但此刻，我正佝着背坐在礼堂前排，努力抑制咳嗽，似乎正在进入一个深不可测的境界。在我拖着行李箱的漫长时间里，一个问题一直在我脑海中挥之不去：为什么？

在过去一周里，英国的朋友们对我要前往赫尔的消息抱以茫然、惊愕的眼神，并问我同样的问题。我的回答是，我不知道为什么，但我已经来了。我拿到一个时髦的蓝色会议包，上面写着我的名字：凯特·科尔·亚当斯，记者。我和今年会议的组织者迈克尔·王短暂地交谈了一下，他似乎对我参加会议感到高兴而不觉得奇怪。在这里，我是一名记者，还做着笔记。可我觉得，我是自己想象中扮演的一个角色。

我没有参加晚上的讲座和之后的免费巴士之旅，直接去了酒店。在告诉出租车司机我要去的地方后，他发出了奇怪的声音，但也只说那个地方是新的——确实如此，但也很丑陋，坐落于城市的一个荒凉角落。

我的客房是面向砖墙的长方形房间，除了奇怪的模块化浴室外，没有什么特别之处。但我知道，我正徘徊在某些事情的边缘。我感觉自己开始内心崩溃，我害怕孤独、害怕生病、害怕恐惧。

•

我害怕死亡。我知道这很平常，可我经常思考这个问题。一个人怎么可能会在这里，然后又不在呢？这怎么可能说得通呢？真是让我头疼。当我还是个孩子时，我会试着躺在床上等待那一刻——真正的瞬间——当我从清醒的自我过渡到另一个自我时。我想我相信，如果能捕捉到睡眠来袭的那一刻，就能阻止它带走我的思绪和所有让我成为自己的东西。

那时候，我大约6岁，或者可能是7岁。天色已黑，我躺在墨尔本东郊外一栋板房的床上，可怕的念头不断涌上心头。我不记得是哪个念头先出现：我会死，或者我的父母会死。一个念头迅速勾起另一个念头。不管哪一种，唯一确定的是，我将不得不去那个地方，孤身一人，没有人会照顾我或陪我一起去，我将再也见不到我的父母。我感觉身下的床、床下的地板和地板下的地面一瞬间都不复存在，我正在急速坠落。我完全无法理解所发生事情的严重性。我躺了很久，恐怖感并没有减弱，愤怒感也没有减弱。早上醒来时，这个念头仍在，可一切都不一样了。

我的父母在他们很小的时候便经历了自己父母的离世，很早便面对死亡的现实。他们对待死亡的态度已经达到了宿命论的地步。我从小就觉得，当我20多岁时，他们会去世或离世。每当他们外出时，我都会担心他们是否能平安回来。我曾经想象过车祸、屋顶坍塌、离别和逝去的场景。

我知道，麻醉并不同于死亡（尽管有时确实如此，对迈克尔·杰克逊①来说便是），但它在感觉上却像是死亡。与其说是经历（虽然谁知道呢？），不如说是下面这一事实——自我的消亡。这让我很担心！无法动弹也是如此，就像被活埋一般。并不是说医生会把你活埋，而是当你无法动弹、无声无息……当然还包括失去控制这件事。

在我生命里的某个阶段，可能是一个漫长的阶段，我喜欢失去控制。我喜欢喝酒，坐过山车。我喜欢乘坐飞机，系好安全带后，把自己交给机上服务，享受热毛巾、分量有限的几何形状的餐食，过道中间的小屏幕上播放着晦涩难懂或尚未发行的电影（过去是这样的）。目的地已经确定，不会改变。在飞机上，我会陷入一种恍惚状态，一种几乎完全没有选择的完全被动状态。因此，每一个微小的选择都令人愉快，鸡肉还是牛肉，干红还是干白？所有这些都在奇怪又虚幻的天空中飞驰（从白天到黑夜，又到白天），也许是向着某个遥远但更完美的我而去。我喜欢这种感觉。

直到有一天，我不再喜欢了。

快30岁时，在一架飞往法国的飞机上，我突然感到一种陌生的不

---

① 译者注："流行音乐巨匠"迈克尔·杰克逊于2009年6月25日骤然离世，死因是为了睡眠，其私人医生为他注射了过量的麻醉药丙泊酚和其他镇静剂。

安，这种感觉很快就变成了恐惧。我系好安全带，坐在那个莫名其妙的金属圆筒里，让我害怕的不是飞机会坠落、爆炸或与其他飞机相撞，而是在那一刻，除非我竭尽全力控制自己，否则我会立即尖叫。我感到手脚颤抖，渴望立刻站起来，喉咙因为努力控制呼吸而紧绷。这个过程似乎持续了几个小时，尽管当飞机在中东某个地方暂停加油的时候，最糟糕的情况已经过去。在那里，我和一个法国人搭讪，他给了我两支烟，我接连抽了起来，带着感激和欣慰的心情将灼热而污浊的空气深深吸到肺里。如果当时我在飞机上站起身大喊大叫，不知道会喊出些什么。在那之后几年里，每当我进入机场，我就开始感觉到一种螺旋上升的无力感，一如现在身处赫尔这家无名酒店的房间一样。

诗人菲利普·拉金把对死亡尖锐又阴郁的沉思写入《黎明颂》（*Aubade*）。其中写道："这是恐惧的一种特殊方式 / 没有诀窍能够驱赶。"拉金在赫尔大学的布林莫尔·琼斯图书馆度过了他职业生涯的大部分时间，而第六届麻醉和重症监护下记忆和意识国际研讨会眼下正在此举行。我不知道有多少麻醉医生知道这首诗，会议资料也没有提到它……"无形，无声 / 无法辨嗅、品尝或感触，无从思考 / 无所爱与关联 / 无人从麻醉剂中醒转。"

我深呼吸几口，大声对自己说些合理又抚慰的话。过了一会儿，我坐在书桌前，开始写下这一天的事情。当我书写时，便开始感觉好多了。在语言的催眠下，记录这一天让我再次感到真实。一个多小时后，我决定去吃些东西。酒店的餐食可能让人沮丧，我便出门了。

酒店前台的女孩将我引到拐角处一家不起眼的印度餐馆。我是唯一的顾客。两名男性服务员正在一张桌子上玩着某种游戏——骰子或者什么别的。整个餐厅太过安静了。当我点餐时，不安再次袭来。服务员端来食物和一杯酒，然后继续和酒保玩着他们的游戏，没有人特别关注我。然而，一种卑鄙而棱角分明的恐惧笼罩着我，每一口食物都让我更加确信可怕的事情会发生——比如，我无法活着离开餐厅，他们会伤害我，然后杀害我，而且没有人会知道我在哪里。我知道这一切都是不可能的，十分荒谬，甚至可能有点种族主义，但这种想法来自遥远的地方。当我最后付钱并在礼貌的告别声中离开时，恐惧几乎让我感到恶心——这已不再是对服务员的恐惧，而是对自己纠结思绪的恐惧。

回到房间，我刷了牙，避免看向镜子里的自己。我浏览了第二天的会议日程。谢菲尔德大学的安东尼·安吉尔将发表主题演讲，内容是关于麻醉药对视觉、听觉和触觉等感官的影响。安吉尔说，由于麻醉药缺乏单一明确的药理作用，最好的问题不是它如何起作用，而是在哪里起作用。他指出，丘脑是一对小鸽子状的结构，位于脑干上方，在感觉器官和大脑皮层之间解码并传递信息。大脑皮层是一个巨大的折叠体，让我们能记忆、思考和描述这个世界。它柔软而湿滑，位于颅骨正下方，包裹着大脑的其他部分。颞叶位于侧面，从头骨后部向前额延伸的是枕叶、顶叶以及从进化角度上最为壮观的额叶——它在体积和绝对影响力方面主导着人的"内心风景"。正是这里，赋予我们解密巨石阵、解决数独和理解气候变化的能力：语言、问题解决、分析、计划、反思以及高级感觉的处理。安吉尔提醒我们，麻醉药并没有关闭眼睛、耳朵或皮肤和肌肉的视觉、听觉或触觉，而是关闭了大脑，他推测麻醉药以某种方式削弱丘脑与大脑皮层的通信能力。他总结道："因此，对病人来说，世界变得寂静、黑暗，没有触觉或味觉。"

碰巧的是，在那个困扰我的恐惧之夜里，最明显的（尽管对我来说最不明显）是有一天，我可能独自待在一个像这间酒店客房一样的白色小房间里，等待被带下楼做手术——尽管这个可能性遥远甚至不太可能。这是我从青春期脊柱开始扭曲以来一直忍受的恐惧。这些年来，我定期进行复查，有些结果显示脊柱的弯曲在不断发展。如今，它已成为我熟悉的一部分，一个似乎总是在地平线上休憩的遥远而模糊的存在。然而，在最近几年，随着我怀孕和儿子的出生，我的身体越来越不舒服，这个恐惧逐渐变得不再遥远、不再模糊。我感到越来越痛苦，我的腰也越来越弯曲。

第二天早上，在酒店的用餐区，一位光头的美国人拉开一把椅子，示意我加入他和一小群人同行。他是一名心理学家，散发着一种充沛的能量，热情却又急躁。原来他将在当天上午晚些时候发表演讲。我仍在咳嗽，并感到有些不舒服。作为一名记者，我掏出录音机，放在他面前。

"我叫汉克·贝内特，是新泽西医科和牙科大学的一名副教授。放心，我不会告诉你们我的社会安全号码。"贝内特是媒体眼里的宠儿。他口齿伶俐，谈吐清晰，善于打比方，能够简洁明了地阐述观点。他也是桌上唯一一个以英语为母语的人，我有点对他着迷了。

当天的会议日程包括麻醉药对大脑的影响，以及比较不同脑电监测方法测量病人麻醉程度的结果。然而，贝内特对整个前提并不完全信服。他认为，真正的问题不是如何测量麻醉深度，而是要测量什么。他认为，与其让麻醉医生简单地解读各种脑电监测设备上那参差不齐的波动，不如用一种设备来测量身体对疼痛的反应，这样才能更好地服务病人。有趣的是，他所指的不仅是像瑞秋·本迈尔那样在清醒却无法动弹的状态下接受手术时可能感受到的疼痛，而且指在全身麻醉期间没有意识的病人的感受。

顺便说一下，贝内特并没使用"疼痛"这个词。根据定义，疼痛不仅包括所谓的"有害刺激"（比如手术刀可能造成的疼痛）和身体的反射性反应，还包括大脑对这种反应的有意识的感知。换言之，要想感到疼痛，你必须知道自己正在感受疼痛。

相比之下，贝内特谈论的是伤害感知。伤害感受器是生物体（例如病人）进化出的神经元，会对物理损伤甚至潜在损伤作出反应。一组神经元（"传入"神经元）沿神经通路向大脑发送这些信息。"传出"通路则从大脑回到肌肉、腺体和其他细胞，传递明确的信息：哎呀，你很疼痛，现在采取行动保护自己。贝内特认为，麻醉药——至少是吸入全身麻醉药——所做的，正是扰乱这一过程的第二部分，而不是第一部分。身体仍然沿中枢神经系统的线路向大脑发送疼痛警报，但信号在这里却被阻断或扰乱。位于脊柱上方较旧的脑部中枢记录了这些信息，但大脑的主人既不感知疼痛，事后也不会记住它。相反，正如安东尼·安吉尔可能认为的那样："世界变得寂静、黑暗，没有触觉和味觉。"

安吉尔或其他人为何如此肯定？

箭毒的发现及随后发现的肌松（或"放松"）药物之所以如此重要，原因之一是它们能使病人静止不动。如果没有这种药物，在手术刀和电钩切断神经时，失去意识的病人仍然会体动、抽搐、肌颤和皱眉。这并不意味着他们正在经历我们所理解的疼痛（即使一只大脑皮层被大部分切除的猫，也会对大脑无法再处理或采取行动的信息作出反应），但它清楚地表明，身体在某种程度上仍会对发生在它身上的事情作出反应，尽管是无意识的。

那又如何？

如果对一只巨大的海蛞蝓的身体一侧施以电击，其神经元反应将被绘制成一个单独窄峰：先上升，后下降。24小时后，在另一侧施以同样的电击，你会得到同样的反应。但是，如果在原来的地方重复电击，模式将完全不同——不再是单一峰值，而是像山脉一般的锯齿状轮廓，一直延伸到记录纸末端。美国的麻醉医生丹尼尔·卡尔用这个例子来支持他的观点，即疼痛的记忆——身体对疼痛的记忆——可能比最初的经历更具破坏性，无论是否有意识。我曾于2001年在澳大利亚听过卡尔的演讲，当时他认为，在手术室里仅用催眠药物掩盖疼痛信号是不够的，医生首先需要阻止这些信息进入大脑。卡尔说："在临床实践中，许多麻醉医生在手术中使用吸入麻醉药，很少或压根不静脉注射'镇痛药'，在病人术后从全身麻醉中醒来时才逐步增加小剂量的镇痛药。"

会议结束后，我找到卡尔。他向我介绍了来自美国的麻醉医生和疼痛研究者克利福德·伍尔夫的工作。伍尔夫发现，疼痛，即使是无意识的疼痛，也可触发脊髓中的慢性反应，这些反应随后可在手术结束后几个月，有时甚至几年才会出现非常明确的疼痛。他认为，在手术过程中甚至手术前，以及病人醒来时，应予以强效镇痛药（尽管这方面的证据仍不充分），以避免中枢神经系统"敏化"。而今大多数全身麻醉中，包括镇痛药的目的正是减轻身体的应激反应，比如心率和血压上升、表情痛苦、体动、抽搐，也包括为了减少病人术中醒来的概率。但是，现任塔夫茨大学疼痛研究教育和政策项目主任的卡尔仍然认为，术中镇痛——特别是越来越流行的日间手术——往往太少太迟，这将对慢性疼痛产生影响。

汉克·贝内特也坚信，在全身麻醉下，疼痛——或至少是它的先兆——与其说是被消除了，不如说是被隐藏了。氧化亚氮可以在使病人昏迷前失去知觉（正如霍勒斯·韦尔斯在演示中所观察到的），而今的强效吸入麻醉药通常不具有镇痛作用。虽然大多数麻醉药物的"鸡尾酒"配方都含有镇痛药，但我们无法确切知道单个病人当时或以后可能会有何感受。

•

与麻醉医生相处一段时间，你一定会听到很多关于大脑及其组件的知识。大脑、大脑皮层、胼胝体、海马、丘脑、脑干、杏仁核、小脑……它们一个个都像希腊戏剧中的角色，都有自己的故事、观点和事情。

关于让大脑可视化的方法，我所知道的最好方法是这样一个简单练习：双手轻轻握住拇指成拳，然后平伸在面前，手腕对手腕，前臂对前臂。现在你正在看着你的大脑，或者说是简单示意（每只拳头代表一个半球）。手腕连接的地方，脉搏搏动之间，便是脑干。从进化的角度看，这是大脑最原始的部分，它高出脊髓，负责传递包括传入和传出信息在内的大量信息，任何时刻都能在神经系统的超级高速上下跳动。

脑干是各种生物的生存中心，不管是蟾蜍、貘，还是文身艺术家。它是身体的自动驾驶仪，监控着生命的基本功能：呼吸、出汗、流涎、心率、血压、平衡、睡眠和觉醒等。大拇指消失在手指和手掌之间的褶皱处，是边缘系统，这是人类和其他哺乳动物共有的情感或所谓的"哺乳动物"大脑，它调节包括情感和记忆在内的功能，使我们不仅能从经验中学习，还能具备在群体中生活的能力。

在人脑中，被埋藏在大脑深处的宝藏还包括海马、杏仁核、丘脑和扣带回。海马让我们记住自己的车牌号、爱狗名字和昨天发生的事情，如果没有它，我们根本就没有任何有意识的记忆。杏仁核形似杏仁，帮助我们存储和检索情绪记忆，特别是恐惧记忆。扣带回有着优雅的弧线，有助于交流和社会行为，并管理恐惧、焦虑和快乐等感觉。

汉克·贝内特认为，麻醉后大脑收到的疼痛信号，可能正是在边缘中心被困住，从而无法传递至大脑的最外层也是最具人类特色的部分，即大脑皮层（由手指和手背代表），来进行翻译、识别并采取行动。

·

次日回到大学，并没有太多人关注无法回忆起或感受到的疼痛。这不足为奇。对于那些没有意识到自己正在经历疼痛的人来说，他们所经历的疼痛在有意识且能记得的人面前黯然失色。在会议的某个时刻，在关于术中知晓影响的环节中，我听到观众席上传来尖锐的吸气声，伴随着一个女人紧张的声音："不！"

原来，演讲者刚刚描述了一篇发表于20世纪60年代初的论文，报道了在没有麻醉下对瘫痪病人进行手术的情况。论文作者错误地认为，一旦病人被短效诱导药物镇静并昏迷，只需使用箭毒和大量氧气来保持这种状态。我敢肯定，刚才倒吸一口气的人是卡罗尔·魏尔，她通过自身眼科手术的经历及随后的公共活动来推广术中知晓。在刚刚结束的这个环节，魏尔详细描述了自己的经历及对情感和心理的影响。

手术后的这些年，魏尔的生活被那次失败的麻醉经历及为其他受害者发声所占据。"我已经有六年零五个月没有躺在床上好好睡一觉了，"她对那些沉默的麻醉医生们说道，"因为我无法像手术要求的那样平躺下来……我容易受到惊吓，非常警觉，还会出现闪回、体温波动、情绪波动、容易疲劳……控制变成了一种无处不在的需求。"说完，她沉重地走回过道，回到自己的座位上。

很久以后，我开始理解关于疼痛的更多意义。痛苦的时刻只是一个开始，真正重要的是我们接下来如何应对疼痛。对任何两个人而言，每根神经纤维、中继点和电化学冲击可能相差无几，但个体对疼痛的感受却是独一无二的。同样的刺激（蜜蜂蜇伤、被纸割伤、手术刀切）在某人身上或许只是短暂尖锐的不适；但对另一个人而言，则可能更近似于折磨，并且延续较长时间。这并不仅仅意味着我或你的痛苦"只存在于头脑中"，虽然这是部分解释，但它并不意味着我们能够轻易地"战胜"它。然而，产生主观痛苦体验的因素也将影响我们余生：我们的文化、个人历史、以往所经历的疼痛，甚至我们的教育。所有这些都不仅限制了我们对疼痛的思考方式，还会影响我们所经受的痛苦的强烈程度。

当时我对这些一无所知，而且不论如何，其中大部分都超出了本书的范围。比如，那些甚至没有发生在大脑中的记忆呢？变形虫细胞并没有大脑，却被证明不仅具备学习能力，还能将信息传递给其他细胞。这对于麻醉后的你我来讲意味着什么呢？我不得而知，而且我相信其他人也一样。然而，一个值得思考的问题是，一些研究人员提出了这样的可能性：如果手术的刺激没有被镇痛药充分抵消，它们或许会促使我们进入清醒。在这种情况下，觉醒的可能不是我们全部的意识，而只是其中的一部分。这个我们所不知道的部分一直存在，没有意识，隐藏着。

·

到了第三天，第一天晚上的奇怪恐慌感已经退去，我再次感到脚踏实地了。一切开始变得不再像是一场奇异的幻觉，更像一次学校的露营活动，我对赫尔这个地方和伙伴们的陪伴感到非常欢喜。当我远离那些阴暗的角落时，一切很快就变成了宽阔和令人心旷神怡的大道。现在我承认，我非常喜欢在调研本书过程中遇到的几乎所有的麻醉医生。

当然，他们只是这个行业中的一个特定群体，与我交谈的大多数人不仅对麻醉情有独钟，还对一些更深层次的问题感兴趣：意识的本质、无意识的变化、是什么让人成为他（她）自己？麻醉医生都是热心人，思维敏捷，好奇心强，风趣幽默又善于自嘲。我从没听他们讨论过股市、潜水或打高尔夫球的话题。我太喜欢他们了，以至于都开始后悔自己的文科背景，甚至希望自己在15岁时没有放弃数学和科学，并坚持多学8年左右，然后去学医。如果做不到这一点，或许就听从一位年长导师的建议。当她被问及对年轻作家的建议时，她曾建议："嫁给一位医生吧。"

但在整个会议期间，除了关于监护仪、脑电波和脑电监测的讨论外，在轻和重、浅和深的讨论之外，还有另一股更深层次的潮流。我注意到，我周围的谈话不只关于术中知晓及其影响和预防，还越来越多地关注一种不同类型的记忆，就像疼痛一样，在神经系统中挥之不去，却又无意识地被体验着。英国心理学家杰基·安德拉德在会上谈到一个称为"启动"的过程。在实验室里，当科学家快速闪现一张图片或播放一个声音，快到我们认为自己都未能注意到的程度，而后我们根据我们并不自知的图像或声音改变行为，这就是记忆启动。安德拉德告诉与会者："很明显，这不会像在麻醉期间醒来并在事后回想起它那样有戏剧性的效果，但我想我可能会说服你们的是……这可能是一种非常普遍的现象，会影响到每一个接受麻醉的人。"

在所有这一切中，虽然没有明说，但伯纳德·莱文森在1965年进行的试验无疑产生了巨大的影响。在会议的第二页上，有一篇关于麻醉和重症监护下记忆和意识国际研讨会历史的简短文章，提到了这一点。"在20世纪60年代初"，这篇文章开头写道：

> 一位在伦敦接受麻醉培训的南非医生伯纳德·莱文森，对牙医对躺在手术台上、看似失去意识的病人所作的贬低性评论感到担忧。他确信这种言论某种程度上会被大脑加工，于是决定进行一项试验来证明这一点。

文章接着总结了这个试验：10位病人，人为制造的麻醉"危机"。一个月后，莱文森的办公室里，他对他们进行催眠，"引导他们回到各自手术时刻"。10人中有4人逐字重复了牙医的话；另外4人变得很痛苦，表明他们已意识到所谓的危机。这篇文章谈到，尽管存在方法学的局限，但"莱文森的发现……引起了人们对全身麻醉期间的意识加工的广泛关注和兴趣"。

在赫尔的最后一晚，我和包括汉克·贝内特在内的一群人在外面吃饭。后来，我们一起坐在酒店的酒吧里，试图用苏格兰威士忌消除我残留的流感症状。那个晚上的大部分细节已经模糊不清了，但贝内特讲的一个故事却给人留下了深刻的印象。20世纪80年代的某一天，贝内特接到一个女人的电话，说她在《纽约时报》读到了他的工作。据贝内特回忆，这位女士告诉他，她曾接受过腹部癌症手术。当她醒来时，她完全没有记忆，但随着时间的推移，她变得越来越焦虑。有些事情似乎不太对劲。于是她找到曾经为她做手术的医生，然而医生坚持认为手术非常成功，肿瘤已经被完全切除，其余组织也通过了检测，她看起来很健康。但是，她依然心神不宁，相信自己即将死去。于是她去看精神科医生，医生给她开了药。然而她仍然相信自己会死。于是她再次回到外科医生那里，医生试图安慰她，但无济于事。她突然泪如雨下，她口中所说的话语让她和医生一同惊愕："但你压根弄不掉，你弄不掉！黑色的，你没有弄掉那些黑色的东西！"

片刻沉默后，外科医生惊讶地转过身对她说："哦，我的天哪！"

当然，贝内特谈到，这一切都是很久以前的事了，那时的药物也不一样。但这位女士告诉他的是，在癌症被完全切除、紧张气氛已经结束后，外科医生为她缝合时，与手术台上一位同事开始了闲聊，而内容与手术完全不相关。"你知道吗，无论我做什么，我都无法清除淋浴间的那团黑色东西。"他说的是霉菌。贝内特说，在这位女士了解了原委后，她的焦虑感消失了。

夜色渐深，大家的对话逐渐演变成了越发离奇的药理学因果故事。天使之尘（angel dust）[①]如何逐步关闭大脑的不同区域；麻醉的不同阶段；麻醉药对神经系统的影响。还有些没头没尾的故事：一场官司、一次手术后无法康复的孩子，都是些关于生死和飞碟的故事。饮酒仍在继续。还有人提出，无意识的手术记忆可能与反社会甚至精神病行为有关。还有人谈到了一场谋杀。我们这一小群人一直熬到深夜，沉浸在酒精、各种念头和一种鲁莽的欢乐气氛中，迷失于意义的边界之中，最终静静沉入地下深处，那里的世界无声而寂寞。

---

① 译者注：angel dust 是一个俗称，通常用来指代一种强效的迷幻药物，其学名为苯环己哌啶（Phencyclidine，简称 PCP）。PCP 在 20 世纪 50 至 60 年代作为麻醉药在医学上使用，但由于其副作用和滥用潜力，后来被大多数国家禁止。

你并不知道自己知道的事情

　　1965年，约翰内斯堡。自从伯纳德·莱文森在麻醉医生维尔乔恩博士的帮助下，对10名毫不知情、将要接受牙科手术的病人上演假危机后一个月，这位精神科医生为一位名叫D小姐的22岁花匠实施催眠。

　　"她很容易进入催眠状态，并被回溯到手术日程。"莱文森后来在笔记中写道：

　　她重温了麻醉医生在开始麻醉时寻找静脉时遇到的困难（这一点我可以证实）。然后，她用手指示意她"睡着了"。我给她下了一些指令，内容与其他人一样。"如果有什么事让你感到不安，请向我示意。"

　　D小姐：有人在说话。

　　伯纳德·莱文森：是谁在说话？

　　D小姐：维尔乔恩博士。

　　伯纳德·莱文森：维尔乔恩博士在说什么？

D小姐：他说我的皮肤颜色很灰暗，他不喜欢我的呼吸，他要给我吸氧了。

伯纳德·莱文森：是的，他现在在说什么？他到底说了什么？用了哪些词？

（长长的暂停）

D小姐：他说我现在马上好了。

伯纳德·莱文森：真的？

D小姐：他们要重新开始了。

伯纳德·莱文森：他们要重新开始？

D小姐：是的，他弯腰靠近了我。

伯纳德·莱文森的声音很有质感，语调略带着一丝上扬，让人想听上一整天，仿佛他正在讲述一段精彩绝伦的故事，画面栩栩如生，宛如正在眼前发生。如果我想被催眠的话，我希望由他来实施。在这一著名试验完成42年后，我通过网络搜索找到了他。经过友好的电子邮件交流后，我在一天下午给他在约翰内斯堡的家打去电话。在上演模拟手术危机后的几十年里，莱文森在私人诊所和公立医院担任精神科医生，同时也是一位知名的性治疗师。他出版了许多书，包括两本小说和四卷诗集。他善于讲故事，庆幸自己不是一名麻醉医生。

20世纪50年代初，作为一名年轻医生，他在英国切尔西一家医院做了一年的麻醉住院医生。这段经历使他相信，自己永远也不擅长这份工作。"我讨厌它，我讨厌它，"他在我们首次电话交谈中告诉我，"我想和那些有意识的人一起工作，与他们交谈……我不理解它。这让我感到害怕。"

1989年，他在格拉斯哥也说过类似的话。当时，他受邀在首届麻醉和重症监护下记忆和意识国际研讨会向一群麻醉医生发表演讲——15年后，我在赫尔参加的也是这个系列会议。他告诉听众，在他早年的经历中，最突出的是他所感受到的苦恼。"那一年是1953年，英国女王伊丽莎白二世加冕，艾德蒙·希拉里成为登顶珠穆朗玛峰的第一人，我也有一个惊人发现。每当手术室出现危机时，一股焦虑的气息就会通过病人在外科医生和我之间流动。危机从何处开始或向何处发展似乎并不重要，但它总是涉及我们三个人。现在听起来这并不像是个伟大发现，却是我整个麻醉生涯中令人困惑和痛苦的发现。"

当我第一次与伯纳德·莱文森交谈时，他已有很多年没做过麻醉或在一旁观察了。但是，81岁的他依然怀着一颗充满好奇的心，讲述着1965年的试验和前因后果。

在英国度过一年后，莱文森回到南非，成为一名全科医生。随后，他专注于精神病学研究。正是在20世纪60年代初，当他作为一名心理治疗师时，他开始意识到多年前在切尔西医院的不安源自何处。莱文森的病人中，有一位年轻女子名叫佩吉，她正从一场创伤性车祸中康复。莱文森正在使用催眠帮助她重新获得驾车信心。同时，佩吉还在咨询整形外科医生，准备进行面部手术修复。莱文森突然想到一个主意，如果麻醉医生同意在手术中播放音乐，他可以在之后的催眠中测试佩吉是否能辨认出这段音乐。幸运的是，麻醉医生答应了。就在手术那天，麻醉医生使用了乙醚，但可惜的是，在莱文森来得及放音乐之前，外科医生已经开始准备从佩吉的口腔中取出一个囊肿，并惊呼道："天哪！这可能不是普通的囊肿，而是癌症！"

根据莱文森的描述，佩吉的脉搏加快，血压升高。他挥手示意外科医生停下，并在一张纸上写道："请安抚她！"外科医生立刻理解了他的意思，改口说："我仔细看了，这只是个普通囊肿。"

一个月后，在咨询室见到佩吉时，莱文森得知囊肿的分析结果显示是良性的。佩吉自己也知道这个事实。然而，在催眠状态下，她似乎对此并不相信。莱文森说道，她不仅一字不漏地重复了外科医生的惊叹之词，还告诉他自己对外科医生的话表示怀疑。她继续寻求莱文森的咨询，并重新开始驾车。然而，两年后，她却因宫颈癌去世。"我无法解释，"莱文森后来写道，"但如果将这与我们的试验联系起来，那将是一个令人震惊的想法。"

20世纪60年代初，当莱文森开始思考麻醉对无意识思维的影响时，美国加利福尼亚的妇产科医生大卫·奇克催眠了几位术后恢复不佳的病人。他表示，虽然没有人报告记得手术的任何事情，但在催眠状态下，有几位病人声称记得在手术中听到关于自己的负面评论。

莱文森对奇克的工作非常着迷，两人建立起通信联系，保持了密切沟通。"我记得路易，这是奇克曾描述过的一位病人。"

他患有哮喘。在那些日子里，我痴迷于试图理解他的身体语言。他的呼吸是某种深层精神痛苦的表现吗？我用催眠术来探索他的生活。令我吃惊的是，他带我回到了几年前他接受过的一次手术。他听到外科医生说："看看这个肺。你见过这么黑的肺吗？"我认识那位外科医生，他确实记得自己说过这些话。

奇克声称已经验证了这份及其他报告，尽管批评者认为他的采访方法存在问题。奇克在这个领域发表了一系列论文。他认为，这种无意识的学习可能引发病人创伤性神经官能症。他的报告说，通过催眠将记忆带入意识后，病人的症状会减轻或消失。

作为轶事，这些内容很引人注目。话说回来，这可是60年代：美国科学家在研究如何与发情的海豚进行跨物种交流；有位耶鲁大学教授想使用电子植入物来控制一头狂奔公牛的头脑；中情局人员试图秘密使用LSD和其他迷幻药来控制美国公民的头脑。头脑就是一个游乐场。当时的许多实验，后来都被证明是不可靠的。

因此，像大卫·奇克这样的轶事也不过尔尔。尽管证明不了什么，但确实引发了一些问题，其中许多至今仍未解决，也许永远无法回答。

这里还有一个。

我有一个朋友，直到最近还在一家诊所担任护士。这家诊所专门从事结肠镜和胃镜检查这种尴尬但又必不可少的操作。在这种检查中，一根手指粗的长管子被插入直肠或咽喉，以检查下或上消化道。从我的朋友（让我称她为"深喉"）这里，我听说了一些在检查过程中发生的趣事。有位外科医生滔滔不绝地谈论着自己的海外假期；另一位医生喜欢一边讨论自己股票投资组合的细枝末节，一边在操作台上为"客户"寻找肠道息肉。还有一位麻醉医生，会在外科医生进行检查时，制作复杂的折纸模型来打发时间。不久前，我的朋友过来吃饭，给我们讲了一个故事：一位女士来做结肠镜检查。这位女士在被轻度镇静后，躺在推车上一动不动。工作人员插入探头，外科医生开始在她的大肠中寻找是否有癌症或癌前病变的迹象。恰恰相反，他发现了一条活的蠕虫。谁知道它是如何到达那里的呢。也许这个女人吃了未煮熟的肉，喝了未经处理的水，或是碰了不该碰的东西。但不管怎样，这条小小的寄生虫就在那儿，自由自在地在这位女士消化道的黑暗隧道中前行。外科医生及时将其处理掉，并继续随着灯光和摄像头的管子顺利地进入结肠。这时，事情开始变得愚蠢起来。团队里有一位年轻、没有经验的护士，外科医生和麻醉医生开始拿她开起玩笑来。"噢，你可得注意那些虫子。那只是个婴儿。你等着我们找到母虫，它们可是有很强的地盘意识的。"当时，包括我的朋友在内的每个人都笑了起来。然而，那位年轻的护士开始感到紧张。就在探头通过下一个肠道弯曲处时，外科医生大声喊道："小心！它在那儿！母虫上钩了！"年轻护士尖叫了起来，其他人笑个不停。而病人只是躺在那里，看起来毫无生气，这就是我们在麻醉状态下的样子。这个故事很有趣，但我的朋友后来开始思考这样做是否合适。

这确实是一个问题。

还有一个问题。究竟什么是无意识呢？我上次在谷歌搜索"无意识"时，找到了《亚当斯－维克托神经病学》这本经典教科书的链接。作者承认，对于意识或其反面，几乎不可能给出一个单一的结论性定义，但医生通常采用一种狭义但实用的解释，即"一种对自我和环境没有意识的状态或上述精神活动的暂停，并对环境刺激的反应能力减弱"。这个定义似乎很有效，却未告诉我们"无意识"这一常用标签所代表的状态和范围。失去意识的方式有很多，比如晕倒、癫痫、昏迷或被麻醉。但在这些降落的过程中，却有不确定的等级，从深到浅，从非常确定到不太确定。而当我们清醒时，又有哪些无意识的过程正在进行呢？我们知道、感觉和记住的事物都有潜在的暗流，但我们不知道我们自己知道，也不知道我们感觉到，抑或我们记得；但它们却能帮助我们玩杂耍或开车，判断同事是否高兴，孩子是否生病，或一个陌生人是否在看着我们，而我们却未察觉到。那么，弗洛伊德所说的无意识——或者他在20世纪初广为流传的无意识版本，作为一个充满思想、记忆、情感和欲望的精神分析大杂烩，对有意识的自我而言都是隐藏的，甚至可能是永远隐藏的。

就个人而言，我一直不太认同无意识的自我。我所指的并不是构成我清醒生活基础的许多无意识的自动过程，比如阅读、写作和骑车，而是那些模糊不清、半成形的思维、记忆、联想和观点，它们共同形成了我所谓的隐藏的自我。理论上我喜欢它，有时在梦里也欣赏它，但近距离接触时却感到害怕。它不受规则束缚，我无法掌控。我觉得它让我变得脆弱，有时会妨碍我去做想做的事情。它经常告诉我一些我不想知道的事情（有一次，当我和一个喜欢的男人接吻时，我感到一阵眩晕，他的嘴张了又张，仿佛要把我整个吞下去）。我经常试图将它推开。但无论我走到哪里，它都紧紧跟随，执着地像一条小狗在我的身后吠叫。我越是用力推开，它就越发尖声叫唤。

该如何理解弗洛伊德心理学中的潜意识？它是什么？在哪里发生？它到底是否真实存在？弗洛伊德的复杂理论一直受到抨击和嘲弄，部分原因是它不够精确，且过于强调性欲。即使我们接受这样一个基本观点，认为我们对自己的某些事情有所不知（实际上我们并不知道），并将它们暂时地驱逐到一个模糊的领域，使之像泥沙般沉淀下来，这个领域的边界依然模糊不清。

我自己生活的证据却告诉我，我并不能完全认识或欢迎自己的某些部分，但这些部分却影响我的选择、兴趣、所爱之人以及爱的方式。我也接受弗洛伊德的论点，即隐藏的自我通过秘密的渠道和无意识的姿态让我们更好地了解自己，或者说使我们能够更好了解自己和他人。我们在梦中偶尔瞥见它，通过口误、体态、脸红、莫名的不适以及难以解释的健康问题来表达它。我们通过艺术来塑造它。英国雕塑家亨利·摩尔创作了一件著名的巨大触觉裸体作品，据说与他年轻时为母亲按摩有着密切关联。这让我想起某年圣诞节，有人送给我一套便利贴，上面印有弗洛伊德的照片，旁边还配有一句名言："当你想说一件事，却不小心提到了你的母亲。"

我母亲恰巧也是位艺术家。她一直以版画和绘画作品描绘本地植被与人类之间的碰撞。她仿佛站在高处俯瞰大地，带着那双高高在上的眼睛：残存的森林被田地、栅栏和沟渠分割；光秃的山丘被流畅的线条勾勒；过去和未来，荒野和束缚。我最喜欢的作品之一是一幅蚀刻风景画，整齐排列的田地与蜿蜒的溪流、黑暗的池塘相互交错。田地从上方有序地排列，标记着种植线，而水下的花朵则从下面的棕褐色斑点中挺立而出。

我的母亲。

在她切除肾脏肿瘤后的几个晚上，我去医院探望她。她告诉我她做了一个非同寻常的梦，与其他梦截然不同。

她说："通常情况下，我梦中的人物徘徊不定，寻找着一扇门、一个地方或是一个厕所，并没有发生什么特别的事情。"然而，在这个梦中，她发现了一盒灯泡。让她对灯泡产生兴趣的是，根据梦境的逻辑，如果她能够想办法取出灯泡，就可以将它们变成圣诞装饰品，这让她非常感兴趣。当她开始工作时，她却意识到灯泡不断增加，还来不及整理就在她周围散落开来。她在黑暗中醒来，感到陌生的不安。她爬下床，拉开百叶窗，裹着毯子，坐在靠窗的椅子上，一直等待太阳从东墨尔本的仓库、露台和运动场升起。

每当想到母亲孤身坐在那里，我便感到心痛。胸骨后面的疼痛一直存在，即使揉搓也无法消除。尽管这个故事对我来说使人心酸，但至少母亲知道自己曾经在梦中，而现在已经清醒过来了。然而，对于一些从麻醉中醒来的人来说，情况并非如此。威廉·莫顿在乙醚手术麻醉的历史性公开演示中，可能是最早有关术中知晓的记录——病人后来承认在手术过程中感到疼痛。他的竞争对手霍勒斯·韦尔斯也是现代麻醉创始人之一，却因为另一份悬而未决的"荣誉"竞争击败了他，尽管他自己并不知晓：这是第一份有记录的隐性术中知晓。

这种矛盾的观念粗略地描述了部分人的经历，足以证明他们在手术过程中接收到信息，后来却对此毫无察觉。韦尔斯试图公开演示氧化亚氮手术麻醉，结果因失败使自己的事业毁于一旦，但那些在拔牙时哭喊的病人后来声称不记得疼痛。他们对自己的意识没有任何察觉。按照现在的标准，韦尔斯几乎肯定会被认为是更成功的麻醉医生。值得一提的是，他用于演示的药物是氧化亚氮，而这至今仍是许多麻醉药混合物的主要成分，而乙醚则完全不同。

在注定失败的霍勒斯·韦尔斯演示的那一天，如果伯纳德·莱文森能够在场就好了。或许他能够将那位年轻病人催眠，带回到那个牙齿被拔掉的痛苦时刻，并且令他忘却所发生的一切。催眠，如同麻醉一般神秘莫测，而且相当不可靠。精神科医生曾经警告过，在这种脆弱的状态下，病人可能会无意间混淆甚至创造事件——将记忆、梦境和想象力相互交织，构成一种虚幻的错觉。

●

我的书房存放着一份已经褪色的传真文件，它非常珍贵。传真是伯纳德·莱文森寄给我的，里面是他于1965年完成那项有缺陷但迷人的研究后所写的笔记。在牙科手术后一个月时的催眠状态下，R先生也报告了对手术过程的记忆。在他的案例中，一场真实戏剧几乎掩盖了模拟的危机。就在麻醉医生准备中断手术时，外科医生意外切断了他嘴里的一条动脉。现在，R先生仿佛置身于伯纳德·莱文森的咨询室中，重新回忆起那段被遗忘的经历。

R先生：我的牙龈像被切开了。感觉就像他们用锤子、凿子和一些别的什么东西，敲碎了我的牙齿，然后把碎片挑了出来。我可以尝到血的味道。

伯纳德·莱文森：你能尝到血味？

R先生：是的。我能尝到血的味道。现在他们正在拔牙。我想应该是在切割，而且有些困难。在这一侧挑出些碎片。这里也有一些，还在动些什么。呃……呃……我的手被抓住了。

伯纳德·莱文森：你说手被抓住了是什么意思？

R先生：我不知道。我只是有这种感觉。我的手被紧紧按在身边。

伯纳德·莱文森：还有什么事吗？有人说话吗？

R先生：有些人在那边说话，关于一条动脉。我的嘴里全是血。感觉流了很多血。

伯纳德·莱文森：他说什么？

R先生：必须切得更深——或者类似那样的话。有人说那里有一根神经。

在采访的稍后阶段，R先生提到了麻醉医生，莱文森问他是否记得维尔乔恩在手术中说过什么。

伯纳德·莱文森：你现在能不能回去试试，向我描述下那个声音在说什么？

R先生：他说一切都好了。是的，现在没事了，他们可以完成工作了。

刚才发生了什么？我们如何去解释？莱文森认为，R先生的无意识记忆是在深度麻醉下形成的。其他人则认为，R先生和其他在类似模拟危机后报告相似经历的人，并非像莱文森所宣称的完全没有意识。也许，麻醉药物（以乙醚为基础的鸡尾酒式麻醉，也包括氧化亚氮）让他们清醒到能记住部分手术过程，然后再次遗忘。也许，这根本就不是记忆。病人只是在莱文森术后对这10人进行催眠时无意中作出了反应。谁知道呢？这一切都太久远了。到了20世纪70年代，乙醚在西方国家已经基本被抛弃，不仅因其气味难闻会引起难以忍受的窒息感，还因其高度易燃——甚至连用乙醚安乐死的动物尸体都可能爆炸。在世界的大部分地区，乙醚早已被其他吸入式麻醉药物取代。在21世纪的手术室里，有各种药物和监护设备，麻醉方法也变得复杂多样。对莱文森或奇克所描述的经历，现今的麻醉医生很少会认真考虑其可能性，即便曾经有过类似情况。

让我们假设莱文森是正确的。如果乙醚的作用意味着记忆虽然无意识但却是真实的，那又会怎样？我不禁对那些后来在催眠状态下接受询问时变得焦虑不安的病人感到好奇，毕竟还有两人声称什么都不记得。

莱文森并不知道他们后来的情况如何，也许他们在走出咨询室后事情就这样结束了。但是，如今仍有成千上万的人接受乙醚麻醉，其中一些人是否还保留着手术的记忆片段呢？

在20世纪80年代中期，澳大利亚心理学家朱利叶斯·霍华德报道了一起奇特的案例。这个案例涉及一名29岁的女性，她在3年前接受了子宫切除手术后，长期遭受失眠的困扰。霍华德指出，这位病人"模糊地意识到一种恐惧焦虑妨碍了她的入睡，但她并不知道它们真正的含义或原因"。然而，在催眠状态下，她回忆起麻醉医生曾告诉她会"陷入死亡之梦中"——事实证明，这位麻醉医生后来证实了这一说法。3年后的随访显示，她的失眠和焦虑症状已经消失。霍华德还提到了一位在小手术后有自杀倾向的病人。在催眠状态下，她声称听到外科医生说："她很胖，不是吗？"

然而，由于伦理委员会的限制，我们无法科学复制这样的情境。但也不能轻率地否认它们的存在。

一个被"充分"麻醉的病人在意识恢复之前不会有任何触觉、视觉、嗅觉或味觉，但仍然能够听到声音。与其他感官系统不同，大脑中的听觉通路在一定程度上可以抵制药物的抑制作用，所以听觉常常是最后消退的感官。尽管如此，听觉仍然可能形成记忆，即使病人自己并不察觉。伯纳德·莱文森的研究现在更多地被视为一种好奇心，但有很多证据表明，在麻醉后信息仍然可能进入大脑并得到处理。

在我与凯特·莱斯利第一次在墨尔本皇家医院的小办公室见面后不久，她传真给我一份关于纽约麻醉医生大卫·亚当斯在20世纪90年代末某篇论文的试验细节。亚当斯和他的团队对25名接受全身麻醉的心脏手术病人进行了试验，播放了一段包含成对单词的录音带：男孩/女孩、苦/甜、海洋/水……手术后大约4天，该团队要求每个人听一系列单词，并自由联想或用脑海中出现的第一个单词回应每个单词。在自由联想的过程中，相较于未曾播放过的单词，他们对麻醉时播放的单词反应更好。他们听到了这些信息，并且不自觉地记住了它们——海洋／水，苦／甜。

确实，这并不像宣布病人肤色变蓝那样有趣或复杂。但它确实表明，虽然只有少数病人对手术过程保持有意识的记忆，但更多的人可能在无意识中留下了痕迹。我们甚至不知道自己知道，尽管这些痕迹可能会影响我们未来的行为。

生活的大部分就是如此。我记得那一刻，那时我已经40出头，是一位单身母亲，有一个年幼的儿子，他正坐在我的汽车里。我意识到我所处的位置正是我一直梦想的地方。这并非计划中的，也不是年轻时就确定的，但却真实地成了我的梦想之地。仿佛我拥有一张连自己都不知道的地图，但我一直在跟随它，穿梭于各种关系、工作和困境之中。在很大程度上，我不确定自己是如何走到今天的，甚至从未意识到是我自己画好了这张地图。

就在亚当斯的研究报告发表前几年，无意识的力量至少在某种程度上将还算年轻的我推到了澳大利亚北部热带地区的达尔文市。在一段失败的恋情后，我离开了墨尔本，去追求一段更加可靠的新恋情。我和那个我刚爱上的男人，搬进了一家炸鱼薯条店楼上的一个小小的"汗蒸箱"。房间是一个狭长的长方形，淋浴间没有热水，长墙对着一米外的邻居家的砖墙。这个房子又黑暗又闷热，蟑螂们像果酱罐盖一样大，在房间里四处飞舞。偶尔有只大老鼠爬上外面的水槽，然后走过窗台。通过布置纺织品、地毯和原住民艺术品，房子逐渐有了一股草莽之风。这就像住在一个魔方里。街道上的一切都极为明亮。芒果在人行道上腐烂，当我悠闲地骑着自行车穿梭于帕拉普游泳池时，不得不转弯避开它们。在夏天，海面被成群的致命箱形水母占满了，根本无法下水游泳。即便在冬天，海水也让人感觉像是掉进了尿里，而且总会出现鳄鱼。

白天，我的伴侣会去他带空调的办公室；而我留在家里，努力以自由撰稿人的身份谋生。我期望手指上的汗水不会让笔记本电脑短路。有时候，我会去超市，在凉爽的冷冻区徘徊，假装要买些什么。更多时候，我仰卧在家中，注视着头顶的吊扇旋转。

　　偶尔，我会被派到南方1500公里外的艾丽斯斯普林斯周围的沙漠地区进行采访报道。一下飞机，我便融入了那没有一丝水分的热浪中，感觉自己开始苏醒，胃内涌起一阵兴奋，尘土中夹杂着一股狗的气味，而夜晚的温度则急剧下降。然而在达尔文，毛巾发霉了，我感觉自己被湿雾笼罩。我的伴侣经常外出，在那段时间，我感到孤独和寂寞。当他在时，我们会畅饮，纵情烟雾。当他不在时，我也这么干。我曾经打过长途电话，与朋友开玩笑说，住在达尔文就像参加了旅行团，与一个我难以忍受的人共处。而那个人，正是我自己。

　　在达尔文生活了大约一年后，我去见了一位心理咨询师。他和蔼可亲，小腿粗壮，上班时穿着运动短裤。我记得自己向他倾诉的一些事情，主要围绕那种令我感到压抑和侵蚀的不安，这种不安与我一同走过澳大利亚各地的那个人有关。我感到胸口僵硬而沉重，仿佛体内有一个黑盒子，有时让我感到呼吸困难。

·

　　关于知觉的无意识，可能存在两种认知方式：一种是你知道自己知道，另一种是你不知道自己知道。这个观点在19世纪晚期开始流行，但与后来弗洛伊德提出的精神分析中的无意识不同。后者充满了回忆和欲望，暂时或永远迷失于有意识的自我之中。而早期的经验则表明了一种更平凡的东西，一种通过视觉、听觉等感官媒介而产生的知觉无意识。

　　1898年，美国心理学家鲍里斯·西迪斯进行了一项研究。他要求人们从远处观察卡片上的字母和数字，并报告他们所看到的内容。

受试者经常抱怨根本看不到任何东西，甚至连黑色、模糊、暗淡的光点也常从视野中消失；这只是"猜测"，他们还不如闭上眼去猜。当实验结束后，西迪斯向他们展示他们猜对多少字符时，他们惊讶极了……

他们吸收的信息比他们所知道的要多。即使他们否认，他们的行为也明确表明了这一点。这样的主观报告可以告诉我们无意识知觉的存在与否。尽管有争议，但西迪斯认为他的发现表明："我们内在存在一个次要的、半清醒的自我，它能够感知初级清醒的自我所不能感知的事物。"他相信，这证明了我们内心深处隐藏着一股神秘力量。"清醒的自我在半清醒的自我更广阔的生命之中潜行并流动，就像温暖的赤道洋流流经寒冷海洋的胸膛。"

在接下来的半个世纪里，类似的实验层出不穷，但普遍受到了怀疑。当时的大众尚未受到弗洛伊德、荣格及其后继者的影响，他们不太喜欢人们被超出他们控制的内在力量所推拉和操控。直到20世纪60年代末和70年代初，科学家们才开始认真研究这种耐人寻味而又难以捉摸的感知形式。他们找来了大脑半球（而非眼睛本身）视觉中枢受损的病人，这些病人可以通过一只眼睛清晰地看到物体，而另一只眼睛则完全看不到。通过向所谓的盲眼展示形状或图案，受试者们在抱怨什么也看不见的同时，往往能准确地"猜出"他们所看到的东西。这些关于"盲视"的试验已经有其他研究跟进，类似的情况也发生在听觉、触觉和嗅觉上。还有其他一些著名的实验表明，即使因疾病或脑损伤而导致短期记忆受损，病人仍然能在不知不觉中"记住"人和信息。

如今，研究人员将记忆分为显性记忆（那些你能记得的记忆）和隐性记忆。后者对其所有者而言无法触及，但可以通过表现或行为的变化来识别，这个过程被称为启动。新的脑成像技术显示，在这种无意识学习过程中，大脑的哪些部分会活跃起来。目前，科学家们仍然不确定他们所观察到的是两个或更多独立或重叠的记忆系统，还是一个可能以不同方式表现的记忆系统。

直到20世纪80年代中期，研究人员才开始以系统的方式测试类似过程是否可能在麻醉状态下的病人身上起作用。

1985年，一个由美国心理学家亨利·贝内特领导的小组进行了一项试验，研究了33名因疝气、胆囊或脊柱手术而住院的病人。在这个小组中，我遇见了那位脾气暴躁、快言快语的汉克·贝内特。所有病人在手术期间都戴着耳机。22名对照组病人通过耳机听到手术室里的声音，而11名试验组病人则被播放预先录制的磁带，其中穿插了康复建议、歌曲和音乐。在手术结束前的最后5分钟，所有病人都收到了一条个人信息。病人已经熟悉了贝内特动听的声音，这条录音谈到了他们术后恢复和目标，并提出了一个额外建议：在两天后的随访时做些什么。"当我和你说话的时候，请你拉一下耳朵。你的耳朵可能有点痒，你需要拉一下它；或者只要你知道要拉下耳朵就行。这样，我就会知道你已经听到了这个留言。"

在随后的访谈中，并没有病人报告他们对手术有任何记忆。在康复方面，两组之间也没有发现任何差异。但试验证明，那些听过贝内特录音的病人触摸自己耳朵的可能性大约是对照组的两倍。他们拉耳朵的次数也更多，总共达到了66次，而对照组只有18次。

当病人在催眠状态下"回归"到手术时，没有人记得关于拉耳朵的建议。然而，贝内特却说，11个病人中有9个还是拉了耳朵，其中有2个人甚至反复地拉动。这表明记忆的检索失败，并非记忆形成的失败。记忆确实存在，但并没有意识到，甚至可能没有语言表达。病人用身体来与我们交流。

这项研究中还有一个有趣的细节。当贝内特在手术后对病人们进行催眠时，有两位病人确实保留了一些记忆。一位年轻男子记得听到了一首他钟爱且经常哼唱的音乐，那是来自爵士乐大师查克·曼乔内的作品。

而另一位35岁的妇女则来自对照组。当医生试图在她的大腿骨上进行值骨手术时，耳机里传来手术室的声音。在催眠状态下，这位女士说她记得有什么地方不对劲："……我的腿好像无法正常工作了。医生说，它将不再像过去那样了。"

研究人员在听手术录音时发现，在手术开始40分钟后，外科医生这样说道："我们把一切都搞砸了，不是吗？……这将是一台糟糕的植骨手术。这将是有史以来最糟糕的植骨手术……这将非常糟糕！"与其他参与研究的人相比，这位妇女的康复时间更长，用于镇痛的药物剂量也是同类药物次高使用者的两倍。不论是因为外科医生可怕的语言部分解释了她的痛苦，还是因为这是一个"糟糕"的植骨手术不可避免的结果，研究人员没有进行推测。

奇怪的科学

2000年，澳大利亚和新西兰麻醉医师学院的年度科学会议是我参加的第一场麻醉会议。当时我正在撰写一篇关于术中知晓的专题报道。我拿着笔记本来到了雅拉河畔的皇冠塔酒店。穿着整齐的服务员正在将茶水和咖啡摆放在铺着白布的桌子上。那是一个周六下午，与会代表们聚集在一起，他们中间许多人穿着休闲服装，轻松地交谈着。展示区就在隔壁房间，桌子上摆满了各种小点心。医药制造商和零售商们聚拢在一起，展示最新的麻醉设备和药品，有几拨人正忙着参观。这是一个精心设计的展示区，给人的第一印象就像豪华百货公司里的化妆品区域，只不过男性比女性更多。展位色彩明亮，海报和展品搭配得恰到好处，给人一种金属抛光的感觉：明亮、高效、略带紧张。有几个摊位展示了精致的人体模型，躺在手推车上，正在接受各种不太舒适的操作。另一个展台上放着一个没有身体的头部模型，脖子向后仰起，嘴巴张开，里面插着一种类似口塞的装置，并延伸出一根管子。宣传彩页告诉我，这是一种新型的插管装置，可以让麻醉医生将空气送入已经肌松的病人的肺部。

有一些医药代表正在推销我从未听说过的产品。一张海报上标着令人心动的价格。还有几次零星的交谈。"他们宁愿不生病，"一个端着白茶杯的男人对另一个说，"他们宁愿忍受一点疼痛，也不愿感到恶心。"会议中的大部分内容我无法理解，比如深静脉血栓和抗凝治疗进展、利用主动脉超声心动图和专用Y型移植物减少神经心理学功能障碍、七氟烷对妊娠期子宫平滑肌的体外影响。我只选了一些我能读得出的标题，或是别人推荐给我的一些综合性话题。即便如此，在一个个讲座中，我发现其中的语言和概念几乎完全难以理解。他们会因我听不懂的笑话而哈哈大笑。我录着音，断断续续地做着笔记，试图理解其中的意义。但除了一些顺便提及的内容和午餐时间的讨论，全麻期间病人出现术中知晓的问题似乎被忽略了。

但时不时的，有些讲者的话又让我清醒过来。

会议分为三个部分：麻醉、重症监护和疼痛医学。周日上午11点15分，墨尔本的精神病学家格雷厄姆·伯罗斯教授在C厅做了与新型精神活性药物在疼痛管理中应用的有关报告。根据我所做的少量笔记，讲座的大部分内容涉及疼痛与抑郁之间的关系，以及精神病学和药物在治疗慢性疼痛中的作用。然而，就在会议开始时，有一行字被我用黑色粗线标记了两次："几年前我了解到，你可以在接受麻醉的人身上进行催眠，其中一些人能回忆起外科医生和麻醉医生在麻醉过程中的谈话内容，这让我很快意识到，当你在做麻醉时，你必须非常小心你说的话。"

几周后的一个下午，我漫步在墨尔本奥斯汀医院单调的走廊上。路过一块写着"牧师请拨9号到伯罗斯办公室"的标牌，我来到了那里。伯罗斯已经年过六旬，他的时间大部分都花在教学和临床工作上。据我所知，他非常厉害：医务主任、精神病学教授、多个委员会和机构的推动者或倡导者、作家、工作狂。他还是澳大利亚官佐勋章的获得者，同时还担任澳大利亚催眠学会的主席。头衔实在太多了。

他的办公室位于医院顶楼的一座风塔里，摆放着三张灰色的皮扶手椅和两台电视。墙上挂着老虎、海豹、猞猁和猫头鹰的图片。伯罗斯本人给我留下了像海狸般的印象，小巧、警觉而忙碌。他的红发如狐狸一般，为人敏捷而急躁。尽管他说话的语速很快，几乎不给我回应的机会，但并非咄咄逼人。从他的态度上可以看出，他习惯于被倾听，热心助人，只是有些粗鲁。

伯罗斯对麻醉感兴趣，部分原因是他的妻子是一位麻醉医生。在一次会议上，他开玩笑地说，她试图使人们保持睡眠状态，而他则试图让他们保持清醒。另一个原因是，作为一名精神科医生，他意识到我们并不总是有意识地知晓生活中发生的许多事情。举个例子，在他的临床工作中，有时会遇到警察送来的客户，后者可能目击了犯罪事件。通过催眠，被催眠的人能够描述车辆和车牌号码，这些信息尽管在他们有意识的状态下并不知晓。他还补充道："有时候你可以对外科手术的病人做同样的事情。你可以催眠他们，让他们回忆手术过程中发生的事情，而他们在当时并不知晓。"他认为，这些记忆很可能在进入或离开麻醉状态的半梦半醒之间形成，虽然病人有时可能认为自己一直处于清醒状态。关键在于，要准确判断病人的昏迷程度并不容易。"可以说，现代大多数麻醉医生都非常清楚，需要警惕病人可能听到声音的事实。因此，最好不要说些下流的笑话或对手术台上的病人进行粗鲁的评论。虽然我相信偶尔也会有例外，有些人会这样做。"

除此之外，在这个话题上，他没有更多要说的了。至于全身麻醉药对大脑的影响，他倒是有很多见解。他指出，需要记住的是，麻醉药是一类非常强大的药物。麻醉就像催眠一样，能够改变人的意识。与催眠类似，很难预测这种改变会对不同的人产生何种影响。"对于病人来说，手术麻醉可能产生积极的心理影响，也可能带来消极的后果。"毕竟麻醉本质上是一个化学过程，它改变了大脑的神经化学特性。不同的药物对不同的大脑产生略有不同的作用。"我不认为会有巨大的影响，但肯定会产生相当持久且明显的影响。"你可能在麻醉醒来时看起来和感觉都很正常，但却无法完成几小时前还能轻松做到的简单数学题，或不能安全地驾驶汽车。这些影响可能会持续24小时甚至更久。

他说，只有少部分病人会产生非常奇怪的反应。有些人变得非常焦虑，有些人有惊恐发作，有些人优柔寡断。其他人则经历了精神科医生所谓的"解离感"。他们觉得身体在某种程度上被改变了，手掌、舌头或腹部等部位变得太大或太小。有些麻醉药可能导致他所说的明显的人格解体。"我记得一个病人，她认为自己是一块玻璃纤维滑雪板，她是受了相当怪异的影响。"其他人可能会有"去人格化"的感觉，此时周围的世界被扭曲，"所以桌子变大或变小，门变远了，或者脚没有完全碰到油门踏板"，等等。

这一切都让人忍不住联想到刘易斯·卡罗尔[①]的作品。

·

清晨的花园里传来一声尖叫。女儿蜷缩在兔舍旁边，抓着自己的脚。她被一根生锈的铁钉刺伤了，钉子还连着一块木头。我试探性地拉了一下，她更加尖叫起来。我们从未如此快速地匆忙前往急诊室。尽管没有出血，但一个10岁的孩子被钉在栅栏上的景象似乎激发了医务人员的热情。在接待处外面的帷幕隔间里，医生正在检查她的鞋子。我有一种感

---

① 译者注：刘易斯·卡罗尔是查尔斯·路特维奇·道奇森（Charles Lutwidge Dodgson）的笔名，他是19世纪英国著名的作家、数学家、逻辑学家、摄影师和牧师。他最为人所知的作品是《爱丽丝梦游仙境》和《爱丽丝镜中奇遇记》，这两部作品都描绘了小女孩爱丽丝的奇幻冒险，深受儿童和成人的喜爱。他作品以丰富的想象力、巧妙的幽默感和对逻辑语言的探索而闻名。

觉，如果医生自己决定的话，他可能会直接用力拉开木板解决问题。他说："不行，我们需要给她注射一些氯胺酮。"氯胺酮是格雷厄姆·伯罗斯曾经提到过的一种解离性麻醉药。

几分钟后，女儿迷迷糊糊地躺在床上，一脸茫然。然后，当医生用力拉动时，她发出一声长长的尖叫，随即平静下来。她睡眼惺忪地抬头看着我们，然后惊讶地说："嘿……嘿，你有三只眼睛。"我凑近她时，她继续说道："这太奇怪了，哇。"她看着爸爸，"哦，爸爸，你有四只眼睛。哇！所有的东西都在移动"。然后她转向我们，或许还包括医生和护士，说道："我爱你们，我爱死你们了！哇，你们的脸好大啊。你们看起来好奇怪。"

我想起多年前看到的一件T恤，正面列着三个单词：喝酒、喝过、喝醉。第一个词用清晰的黑字写着，第二个词的字迹模糊不清，第三个词几乎无法辨认。当时，我觉得这实在太有趣了。

Drink Drank Drun

Blink Blank Blunk

图片上写的是：喝酒、喝过、喝醉眨眼、空白、沉默

她抬起头，眨着眼，微笑着注视着我们。我感觉她也许不会记得这些。然而，她记得。她还记得醒来之前做的一个梦。在那个梦里，我们成为了多眼柴郡猫。稍后，她告诉我们："天花板上挂着以老电影胶卷做成的彩带，不停地落下来。爸爸、你、弟弟和Boingo（那只兔子）都躲在房间的不同角落。我明白我必须拯救你们每一个人，但我却不知道应

该先救谁。"

我们进入了我这坚强女儿的内心深处。她渴望获得什么？她渴望拯救我们。

这样一来，空白感也就不复存在了。

·

让我们来回顾一下格雷厄姆·伯罗斯的观点。按照他的说法，奇怪的麻醉反应可能会发生在"所谓的正常人"身上，这取决于使用的麻醉药。有些人在接受全身麻醉后出现精神病性的症状；有时药物可能会加重潜在疾病或重新激活之前的病情。还有一群人在麻醉后会变得抑郁，这可能比许多人认为的要多。"大多数反应都是短暂的，但是哭泣、解离反应和情感宣泄是相当普遍的。"

精神病医生有时甚至会有意使用麻醉药来引发病人这样的反应，不过如今已经很少见了。最后，他也暗示催眠药并不总是或经常能够发挥其理想的效果。"简而言之，从精神病学或心理学的角度看，对于接受麻醉的人来说可能会有非常积极的结果，因为肿块、痛苦或其他任何困扰都会被消除。但如果他们本来就脆弱或容易受伤，并且再加上麻醉这一化学过程对他们大脑的影响，那么当时的效应可能是负面的。"优秀的麻醉医生深知术后也需要全面评估病人。这并不是说麻醉对大多数人而言都是创伤性的，"然而对于某些人来说，它确实具有极大的创伤性"。

"我推测这与你刚才提到的内容有关吧？"

"使用催眠术时会有这种情况，"伯罗斯插话道，"就像解离一样。我真正要说的是。"他继续说道，"嗯，你还记得你4岁生日时得到了什么吗？"

"不记得。"

"没错。但如果你是个很好的催眠对象，我可以找到它。明白吗？因为实际发生在你身上的一切事情，都记录在那里。你明白吗？"

·

有关催眠的奇特之处一：
没有人真正知道催眠是什么。
有关催眠的奇特之处二：
催眠可以改变我们对疼痛的感知。
有关催眠的奇特之处三：
催眠能改变我们的记忆方式和内容。

催眠是一种奇怪而流动的现象。它是一种自然而然的迷离状态，就像你陶醉于一本好书中时，可能会沉浸其中的那种感觉。在经验丰富的催眠治疗师或催眠师手中，催眠能被运用于治疗或其他神秘的目的。催眠的定义多种多样，包含一系列看似古怪的行为和体验。但普遍认为，催眠的核心在于一种内在的沉浸和专注状态，使你相较平常更容易接纳自我的建议，更能容忍内心的冲突，亦能体验到对感知（事物的触觉、外观、声音或味道）和记忆的干扰。而实际上，我们一直以来都在这样做：白日梦般地想入非非，坐在火车上凝视窗外，聆听音乐的旋律。催眠对约10%到15%的人来说效果显著，这些人倾向于在某项任务或活动中失去自我，仿佛即便房子着火也仍沉浸于阅读之中；而另外10%到15%的人，则对催眠的效果较差；而我们大多数人处于这两个极端之间。

遗憾的是，我没有时间向格雷厄姆·伯罗斯请教一下关于我4岁生日时可能收到的礼物。即使在催眠状态下，我脑海里也只能模糊记起一些片段，对于那些记忆是否准确，我无从确定。催眠术虽然能够探测无意识病人的经历，但其中存在许多未解之谜。我们不清楚究竟是在探测什么，也不知道用何种方式进行探测。催眠术看似引人入胜，却在追寻难以合作的记忆方面显得不太可靠，特别是当缺乏确凿证据时。如今，越来越多的人开始认同这样一种观点：记忆并非仅限于捕捉和精确描述过去，更像是一种建立动态模型的过程，以助我们航向未来。记忆并非僵化不变，而是充满流动性和变幻莫测。它是感官输入、情感体验和想象力的交织，通过错综复杂的大脑和身体系统构建、组织并最终被提取出来。每当我们回忆某段往事，甚至是一个梦中的片段，记忆都会发生变化并与其他记忆和脑海中的图像交融，形成全新的组合。最终，我们所得到的，可能包含了某些真实信息，但却未必能还原一个精确无误的故事。反之亦然。

然而，麻醉医生和催眠师之间的共同点远比大多数医生所想象的要多。在霍勒斯·韦尔斯首次探究乙醚的镇痛潜力之前60多年，德国医生安东·梅斯梅尔①开始采用催眠（尽管当时还没有发明这个词）来治疗各种奇怪、时常令人痛苦且一直无法根治的疾病。他的疗法复杂而精巧，依赖于一些道具，据说包括铁棒、玻璃碎片，有时还需要玻璃口琴伴奏。梅斯梅尔宣称自己在引导一种能够流动于人与人之间的磁能，即所谓的"动物磁力"。可想而知，他最终招致了医学界的轻视，并因此郁郁寡欢地退隐了。然而，催眠术并没有随之消失。到了19世纪30年代，记载显示，法国和英国的医生仅通过使用催眠术就完成了一些重大的外科手术，其中至少一次是乳房切除术。十年后，苏格兰医生詹姆斯·埃斯代尔报告说，在1845年至1851年这七年间，他在印度进行了大约300次类似的手术。1845年，在西孟加拉邦的胡格利，他仅仅用了8个月时间完成了73例"无痛外科手术"，其中包括手臂截肢（1例）、乳房切除（1

---

① 译者注：安东·梅斯梅尔（1734—1815年）以提出动物磁力理论而闻名，该理论后来被称为梅斯梅尔学说。梅斯梅尔认为，人体存在一种看不见的磁力流体，通过操纵这种流体可以治疗疾病。梅斯梅尔学说在18和19世纪在欧洲和美国广为流行，尽管后来科学界普遍认为其理论缺乏科学依据，但他对心理治疗和催眠领域的贡献仍被一些人所认可。

例）、阴茎切除（2例）、治疗弯曲膝盖（3例）、手臂肿块切除（3例），还切除了17个重量从8磅（约3.63千克）到80磅（约36.29千克）不等的阴囊肿瘤。

然而，这种技术并非对每个人都有效。埃斯代尔注意到，与他所在家乡的病人相比，印度人对他的催眠术更为敏感，因此成功率惊人。当时，大约40%的外科手术病人可能在手术中或因手术而死亡，而埃斯代尔的病人死亡率仅有5%。

对那些有反应的人而言，催眠可能是一种非常有效的工具。神经影像学研究显示，催眠似乎会改变大脑中负责处理疼痛情感反应的区域活动——尽管信息传达到了大脑，但它似乎并不受多大关注。还有证据表明，催眠可能会干扰脊髓传递疼痛信号的能力，也就是说，它首先会阻断或限制信息传递到大脑的过程。催眠的作用并非所谓的"动物磁力"。如果梅斯梅尔生活在拥有脑部成像技术的现代，他的治疗很可能会得到验证。早在20世纪50年代，英国医学协会就已经认识到催眠在外科手术、牙科手术以及分娩中有一定的作用。3年后，美国医学会也批准医生使用催眠术。然而，在1846年之前，随着乙醚和氧化亚氮的问世，以及其带来的手术数量飙升，公众对这种奇特而不确定的魔法几乎失去了兴趣。但是，如果你仔细观察，仍然可以发现这种做法在今天悄然延续的证据。

•

在离我墨尔本住处不远的地方，有一排优雅的仿乔治亚式联排别墅，这里曾经是澳大利亚催眠学会维多利亚州分会的所在地。几年前，我在那里收集到一盘该学会用于培训的录像带。录像带中有一个片段，在B级电影音乐的伴奏下，描述了一位名叫贝弗的女性接受腹部手术的情景。令人惊奇的是，除了催眠治疗师平静的声音，手术并没有使用任何麻醉药。在整个手术过程中，外科医生（事后承认他比病人更紧张）不断进行切割和缝合；而贝弗安静地躺在手术台上，想象着自己正在与家人野餐。

当外科医生完成缝合后。

催眠治疗师：只要你准备好了就睁开眼睛，你可以很清醒，完全清醒，感觉很好。你现在高兴吗？

贝弗：（笑）是的。

催眠治疗师：你感觉到什么了吗？

贝弗：不，只是肚子有点……（没听清楚），就这样。我感觉非常好，就像肚子上有个手提包，有点重，但一点都不疼。我知道正在发生什么。切割和缝合时，我一点也不担心。

究竟是什么让贝弗这样的人，能够愉快地经历其他人可能认为危险至极的痛苦？就像这次对话中的许多内容一样，这依然是一个非常神秘的问题。一些研究人员认为，这可能是一种遗传特性。他们指出，一个人被催眠的能力在一生中保持相对稳定。有一项研究发现，最容易和最难被催眠的人的胼胝体（连接大脑两个半球的纤维束）存在差异。这或许也有助于解释包括莱文森研究在内的病人所报告的奇怪现象，即在催眠状态下仍能记得手术麻醉时的事情。记忆真是奇妙啊！

无月之夜

　　作为我背部手术后持续康复的一部分，我开始定期去当地一个泳池游泳。泳池并不算好，尤其是水下的景象让人不太满意。站在浅水区，我可以俯瞰水面上闪烁的景象，透过巨大的窗户看到尤加利树的树干上映照着流逝时光的阴影。然而，在水下却是另一番景象：破裂的白色瓷砖上沾满黑色的砂浆，漂浮的头发丝和飘散的创可贴。还有那些螺旋向下或悬挂在中水层的黏液痕迹，仿佛是一串串鱼子般。实际上，这些景象并不值得深思，所以我没有。

　　回到自己的身体，肌肉伸展，呼吸加速，腿和肩膀紧缩，似乎有一种令人不安的刺激，迫使我希望能在游泳中释放出来。某些时候，我察觉到自己不再思考。我在斑驳的光影中游弋。当我意识到这一点时，一切都变了，我又重新注意到了那些瓷砖。嘴里不停念叨着"斑驳"这个词，上上下下地重复着。过了一会儿，我允许自己重新开始思考，但现在又不同了。我发现自己不是在追逐琐碎而纷乱的思绪，而是在观察它们，以及它们之间如何相互连接的模式，几乎是从高处俯视的。我可以回到一直困扰我的一篇文稿前，把它移到别的地方，不用询问便能理解为什么它属于这里而非那里。当我游完泳，离开泳池，所有这一切都会被遗忘。我只保留了一些残片，或许像路标一样。大的画面、立体的认识已经消失，直到下次再次将头埋入水下。

那么，我们又怎么能期望找到甚至对主人都隐藏的记忆呢？尤其是当它们的主人在事件发生时甚至没有意识到它们存在？

在汉克·贝内特进行了他的耳拉扯试验之后，出现了一些研究，旨在寻找证据以表明人们可能会在麻醉过程中，甚至是在无意识状态下接收信息。一些研究人员在手术期间给病人播放激励性的语言或舒缓的音乐，以观察这是否有助于缩短恢复时间，减轻手术后的恶心和疼痛。另一些研究人员则进一步探讨了在无意识状态下接受建议的潜力，以促进单词学习或改变行为。

然而，对于这些记忆的研究并非易事。例如，你不能走到一个躺在医院病床上的人面前，问道："你有没有什么以前不知道但现在却知道自己知道的东西呢？它可能对你产生影响吗？"这就像询问我自己，我对麻醉产生了意外的兴趣——在与瑞秋·本迈尔见面之前，我对这个话题完全没有兴趣——是否与我自己的潜意识过程有关。这是一个很有意思的问题，但根据定义，我无法给出一个令人满意的答案。

在撰写这本书的过程中，我曾经想过类似的问题，与医生和研究人员的交流也让我感到好奇。"那么，你小时候经历过麻醉吗？"我可能会在采访结束时随口问道。是的，他们中有大部分人都经历过，其中一些人的经历非常不愉快。来自悉尼的外科医生兼伦理学家迈尔斯·利特尔温和地说起自己的回忆："让一个病人经历氯乙烷和乙醚麻醉过程完全合理，却让人体验到了真正可怕的事情。"他清楚地记得自己小时候接受过三次麻醉。"我可以告诉你，那真是一种相当令人震惊的经历……就像死亡临近的感觉。你觉得无法呼吸，无法控制任何东西，人们只是象征性地试图与你沟通。当你挣扎时，他们会按住你的身体。是的，这绝对是一场噩梦……我现在还会做噩梦。"

这并不能算作无意识的记忆。然而，它可能会影响他成为一名外科医生的决定，而他自己却不知道。无论如何，在同一时间既知道又不知道某件事是可能的。我一直都有这样的经历：一个"我"会安排在星期四与一位朋友喝咖啡；而另一个"我"，或者说我内心的另一部分，同时会在同一时间与理疗师预约。我的许多朋友最近开始抱怨他们的记忆力，仿佛生活已经铺展成某种形状，现在却开始遗忘它。但约会的问题并不完全是遗忘，或者不仅仅是遗忘。我并没有忘记任何一个计划。只是将它们存放在自己不同的角落里，未能将信息同步起来。这个过程或许与记忆的形成方式有关。无论如何，已经证明大鼠的大脑中几个不同区域处理着单一瞬间的记忆。对我而言，碎片化的数据（朋友、理疗师）都在那里，可以分别利用，只是它们无法联结起来。

汉克·贝内特仍然记得他童年时接受的一次麻醉。"嗯，小时候我接受过乙醚麻醉，但几乎没有什么记忆……我只记得模糊地感觉有人把手指伸进我的喉咙，还有模糊的声音……有点吓人。"听起来似乎没什么大不了的，但反过来想，他又怎么会知道呢？也许正是因为这段经历，汉克才成为一名专门研究麻醉的心理学家。也许这可以解释他那种紧张的能量。也许如果汉克接受催眠，他甚至可能会发现更多关于那件事的直观记忆。或者也可能没有。

最后，测试隐藏在拥有者内部的记忆就像在无月之夜寻找云一样困难。你看不到云，但你或许可以从星星的位置推测出它的存在。研究人员试图追踪这些幻影时，常常采用悄悄接近、掩饰、假装寻找其他东西的方法。在外科手术病人中，最常见的技术之一是用词干完成测试，例如纽约亚当斯团队使用的测试（男孩/女孩、苦/甜、海洋/水）等。例如，可以向没有意识的病人读出梨、香蕉和菠萝这些词语，然后在麻醉醒来时要求他们说出脑海中首先想到的前三种水果。然而，结果令人沮丧，没有得出明确的结论。潜在重要的研究，如莱文森的"虚假危机"和贝内特的"触耳指令"，尚未得到复制或一致性的验证。许多研究受到了方法学上的批评。其他研究显示影响太微小，没有统计学上的意义。此外，研究设计的差异也很大。即使是相同的研究人员使用几乎相同的研究设计，也可能得出不同的结果。

这种无法复制的失败并不是科学界的新话题。我们正处于所谓的复制危机之中，许多研究，其中一些非常著名，难以或不可能以相同的结果重新进行。这在心理学和临床医学领域尤为明显。原因各不相同，部分原因可能源于发表压力和竞争工作环境中质量控制的不足。其结果是，研究结果变得不可靠，甚至可能是虚假的。但可以肯定的是，某些领域的研究非常困难，特别是那些缺乏坚实理论基础的领域，比如物理学、癌症和意识。记忆研究也是如此，尤其是当这些记忆是在人们处于药物昏迷状态下形成的。

首先，手术室这种"混乱"的环境并不适合进行对照试验。对照试验是指除了研究的特定影响因素之外，排除其他所有影响的试验。然而，手术室更像是一个混乱的世界。不同体质和体型的病人被推进手术室接受各种不同的手术，在不同的麻醉深度下接受不同时间的麻醉。试图复制或比较这些研究变得更加棘手。不同的麻醉医生会使用不同类型的麻醉药物，而这些药物会以不同的方式影响病人及其记忆。

一些研究人员尝试通过对志愿者进行麻醉而不进行手术来克服这些逻辑上的障碍。这意味着研究者可以更好地控制所使用的药物类型和麻醉时间。然而问题在于，在没有手术的情况下进行这样的测试，有点像在没有下雨的情况下测试雨刮器一样。换句话说，研究结果可能并不会提供非常有用的信息。即使对处于麻醉状态的病人来说，手术切口也会产生刺激作用：当手术刀切开皮肤时，心跳加快，血压升高，有时还会出现抽搐，病人可能更接近苏醒的状态。

　　或许手术的本质在大脑更为原始的情感记忆中心留下了痕迹，即使在手术过程中被完全麻醉，这种情况也有可能发生。心理学家们早已知晓，记忆受到所处环境的调控。我们会牢记那些对我们而言意义重大的事物，比如关乎健康的对话或体型。尤其是那些令人恐惧、充满威胁的事件，即便我们并不希望记住，它们也会深深烙印在记忆中。恐惧是一位强大的导师。神经生物学家詹姆斯·麦戈夫曾写道，在中世纪没有书面记录的时代，年幼的孩子可能会被要求目睹一场重要的事件或对话，然后立即被扔进河里。据说，这种方式会让孩子将对那个事件的记忆深深烙印在脑海中，终生难以忘怀。当身体承受压力时，会释放与杏仁核相互作用的激素。作为隐藏在大脑颞叶中的微小结构，杏仁核参与调节恐惧和情感记忆的储存工作。与正常人相比，杏仁核受损的人似乎无法感受到恐惧。在极端情况下，对特定图像的恐惧可能会凝结成创伤后应激障碍的典型表现，如噩梦和闪回。有一种理论认为，在麻醉状态下，当医生剖腹探查时，涌入血液中的应激激素可能会激活杏仁核，增加我们学习信息的机会，尽管我们并不自知。至少有一项研究表明，在手术应激中，麻醉病人比手术切皮前更容易学习新单词。

　　问题在于，这些研究大多只涉及少数病人，通常不足100人。即便在今天，这类研究也只是医学界的边缘课题，需要与心理学、神经科学，有时甚至是哲学相结合。凯特·莱斯利将其称为"神秘的小型研究"。很少有从事麻醉学的医生知晓这些研究的存在。

　　即使病人看起来确实在不知不觉中吸收了信息，这些记忆（或至少是它们的证据）往往转瞬即逝。要找到难以捉摸的记忆，其中一个最好的方法是在建立该记忆的环境或相似状态下进行回忆。就像我在厨房里沉闷地擦洗一口旧油锅上的油渍时，突然想起要去客厅拿某样东西。当我到达客厅时（沿途捡起一条被丢弃的毛巾，又从狗那里抢回一卷手纸），却不知道自己为什么来这里。我知道我是来拿东西的，我能感觉到记忆的存在，但现在却无法再次想起它是什么。我越是绞尽脑汁，就越是想不起来。沮丧之余，我回到厨房那口锅前。当我的手再次沉入温热的肥皂水中时，我立刻记起了我想要的东西——音乐。

一些研究人员认为，术后不久就接受测试的病人之所以展现出最多的记忆证据，是因为测试时所处的恢复室中的声音和气味与手术室非常相似，而且病人的生理状态仍然受到麻醉药物的残留影响。有些人认为，这也可以解释为什么一些病人在术后出院回家后报告说他们的头脑没有异常感觉。直到他们再次到医院就诊或接受另一个手术时，发现自己仍被焦虑或闪回淹没。

我最喜欢的一项研究发生在20世纪70年代中期的苏格兰海边，因为它非常复杂，而且研究者确实非常辛苦。研究人员找来了一群西海岸奥班的潜水员，请他们帮助进行一项关于"语境依赖记忆"的研究。在穿上潜水服后，科学家让他们在沙滩或水下6米处学习一列单词，然后测试他们记住了多少。天气寒冷潮湿，后勤工作也充满挑战，但研究者发现，潜水员在哪里学习并不重要，真正重要的是他们接受测试的地方。那些在水下听记单词的人，在水下测试时表现更好。反之亦然。

在赫尔听他演讲多年后，我读到了美国麻醉医生安东尼·梅西纳关于他童年手术创伤性经历的一段文字描述。这些记忆一直隐藏到他成年，却在他从医生涯早期的某一天戏剧性地出现。

在我当住院医生的头几个月里，在参加一个关于肌肉松弛药的讲座时，我读到了一位麻醉医生于1948年撰写的一份病例报告，描述了他自己注射箭毒的经历。我突然感到不舒服，因为这个话题对我来说很熟悉。一个星期后，我第一次给孩子进行麻醉（使用吸入式麻醉药和肌肉松弛药）。突然间，我变得非常不安，并回忆起过去的一幕。多年来，作为一个孩子所经历的噩梦实际上发生过。一旦回想起我的童年经历，我就断定自己一定是被某种无意识的过程吸引到这个领域的，目的就是防止其他人成为我童年经历的受害者。

当然，安东尼·梅西纳能成为一名麻醉医生，可能还有其他原因。毫无疑问的是，这段经历塑造了他的成年生活。作为一名心脏麻醉医生，他倡导了在无肌松条件下完成外科手术的技术。最近，他通过回顾1950年至2016年期间的数据，完成了一篇关于如何减少术中知晓的高质量综述。

病人不会长时间记住术中信息的另一个原因是，大多数信息真的很无聊，都是些男孩/女孩、苦/甜之类。在莱文森那著名的模拟危机中，部分病人的强烈情绪反应（"我不喜欢病人的颜色"）意味着，今天的研究人员必须用更平淡的语句。他们通常试图用一些类似桃子、葡萄、甜瓜之类的"中性"词汇来进行测试。这些词汇既没有太多意义，也不容易记住。还有人试图为更复杂的任务做铺垫，比如给麻醉后的病人播放晦涩难懂的磁带，然后测试他们是否能答对。

正如伯纳德·莱文森本人所言，如果你身处手术，大脑确实能接收到周围发生的一些事情，但也许并非大脑会记住的信息。他在1989年格拉斯哥举行的第一届麻醉和重症监护下记忆和意识国际研讨会上，曾这样对在场的麻醉医生说道："我正在走过一座吊桥，它只有绳索和几根木条。在我下面数千英尺的地方，是一条汹涌澎湃、布满岩石的河流……我整个人都集中在如何到达河对岸。可在我身后，有人在说……橘子……鸽子……章鱼的血压是多少……"

失去的日子

我一直在思考着墨尔本的精神病学家格雷厄姆·伯罗斯所说的那番话，它涉及我4岁生日及其他无数逝去的日子，它们纷纷封存在我的脑海中（……因为每一件发生在你身上的事都被记录在那里。你知道吗？）。

难道我真的知道吗？或许我并不完全清楚，但我渴望寻求答案。

为了安排与格雷厄姆·伯罗斯的初次会谈，我花费了长达4个月的时间。那是在2005年年中，距离我第一次采访他已经过去了整整4年。他的秘书忙得不亦乐乎，态度却非常乐于助人。而伯罗斯医生更是忙得不可开交。我是否可以给他发送一封电子邮件呢？于是我写了两封邮件，内容大致相同：我正在撰写一本书，对于麻醉期间的内隐式学习颇感兴趣，同时也对临床催眠领域抱有极大的兴趣，特别关注这两者之间的联系。"从私人的角度来看，这正是我希望在书中探讨的内容。我希望您（或者其他您认为适合的人）能够与我一同进行一些催眠实践，不仅可以展示整个过程，还能够帮助我更好地理解我所关注的话题。"

他的秘书回复了我的邮件："非常抱歉耽搁了这么久才回复，伯罗斯教授表示可以。"

我在走廊上撞见了他。他身材矮小，脸色发红，正端着盘子，里面装着4块带酱汁的派对馅饼，边走边吃。他一进办公室就直入主题。我要写的书是关于什么？谁会资助我？我希望从他那里得到些什么？他立刻迫切地提出了一连串问题，让人感到有点不安。我支支吾吾地解释了一些：瑞秋·本迈尔的故事，我对麻醉的哲学和心理学产生的兴趣……话音刚落，他就打断了我。这样有帮助吗？他说，在某种程度上或许有，但这一切听起来有点胡言乱语。他的话很有道理，我也同意。他接着补充说："我不确定你是试图解决自己的问题还是想弄清楚其他事情。"

这次会面持续了半小时。大部分时间，我感觉自己像在追赶一辆离我很远的公共汽车。我带了一张纸，上面写下了我想问的问题，边追边喊。伯罗斯坐在公共汽车的后面（那种我小时候在伦敦乘坐过的敞开式红色公共汽车）大声地回答着。最后，在会面进行到一半时，他干脆伸手把那张纸夺了过去。在我插话之前，他开始自问自答我的问题，简明扼要、准确无误地解释着记忆的复杂性、催眠的局限性以及有意识和无意识思维的区别（他说这些都是过程，而不是地点；并且，"嗯，这很复杂，需要一本书来回答"）。他总是极其关注分类。他在学习科学时遇到了催眠术，首先从鸡和蛇开始，然后转向医学，接着是精神病学，最终创办了澳大利亚催眠学会。当我终于设法问出问题时，他说催眠不是我所涉足的领域，它不是一种娱乐，必须正确地运用它。"如果使用的催眠技术特别差"，那么它可能完全不可靠。此外，他也没有时间了。

然而，他最终提到了一个不同的条件，那就是如果我想真正了解自己，愿意与他建立起真正的心理治疗关系，那就另当别论。对他来说，我可以成为他的客户。临别之际，他赠给我一本催眠教科书，并建议我去看医生，并进行验血，填写详细的个人资料表，写日记并记录每日的情绪变化。三个月后，圣诞节一过，我回到了他的办公室。我们开始了治疗过程，但我们所追求的目标截然不同，整个过程因此受到了影响。他希望对我进行诊断和治疗，而我则倾向于接受催眠疗法。

总共进行了6次治疗。从一开始，我就感觉我们在进行某种斗争。每周我都会填写情绪表和日记，对我的生活进行沉闷而详尽的总结。每次回去，他都会迅速拿走它们，仔细审视，环环相扣地提出问题。（"别担心，"有一次他说，"我可以同时做这两件事。"）我们讨论了我的情绪、人际关系，以及我内心生活的重大矛盾，还谈到了我的健康问题和催眠疗法引发的矛盾情感。我们也聊到了他的工作。他曾参与访谈谋杀犯（他有时被传唤为法庭案件的专家证人），并结识过一些记者（"你会感到惊讶的"）。他告诉我，他曾向医学院的学生展示过催眠的力量，要求他们闭上眼睛，然后用消毒过的针头扎入他们的手掌，让他们感觉手麻木无感。我们还讨论了药物在治疗精神病方面的地位。最后一次谈话使我异常不安。

之前，他左臂打了石膏前来。他解释说，在加拿大滑雪时，被一个失控的滑雪板手从后面撞倒，手腕受伤。他采取了自我催眠的方法将手臂绑好，继续滑行了几天。直到度假结束时，他才去用石膏固定手腕。他说，尽管石膏有点麻烦，却能让他继续过日常生活，同时提供支持以促进愈合。从这个角度来看，石膏与药物或许极为相似。

我对这种方法是否合适并不确定。药物治疗？我以前尝试过抗抑郁药物，但并不喜欢。我没有坚持按照建议使用，也没有给它一个机会，几个月后就自行停药了。结果既没有改善，也没有恶化。现在，我感觉自己仿佛是一部喜剧中的角色，本来想跳上推车躲避恶棍，却发现自己身处手术室面临截肢的危险（这是个有点夸张的说法）。

最后一个选择是催眠。首先是放松练习。伯罗斯让我坐在椅子上，想象自己躺在舒适的沙发上，感受房间的安全和放松，没有任何压力。

按照他的指示，我将注意力转移到身体上，逐渐放松每个肢体，让麻木感渗透全身，感受温暖扩散到胸口。这种感觉有些尴尬，但我还能接受，它是一种沉重的感觉。"当你想要醒来时，你可以从三开始倒数。"他后来说："至少我知道你可以被催眠。"他给了我一盘练习用的磁带，让我带回家，在晚上或需要放松时播放。

我把磁带带回家，一直播放。问题是，我很想放松，专注于我的内心密室，但每次播放时，我都感到内心有所抗拒。伯罗斯越是告诉我身体要松弛，我却越感到僵硬和燥热。伯罗斯越是告诉我肩膀、胳膊和双手要麻木，我却想象他将针扎进我的身体。在最后一次治疗中，他看了看我的情绪表，上面波动不定，然后宣布我患有抑郁症，并建议我考虑处方药。他的语气很粗暴。我应该离开并考虑一下，正常人没有像我这样的情绪表现……

那是我最后一次见到他。

回首过去这些年，每当我回顾那些经历时，总会有些微不足道的尴尬。一旦我探开那扇小小的心灵之门，我就会发现更多接近判断的东西，无论是对自己还是对他。我愚蠢、自私、动机不纯。而他呢……为了什么？他的态度、他的信息？因为他说我可能需要药物？这一切到底是为了什么呢？我不愿意去回忆那些谈话。在最后一次治疗后不久，我突然意识到我并不打算将这些内容写入书中，无论是哪本书都不会。一想起它们，我就感到不舒服。太过阴暗了！

最近，当我得知格雷厄姆·伯罗斯去世的消息后，我重新听起了他为我录制的那盘放松磁带，以前我从未觉得它是用来放松的。我不得不为我的索尼随身听装上新电池，并调好了防卷装置。他的声音再次传入我的耳中，但有些许失真。我听到的内容完全出乎意料。

伯罗斯的声音响起："现在，请你舒展身体，闭上眼睛，放松自己。"不再是我记忆中那种长篇大论、机械般的语气。他听起来平静而有说服力，甚至带着亲切。当我再次听磁带时，我发现自己的呼吸渐深，脸和脖子的肌肉开始放松。如果我足够专注，甚至可能已经感到手部开始麻木。最重要的是，他的声音听起来完全正常。过去我无法、现在也无法将磁带上的声音与我想象中的调调相协调。

我突然意识到，我真是个糟糕的病人。

然后，这么多年来我终于第一次翻开见伯罗斯期间所写的日记，那是他要求我写的日记。

热，太热了。热得让人焦虑不安。感觉像是世界末日。我一直在想，未来也将如此，越来越热。我想到树木枯死，河流干涸，空调失灵。所有人都在这可怕的热浪中挣扎，直到死亡。

继续日记的内容。我失眠不止，紧张无比，愤怒填胸，内疚不已，恐惧弥漫心头。我驾车穿行在一片浓重的悲伤中。我担心种在房子旁的竹子会蔓延到邻居的花园里并破坏篱笆。我忧心忡忡地想着儿童泳池里的水藻问题，氯气似乎无法有效清除它们。我开始担心这些藻类是否已经变异成了超级病菌。

又没睡好。我梦见绿色嬉水池底有三只淹死的小狗……我知道应该把它们从水里捞出来，但是想到要触摸那些冰冷潮湿的尸体，我无法忍受。

我不是一个快乐的人，甚至不是个健康的人。然后是这一段：

2006年2月21日

或许我们身处一所学校。我、皮特还有孩子们，参与了某种嘉年华活动。人山人海，热闹非凡。整个会场弥漫着一股黏腻而瘆人的恐惧氛围。其他人似乎毫无察觉，他们都是些无忧无虑的幸福家庭，但我清楚他们所不知道的事情。学校底下隐藏着一个地牢，那里关押着一只极其邪恶的生物。一旦它逃脱，将会夺去我们所有人的生命。人们轮流去虐待和嘲笑它。即使在操场上，我也能够想象出它的样子：一个小巨魔蜷缩在那里，肌肉发达，透过金属栅栏撕咬他们的手臂。我必须带着家人离开，却发现孩子们正在攀爬的架上。然而，梦境在这时发生了转变。我被困在地牢角落，躲在靠墙平放的一个木箱或柜子后面。我感到有些难过，每个人都嘲弄它，但我知道一旦它被释放出来会发生什么。我能够感受到它的可怕、无情和仇恨。虽然它可能看不见我，但它知道我在那里，它知道我是谁。后来我才明白，这是我的恐惧根源所在。当我醒来时，我能够感受到这个生物的存在以及对它的恐惧，甚至确信它是真实存在的。只有时刻保持警惕，才能抵御它的侵袭。一旦我开始思考这些，我就会陷入新的恐惧之中。我会疯狂。我站起身，开始写作，然后停下来。我必须重新接纳自己，并理解那些我不愿意面对的事实。没有人可以逃离。愤怒属于我自己。那个生物，就是我自己。

这是我第二次采访克里斯·汤普森后，在早晨醒来前做的一个梦。正是这位麻醉医生给予我进入一种恍惚状态的机会，因此我将他称作麻醉先生。

世界上最著名的麻醉医生

加州大学旧金山分校的医学科学大楼是一座沙色建筑，12层高。它紧邻金门公园，仅几步之遥。这座建筑外墙上挂着市政风格的窗户，形成规整的矩形网格，显得平淡无奇。然而，在我参观的那一天，许多窗户被各种东西遮住，比如窗帘、下垂的百叶窗、橱柜背面、纸箱或是污垢，给人一种刚度过艰难夜晚的感觉。

麻醉研究实验室位于大楼的4楼。从主走廊出来，进入了一个铺着粉绿相间地砖的小门厅。这个门厅向上倾斜，散发出古朴的气息，仿佛通向一个托儿所一般。经过一条更长的走廊，你会看见左边几扇门和一个巨大狮头形状的金属门环，它们守护着世界上最知名的麻醉医生的办公室。

要安排时间与77岁的艾德蒙德·I.埃戈尔二世见面并不容易。他依然全职工作，经常外出旅行。当我通过电子邮件提出采访请求时，他建议首先通过电话交谈。然而，我坚持要进行面对面的采访。幸运的是，他热情地回复说"没问题"。就在我即将飞往加州的时候，采访却被推迟了一天。我之所以坚持采访，部分是因为艾德蒙德·埃戈尔可能比任何人都更了解麻醉药，部分是因为他怀疑处于适当麻醉状态下的病人能否记住任何事情（无论是否有意识）。但最主要的原因是，12年前他曾领导一个小组，试图重复一项被认为不可重复的实验，以验证伯纳德·莱文森的惊人论点。

此刻站在他的办公室外面，我想知道什么样的人会用狮头样的门环来装饰房门，以及这可能对他内心驱动力的意义。拐角处出现了一个人。他个头不高，几乎像个精灵，脸型瘦削，表情敏锐而好奇。他穿着蓝白相间的条纹衬衫，打着深蓝色领带，上面装饰着淡紫和橙色的蝴蝶。令我瞠目的是，他穿着凉鞋，套着黑袜的脚趾探出头来，相当不雅观。我们握了握手。

"这里被他们称为我的巢穴。"他一边说着，一边引领我进入房间。房间很小，仅有3米乘4米的大小，却塞满了3张桌子和5把椅子。墙上挂满了书架、家庭照片和孩子们的画作，还有一块巨大的黑板和一幅结婚照。埃戈尔坐在办公桌前的转椅上，而我则坐在一张古旧的办公椅上，小沙发旁边堆满了各种物品，其中包括两双鞋。附近摇晃着一堆棕色纸箱。在他旁边的桌子上，两台电脑显示器并排放置，旁边还有几罐麦肯燕麦饼干。另一张桌子上开着一台笔记本电脑。这个房间充满了个性，你无法想象还会有其他人待在这里。对了，还有一台弹出式烤面包机。

20世纪60年代，当他还是个年轻人时，在伯纳德·莱文森进行那个著名的模拟危机试验时，埃戈尔正着手解决一个非常基础的问题。令人惊讶的是，以前没有人去做过这件事。通过一系列艰辛的研究，他开始测量当时使用的各种挥发性麻醉气体的相对强度，并计算出每种药物需要使用多少才能使病人失去知觉。在导师约翰·塞弗林豪斯的鼓励下，埃戈尔和同事贾尔斯·默克尔希望研究一种新发现的挥发性麻醉药的特性。然而，要实现这一目标，就需要将其与已经使用的其他挥发性麻醉药进行比较，但问题是还没有人想出有效的比较方法。

埃戈尔从当时最新的研究中了解到，通过测量麻醉病人呼出气体的浓度，也就是所谓的"呼气末气体"，可以计算出药物在大脑中的浓度。这部分相对来说比较容易。更为关键的是，他需要一个明确的"标准点"作为终点，用以有效地比较任何一种麻醉气体的强度。

首先，他与默克尔在狗身上进行实验。然后，他与另一位年轻同事拉里·赛德曼，将注意力转向了人。他们想到一个非常简单的方法：给病人用药，直到他们对命令（睁开眼睛、握紧我的手）不再有反应，然后让外科医生切皮，观察他们是否有体动。如果他们动了，埃戈尔就增加气体浓度，并要求外科医生再试一次。如果有必要，再来一遍，直到病人没有体动。此时，他会记录病人呼气末气体的浓度。接下来几年，他和赛德曼对数百名不同年龄段的病人进行了这样的研究，他们使用不同的麻醉药进行不同的组合。对每一种排列组合，他们确定每位病人体动时的最高浓度和没有体动的最低浓度。他们找到中间点，并称之为MAC。

在神秘复杂的外科麻醉领域，这一概念使埃戈尔成为超级明星。MAC是最低肺泡有效浓度（Minimum Alveolar Concentration）的英文首字母，它彻底改变了麻醉，目前仍是许多麻醉医生判断给病人使用多少麻醉药的标准。重要的是，MAC衡量的不是麻醉深度，而是药物的效力。MAC能指导医生在给予一定剂量的任一吸入麻醉药时，手术病人保持安全的无意识状态的概率有多大。它还允许医生以精确的组合使用麻醉药。

一些人告诫说，MAC只是对概率的一种衡量，它不能确定某个病人是否有意识，它还会随病人的年龄而变化，并取决于与什么药物混合使用。尽管如此，对许多医生来说，MAC仍是麻醉的黄金标准。已80

多岁的埃戈尔仍是MAC的坚定倡导者。他坚信MAC的有效性。"尽管MAC有缺陷和局限性，但它仍是标准。迄今为止，没有比它更好的指标。"他自豪地指出，"作为一种测量单位，MAC对麻醉来说就像厘米之于距离、摄氏度之于温度一样。"

后来，在20世纪90年代初的一天，当伯纳德·莱文森发表了他的研究报告大约25年后，埃戈尔接到了一个电话。电话那头是汉克·贝内特，当时他还是纽约一位年轻的心理学家。这是贝内特成功说服不知情的病人在术后访谈中触摸耳朵之后的几年，也就是我在赫尔见到他的十多年前。贝内特从未见过埃戈尔，但对他的名声有所了解。现在，他从纽约打来电话，提出了一个建议。

"他做了自我介绍，"埃戈尔回忆道，"然后说：'我从你写的东西中了解到，你不相信在适当的麻醉水平下会发生术中知晓。'"

"我说：'没错，在适当的麻醉水平下使用吸入麻醉药是不会发生术中知晓的。'"

然后，贝内特问他是怎么知道的。

"我说：'嗯，我就是知道这些事情。'"埃戈尔笑了起来。"而且我还表现出一贯的傲慢。他还在坚持，就像一位优秀的科学家一样。他说：'埃戈尔博士，你是怎么知道的？'"

"最后，我……不得不说：'好吧，我真的不知道，我不确定。但我不相信有人在麻醉状态下会记得什么。当然，在MAC时没有病人记得什么。'"

"他说：'埃戈尔博士（以一种非常友好的方式，贝内特是一个非常好的人），埃戈尔博士，证明一下吧。'"

艾德蒙德·埃戈尔在人们口中有不同的声誉，这取决于你与谁交谈。他时而令人愉快，时而精彩绝伦，时而相当傲慢，有时则三者兼而有之。在采访的最初几分钟，当我对项目进行漫无边际的解释时，他靠在椅子上，面露一丝不太令人舒服的微笑，仿佛在打量我。当谈到一段有趣而精彩的人生经历时，他宣称曾连续两年担任学校跳棋队队长并夺得冠军。在他看来，跳棋的胜利成为了他平淡无奇的童年和早期学术生涯中的一个高潮。

"我的父母很富有，我一无所求。高中毕业时，我的成绩在班上排在后五名，各方面都不突出。除了担任跳棋队队长，我们连续两年赢得了全芝加哥的冠军。我对这一成绩极为骄傲。"他继续说着，眼睛微微眯起，"而且，我可以在跳棋比赛中击败房间里的任何人，无论何时何地，甚至闭着眼睛都可能。"

他说话时，不时地用手托着脸，从手掌间探出头来，像个孩子一样，仿佛是个没有头发但戴着眼镜的小男孩。

作为一个聪明却散漫的少年，埃戈尔曾在芝加哥的一个贫困地区卖过鞋，但只坚持了一天。回到家时，他比以往任何时候都感到疲惫不堪。他突然醒悟，他不想在余生中做这个。"我想你会称之为顿悟。"他说。受到微生物学家保罗·德·克鲁伊夫[①]的书籍启发，埃戈尔决定学医，成为一名乡村医生。

他的第二次顿悟发生在他第一次为病人施行麻醉时。那时，他刚刚完成了医学院的第一学年，在一位资深麻醉医生那里进行暑期实习。第一天，这位经验丰富的医生向他展示了操作的步骤。如何将药物注入女病人的血液，如何调整她吸入的氧化亚氮和氧气，如何将面罩放在她的脸上。他让埃戈尔观察病人从麻醉机中吸入空气，然后再呼出时，呼吸囊不断地起伏。然后，他离开了房间，让埃戈尔负责。他看着病人失去意识，意识到她停止了呼吸。

---

① 译者注：保罗·德·克鲁伊夫是荷兰裔美国作家和微生物学家，以其关于医学和科学主题的流行文学作品而闻名。他的作品以生动的叙述和对科学探索的热情而受到赞誉，能够将复杂的科学概念以易于理解的方式呈现给公众。

他吓坏了，赶紧告诉外科医生，后者立即开始抢救（"外科医生正在按压那位接受小手术的女人的胸口，而我却可能杀了她"）。然后，呼吸囊又开始活动了。一名护士跑去找那位麻醉医生，但他解释说，如果呼吸囊停止活动，埃戈尔需要挤压它，多捏几下，这样他就可以为病人呼吸。

"那天工作结束后，我觉得比卖鞋还累。我精疲力尽。等到结束时，我在想，我差点杀了一个病人，我差点夺走了一个生命。如果我从事麻醉工作，"说到这，埃戈尔的声音回到了愉快而戏剧性的低语，"我每天都可以这样做，每天都可以掌握病人的生命。每一天！"他挺直了身子，深吸了一口气。"这改变了我的生活！让保罗·德·克鲁伊夫见鬼去吧，我要成为一名麻醉医生。"

在定义MAC数十年后，埃戈尔研究了现代麻醉中使用的许多气体的药理学，巩固了自己的声誉。他一生致力于研究这些气体如何进入、流动和离开人体，并将这些过程写入科学论文和著作，至今仍为全世界的麻醉医生所学习。在关于麻醉知觉和记忆的争论中，他成为了一个众所周知且经常持怀疑态度的声音。

然而，埃戈尔不仅是一个科学的信徒，他也喜欢接受挑战。汉克·贝内特刚刚以他无法拒绝的方式向他发起了挑战。

•

那通电话后不久，汉克·贝内特来到了旧金山。他们进行了一系列精心控制的实验，试图解决这个问题。在研究人员的帮助下，他们向被麻醉的病人播放磁带，里面包含了一些诸如"黄色的香蕉、绿色的梨"之类的信息，或者只有白噪声。当病人苏醒后，要求他们想到一种颜色或一种水果。结果并没有任何差别。那些听到黄色和绿色信息的病人，并不比那些听到白噪声的病人更有可能说出这些颜色。接着，他们尝试了一些"知识追逐"式的问题：哪个州有拴大象的法律（答案是加州）？罗伯特·雷德福出生在哪个州（答案仍然是加州）？章鱼的血压是多少（在水下时为70mmHg，与你我一样）？之后，他们对受试者进行了多项选择题测试，结果仍然没有差别。

埃戈尔回忆道："我们与那些坚信人们可以记住事情、在麻醉状态下回忆事情的人产生了分歧。对他们中的一些人来说，这几乎就像是一种宗教。"

最后，他们给约翰内斯堡的伯纳德·莱文森打了个电话。

你很难找到两个如此不同的人。埃戈尔个子矮小，机警，头脑敏锐；莱文森身材高大，富有魅力，嗓音浑厚。在不久前的一次会议上，埃戈尔听他讲述了关于模拟危机的研究，给他留下了深刻的印象。"当他演讲时，你会坐直，仔细聆听。因为实验非常引人入胜，而他又如此有魅力。他真是个非常有魅力的家伙，那么真诚…… 所以我们现在还没有任何结果，而他却已经有了结果——他真是了不起！"

然而，他补充说，这个实验需要"更新"。

埃戈尔说话时身体前倾，双手紧握在双膝之间。"这项研究存在缺陷，致命的缺陷。首先，伯纳德知道病人听到的是什么剧本；其次，没有设置对照组。"

他表示，他的团队将会做到这一点，并且要做得正确。"我们将纠正这些缺陷。"

这项重复性研究由艾德蒙德·埃戈尔和九名研究人员共同推动，其中包括莱文森、贝内特和一个名叫本·乔特科夫的年轻人，他是埃戈尔当时的同事。凯特·莱斯利后来告诉我，乔特科夫看起来"有点像小约翰·肯尼迪，只是没那么死板"。这项研究是在加州大学旧金山分校医学院的一个小手术室里进行的，有位观察者称研究进行得像军队一样精确。

然而，它并没有发现任何结果。

嗯，几乎完全没有差别。

莱文森、贝内特和乔特科夫共同筛选了100位年轻男子，最终选择了最容易催眠的22人。这些人使用了现代麻醉药物，而不是乙醚麻醉，在相对较轻的麻醉状态下度过了15分钟，然后注射了一种肌松药物。随后，麻醉药物剂量增加，并插入气管导管。这一次，负责后续采访受试者的研究人员并不在手术室内，他们直到研究结束前都不会知道这些年轻人在麻醉状态下接触到了什么信息。

他们是一个奇怪的团队。埃戈尔是怀疑论者；莱文森是信仰者；贝内特比这两人都年轻，既兴奋又有点紧张。但他们都是科学家，内心充满激情，他们之间产生了一种特殊的情感。在采访中，莱文森和贝内特都将这段时间描述为他们各自职业生涯的一大亮点。乔特科夫也是如此。莱文森回忆说，有一天，他在催眠其中一位受试者时，抬头看到站在一旁的贝内特也进入了深度催眠状态。"当他醒来时，他笑了，我也笑了，我们就这样继续下去。"

与原来的研究一样，这项研究的核心是一场虚假危机，其措辞已为20世纪90年代的读者更新如下："哦，该死，谁关掉了氧气？谁断开了氧气瓶的连接？该死，他脸色发青了。天哪，他的嘴唇发青。把那东西再接上。明白吗？好的，我现在要多给他一些氧气。"（15秒停顿）"嗬，小子。好的。他现在看起来好多了。我想我们可以继续了。"

埃戈尔亲自录制了这些信息，并通过立体声耳机向麻醉受试者播放，这个耳机还允许手术室的声音进入。然而，这项研究明显偏离了原来的做法。5天后，这些人再次被麻醉，这次使用了另一种麻醉药物。他们接受两种药物的顺序是随机和平衡的，每次接受每种药物的人数相等，评估者不知道谁在什么时候接受了哪种药物。

这一次，埃戈尔通过耳机传递了一份完全不同的"剧本"，改变了受试者听到这两个场景的顺序。"嘿，本，我认为这项研究进展得很顺利。

这是我们做过的最好的工作。我想志愿者会很高兴的。天啊,他真的做得很好。"(15秒停顿)埃戈尔继续说着,语气更加夸张,"我们进展顺利。我想我们这次要创造一个纪录,它进展得太快了。事情进展得太他妈顺利了。我们从来都没有碰到这么好的志愿者。"

这项研究于1995年发表,标题冗长复杂,题目为《亚麻醉浓度的地氟醚和丙泊酚抑制情绪化信息的回忆》。然而,它未能重复出莱文森最初的发现,被普遍解释为对1965年试验的否定。即使在催眠状态下,受试者也没有记得这场虚假危机。

胜利后的埃戈尔谦虚地表示,差异可能在于使用的药物或研究方法。通过将受试者暴露于威胁性或平淡无奇的剧情中,并确保评估者无法知道任一受试者刚经历了哪种剧情,研究将偶然或偏倚的影响降至最低。埃戈尔说:"这就是科学,这是一种复制某种东西的能力。如果你不能复制出来,那就不是真的。我认为事情确实会偶然发生,但如果你不能复制,不能有力地复制出来,那它就不存在。"

然而,这两项研究之间仍存在一些引人深思的差异。也许最关键的差异在于药物的选择。埃戈尔的团队没有使用乙醚,而是交替使用吸入麻醉药地氟醚和静脉麻醉药丙泊酚。由于乙醚已不再使用,用当前病人可能遇到的各种药物来更新莱文森的研究是有意义的,尽管这使得我们无法对D小姐、R先生或当年那项研究中其他人的经历得出任何直接结论。

还有一个事实是,受试者并非外科病人,而是有报酬的志愿者。当我在南非与伯纳德·莱文森交谈时,他不断提到这一点。他认为,这些志愿者与他在1965年研究的10名病人非常不同。有报酬的志愿者可能会准备好忍受他们平常不能忍受的过度压力,他们也不像病人那样脆弱。"这是一件非常令人紧张的事情,"莱文森说,"他们带着某种问题走进手术室:现在会发生什么?我会失去一条腿吗?也许我再也醒不过来了。

当我醒来时会感到疼痛吗？"然而，有报酬的志愿者则带着一种完全不同的感觉进入手术室："这将是一份工作，我会没事的，他们不会伤害我，因为我非常仔细地阅读了同意书，一切没有问题。"

与此相比，莱文森的文书工作显得相对原始。他说："我的同意书是假的。他们只同意'动手术'……仅此而已。人们只是想当然地认为，在麻醉期间，只要我们没有有意或故意伤害他们，就可以让他们暴露各种各样的东西。"

莱文森认为，正是这一点让他的经典实验无法重复。他说，他的研究可能有缺陷，但埃戈尔的研究也是如此。埃戈尔研究中的受试者事先就知道，在他们失去知觉后，他们可能面临"一场类似于真实手术中随时可能发生的对话"的戏剧性内容。

"这就是缺陷，"莱文森说，"这就是艾德蒙德·埃戈尔和我那个试验的严重缺陷。我会对此提出异议，这确实是个重大缺陷。这些志愿者中的每一个人，都清楚地知道我们要做什么……我们已经告诉他们了。所以，从真正深刻的意义上来说，他们不是病人，他们是非常复杂的小白鼠。"

埃戈尔和乔特科夫提出了相反的论点。知情同意书会增加这些受试者记住危机的可能性，因为它提醒他们所有可能的麻醉风险，包括死亡。可以说，这些信息可能增加他们的焦虑，并随之增加他们对麻醉药的抵抗力。

"我们重复了这个实验"，当我按照莱文森最初的研究无法重复时，乔特科夫斩钉截铁地说。我给身在盐湖城的他打去电话，彼时他已是犹他大学一名麻醉学教授。作为论文的第一作者，乔特科夫的工作是设计和实施这项研究并将其撰写出来。他坚称，复制的"戏剧"与原作一样具有说服力。"泰德是一个了不起的演员……听起来相当可怕。"

还有其他不同之处。首先，志愿者没有被开刀——这意味着他们的神经系统没有受到切割的刺激作用——使得无意识学习的可能性降低。抵消这一点的是，埃戈尔研究使用的药物浓度低于通常用于手术的药物浓度，这表明志愿者（"所有可爱聪明的孩子"，莱文森说）比最初实验中的病人麻醉程度低。乔特科夫说，这当然就是目的。他坚称，团队希望给实验一切可能成功的机会。

虽然埃戈尔的试验对象没有被切开，但每个人都受到了"有害刺激"。在手术进行大约半小时后，也就是"戏剧"上演前10分钟，麻醉医生将气管导管插入他们的气道。如果病人碰巧清醒，这会是一个极其不舒服的过程。就像手术一样，这有时会唤醒病人。有趣的是，在麻醉后询问志愿者是否记得有管子置入时，没有一个记得。但报告指出："在至少一次麻醉试验后，有一半的人在催眠中说感觉到喉咙里有东西，尽管有些疼。"

"喉咙里压着，"一位受试者报告说，"……好像我的舌头从嘴里被挤出来，有什么东西被强行塞到那里。"

报告说，这有各种可能的解释，包括志愿者事先知道他们将被气管插管，也包括他们可能将这种经历与醒来时拔除气管导管的记忆相混淆。还有一点是，除一位受试者在催眠状态下自发描述气管插管过程外，其他人仅在提示下才承认有这一记忆。正如埃戈尔迅速提醒我的那样，催眠本身也有问题。

但也有其他迹象表明，一些志愿者可能除了接受麻醉药物外，还记住了其他东西。有位志愿者醒来后立即说："我觉得人们很紧张，但我一直呼吸。有什么问题吗？我觉得你们有点害怕……感觉有些事情不对劲。"另一个人则说："我听到有人说氧气关闭或什么的……但我不能说话。"两人都刚从"危机戏剧"中走出来。在催眠状态下，每个人都表现出知晓存在的迹象。第一个人说："我感到周围的人都很惊慌。"第二个人说："出事了。"两人都使用了极低剂量的麻醉药。在这两人之后，研究者增加了其余受试者的麻醉药物浓度，尽管仍未达到手术水平。

然而，还有3人表达了类似的感受。其中一位是在醒来时；另外两位是在催眠状态下，分别是第4位和第21位志愿者。

评估者：发生了什么问题吗？

志愿者4：是的。

评估者：你感觉如何？

志愿者4：有些紧张……似乎与死亡有关。我可能会丧命……他们说会对我做些什么……危险的事情……我无法回忆起听到了什么……我想保护自己。

志愿者21：房间里发生了什么问题……我感到不对劲。好像不是预先录制的声音，而是大家都手忙脚乱……呼吸更加困难了。

奇怪的是，这两种表述都发生在令人愉快的戏剧之后。一份研究报告指出："一些自发反应可能反映了与麻醉有关的个人焦虑或恐惧，而非外界施加的危机。"该研究没有记录第4位和第21位志愿者在接受"危机戏剧"之前的情况，也没有推测他们是否记得之前发生的事情。乔特科夫后来表示，在没有原始研究记录的情况下，无法排除这种可能性，但这种可能性较小。然而，该报告承认"一些特殊的因素（可能不仅限于麻醉药物浓度）导致意识的产生，这种可能性令人深思"。

无论如何，这些情况都非常有趣。如果这些年轻人没有展现某种隐性学习的迹象，他们的恐惧似乎确实证明了接受全身麻醉的病人的极度脆弱性。

最后，我询问艾德蒙德·埃戈尔对伯纳德·莱文森的说法，即志愿者被告知在麻醉状态下可能会面临某种危机（莱文森对我称之为"创伤性的引导"），这可能导致他们的反应与实际接受手术时不同。

"志愿者知道会发生什么。"我说道。

埃戈尔显得惊讶："不，他们不知道，那不是真的。"

我重复了我的观点："他（莱文森）告诉我，（志愿者们）知道可能会有某种安排好的危机。"

"不，不，那可能是个误解。如果我们告诉他们这些，会扭曲他们的看法。我认为那不正确。我认为我们没有告诉他们，我们可能告诉他们会有一些消息传递，但没有明确说明。让我看看我们的研究报告是什么时候发表的？"

我将研究报告递给了他，其中提到了"戏剧"的可能性。

"是的，"他过了一会儿说道，"但并没有提到危机。"埃戈尔仍然坚信自己的结论，并确信在MAC公式下，产生知觉、记忆等的机会是微乎其微的。换句话说，尽管有报道称在吸入麻醉药物后出现知觉，甚至在MAC水平下也有，但在手术麻醉水平下，大脑仍然能够处理听觉信号。虽然某些麻醉药物可以有效地抑制声音，但有些则效果不佳。

"你自己曾经被麻醉过吗？"我后来问埃戈尔。他说曾经有过。在他小时候，曾两次接受了乙醚麻醉，一次是扁桃体切除手术，一次是修复鼻骨折。他说那是一种他几乎不愿意再次经历的感受："那是一种吸入刺鼻物质的经历，呼吸困难，感觉就像坠入黑暗池塘，就像你潜水时可能听到的声音，一种嗡嗡声，然后你再次浮出水面，还活着，但感到恶心并且呕吐。"

然后他补充说，也许不仅仅是他年少时在芝加哥卖廉价鞋子的日子，让他走上了成为麻醉医生的道路。"也许我一直渴望进入这个领域，这样我就能够掌控，（我永远不会）再次接受那些乙醚麻醉了。那是一段可怕的经历。"

回到家后，我给伯纳德·莱文森打了电话，向他提出了埃戈尔关于"戏剧"和"危机"之间的区别。莱文森犹豫了一下，然后小心翼翼地说道："艾德蒙德·埃戈尔是个好人，他很了不起，口才好得令人难以置信。嗯，但他相信他的麻醉药，不愿意接受它们可能会让思维透过的事实。你明白我在说什么吗？"

实际上，在艾德蒙德·埃戈尔的复制研究中，有一个统计学上的重要发现。作为研究设计的一部分，研究小组决定重复心理学家汉克·贝内特多年前设计的触耳测试，以测试手术病人的无意识记忆。总的来说，乔特科夫和埃戈尔并没有发现那些在手术中被指示在醒来后触耳或摸鼻的志愿者，在醒来后更有可能按照指示去做。但当研究小组将那些事先最容易被催眠的受试者分离出来时，结果显示，这组人在接受采访时更有可能按照指示去触摸自己。这种差异并不是非常明显，但肯定不是偶然。

"有一个统计学上的显著差异，"埃戈尔承认道，"汉克会指出这一点……但该死的，你怎么可能记得有人告诉你拉耳朵，我不知道。"

•

我们是否真正了解另一个人呢？

即使是我们所深爱的人？我们以为我们了解。我们学会了阅读，有时也学会了依赖，但最终这一切都是间接的，通过行动、陈述和暗示。我们构建了一个工作假说，我们称之为丈夫、爱人、孩子、母亲，通过观察和信息，有时甚至是挑战，我们进行着无数递增的、不可重复的试验来测试。最后，如果薄膜保持完好，太阳继续升起和落下，我们同意接受这个事实；我们让彼此成为真实的存在。

"意识是个体的和主观的，因此有人认为它无法被科学地观察和描述。然而，对于这一主张，存在一些争议。"

这些文字是我在一叠厚厚的A5复印件中发现的，它们躺在我书房一个简易纸板箱的架子上已经有好几年了（原来我的X光片也放在这个架子上）。在我脊柱手术后不久，我母亲的弟弟吉姆把它寄给了我。我一直知道它在那里，也许本周前还翻阅过，尽管已经不记得了。要怪就怪那些药物吧。奥施康定、羟考酮，不管在术后几个月里我吃了多少。我也不知道为什么决定现在要打开它。当我打开时，我发现这是一本书的手稿，名为《思维的力学》（*Mechanics of Mind*），写于1942年至1950年（日期后面有一个问号），作者是我的外祖父H. R. 洛夫。

我以前对外祖父了解多少呢？他是一名医生，曾参加过战争。在他早逝后，不止一位年长的妇女走近我尚未成年的母亲，并告诉她："我曾和你父亲一起跳舞。"

正是他鼓励母亲学习艺术。

1956年，《澳大利亚医学杂志》刊载了一篇讣告，上面有一张他的照片。他穿着整齐的制服，仪表堂堂，头发整齐，微微向前倾。我母亲面带沉重的表情，目光坚定。文章描述了他聪明而洞察力非凡的头脑，他早年在墨尔本学医，之后回到布里斯班担任他叔叔的助手，1939年入伍后先在英国担任救护员，1941年被派往托布鲁克，在那里度过了整个围困时期。

这些事情我略有所知。

但在此之前，我并不知道，或者说我不知道我知道。战后，我的外祖父，那位跳舞的人，花了近10年的时间，辛勤地撰写了一份关于意识的手稿。他的目标不仅仅是阐明一个科学框架，还要在这个框架内调和研究意识的各种相互冲突的方法。

他并不认为科学拥有所有的答案。"只要我们不忽视这样一个事实，即我们所处理的不是终极真理，科学方法就能很好地服务于实际的人类事务。"然而，在这些限制下，H. R. 洛夫认为科学是"实践人类事务和促进人类理解的卓越方法"，心灵和物质是不可分割的。

阅读这本未出版的手稿有时是令人痛苦的：收集和参考的文献众多，页面上充满了打字和涂鸦、划掉和增写的痕迹，箭头和下划线交织在一起，聚集和汇集了各种感觉和意义。

我从未见过的外祖父，大致上是一个还原论者。

人们普遍认为大脑是心灵或意识的生理器官。这种信念建立在一些显而易见的观察和命题之上（有一些被划掉了）。第一个简单而基本的命题是：意识可以被睡眠、药物、感染、创伤和新陈代谢紊乱持续地暂时废除。当然，证据是间接的，取决于个人在无意识期间无法对自己身上或内心发生的事情作出任何说明。（下面是十几条划掉的线，然后是他那经典的医生笔迹）。然而，为了实际的目的，可以假定在这些药物的作用期间，意识和行为能力都会丧失。

外祖父的第一个论点是关于语言，第二个是关于艺术。他说，虽然"意识的数据只能被个体描述"，但它可以通过语言和其他符号汇聚起来，建立"共同知识的领域"。在讨论了我们共同拥有的生理学和"同情心"使我们的主观经验在本质上具有可比性之后，他说这些数据可以通过各种形式的艺术创作来表达情感、思想和心态。"艺术对主观经验的意义，就像数学和科学对宇宙的意义一样。"

我们是否真正能够了解另一个人？我不认为可以，至少不完全。然而，在翻阅外祖父的手稿时，我在自己的身体和主观自我中，体验到了一种认同的闪光。

随波逐流

岛　屿

在艾德蒙德·埃戈尔和汉克·贝内特试图复制伯纳德·莱文森的虚假危机研究但失败后的一年，加拿大心理学家菲利普·梅里克尔和梅里迪斯·丹尼曼试图澄清麻醉期间无意识感知测试中"显著和不显著结果的混乱情况"。1996年，他们对40多项试验共2517名病人的数据进行分析，得出结论：在手术期间，仅对病人说好话或暗示积极结果，尽管可能有助于减轻疼痛，但对其恢复几乎没有影响。然而，梅里克尔和丹尼曼确实发现"相当多"的证据表明，只要病人在手术后尽快接受测试（36小时内），就能感知并记住术中提供的特定信息。在此之后，这种影响似乎就消失了。笔者推测，即便如此，病人有时可能会对无意识感知的信息保持相当长的时间。

那又如何呢？如果你把记忆想象成一个相互连接的交通信号灯网络，协调着整个郊区甚至城市各个方向的交通流动，我们在这里讨论的这种学习可能代表单一交通灯的短暂亮起——与一个较旧、更原始的网络相连接的交通灯。这就是所谓的知觉启动，而非概念启动。它记录的是事物而非概念，记录单词而非思想。它唤醒旧的记忆，而不建立新的记忆。信息（一个词语、一个沉默）某种程度上被神经系统处理，但并没有与我们所知道的所有其他事物进行相关的解释或表达。

事实上，梅里克尔和丹尼曼后来认为，也许最终无法一劳永逸地"证明"无意识知觉的存在，即使在完全有意识的人身上。他们说："一个更有用的方法可能是简单地问一句这重要吗？如果这些模糊的知觉过程存在，它们与更直接的同类是否存在重要区别？在感知的信息类型或解释信息的方式上，是否存在差异？作为记忆的主人，它最终是否对你或我产生影响？"

"嗯，是的，可能会产生影响。"

在20世纪90年代初，美国研究者希拉·墨菲和罗伯特·扎荣茨进行了一项引人深思的实验。他们将志愿者分成几组，向他们展示一系列清晰可见的中文文字，也就是表意象形符号，并要求参与者根据每个符号可能代表的"好"或"坏"的概念进行排序，但志愿者并不知道这些符号的具体含义。在研究者展示每个符号之前，会闪现一张人脸图像——要么微笑，要么皱眉，但其中一组志愿者看到这些图像的时间较长，足够让他们有意识地记下来；而另一组人则只能瞥见一闪而过，没有人注意到这些图像。

那些知道自己看到了什么的志愿者被告知要忽略这些面孔，继续对符号进行从1到5的排序。令人惊讶的是，那些不知道自己曾看到过这些转瞬即逝表情的志愿者，排序却最可能受到这些表情的影响。微笑更容易使符号被赋予"好"的排名，而皱眉则更容易使符号被赋予"坏"的排名。那些能够记住所有面部表情的人似乎能够将自己从这些影响中隔离出来，而其他人则不然。人们的感知受到他们不知道的事物的影响，比受到他们知道的事物的影响更为强烈。

这个关于表意文字的实验是梅里克尔和丹尼曼在研究无意识知觉对有意识志愿者影响的一系列研究中的一部分。他们的结论是："综合起来看，这些研究结果为无意识知觉过程的重要性提供了相当令人信服的证据。"

再往前推进大约10年，另一群研究人员正在探索一种不同类型的表情符号。这一次，他们选择了一种普遍的危险信号——恐惧的面孔，来取代微笑和皱眉。同时，他们将志愿者与最先进的神经成像设备连接在一起。科学家们于2004年在哥伦比亚大学医学中心完成了这项研究，并发现当你向某人展示一张瞬间的恐惧面孔图像时，负责处理情绪记忆的杏仁核就会被激活，即使杏仁核的主人否认看到任何不愉快的图像，尤其是那些具有焦虑性格的人。而当恐惧面孔被展示的时间足够长，让志愿者知道他们看到了这些面孔时，大脑中的另一个完全不同的区域就会处理这些信息。这表明，无意识的情绪在焦虑中扮演着非常重要的角色。

实际上，针对有意识的志愿者进行的研究表明，无意识或隐性感知不仅影响我们的情绪，还影响我们的心情、判断、生理反应，甚至可能影响我们的行为。所有这些都是在我们不知情或无法控制的情况下发生的。一位澳大利亚麻醉医生还提醒我注意纽约心理学家约翰·巴格的一项研究。

人们已经意识到，无意识感知的信息对我们如何理解世界产生了巨大的影响。在20世纪80年代进行的种族偏见实验中，仅仅通过向人们展示非裔美国人的面孔这种无意识层次的图像，就能够让人们从积极或消极的角度看待他人。然而，研究这种令人不安的模式的科学家们仍然相信，尽管人们可能无法控制对事物或他人的感受，但他们在一定程度上确实可以选择自己的行为方式。

巴格警告说，并非一定如此。在一系列经典实验中，他和他的团队表明，人们可以在不知不觉中被激发对谈话的兴趣，只需通过重新排列包含"粗鲁""讨厌"和"大胆"等词语的句子。另外一项研究发现，接触到诸如"老""孤独"等词语的人，相比其他参与者，在离开实验室时走路的速度更慢。还有一项研究发现，非非洲裔美国学生在无意识级别看到非洲裔美国人的面孔后，比那些看到白人面孔的学生更容易表现出攻击性。而所有参与者都没有意识到他们被操纵了。当然，研究结果并不一致。20世纪初的一些广为人知的研究未能复制巴格关于行为启动的各种发现。然而，2016年发表在著名的《心理学通报》上的一篇文献综述分析证实了微小但强大的影响，尤其是当行为或目标对被启动者非常重要时。该研究还指出了这种启动的"潜在现实世界影响"。当然，相对于（相对）受控的实验室研究，现实世界更加复杂多变。

在悉尼郊外的一个作家中心，我结识了凯瑟琳·霍尔，她也是本书中常常出现的几个人之一。作为一名平面艺术家，目前她抽出白天的工作时间，专注于为青少年写一本书。几年前，凯瑟琳接受了一次鼻窦炎手术。我一直将鼻窦想象成身体的一部分，就像隐藏在鼻腔某处的一小块螺旋形意大利面。但事实证明，它更像是一种空洞，是骨头中的一个腔体。除了醒来时鼻塞和疼痛的感觉，凯瑟琳对其他事情一无所知，而且感觉很奇怪。"这是一种奇特的感觉，"她说，"我有一种颤抖的感觉，就像我的身体处于紧张状态，皮肤下充满了颤动。我只能将其归因于麻醉药的作用。"

一个月过去了，她仍然感受到那种奇异的感觉，仿佛一直处于紧张的状态中，焦虑悄然而至，她开始变得担心起来。她只觉得有些地方不对劲，仿佛快要死去。

这种感觉在接下来的三四天里不断加剧。一开始，她说："更多的是一种失控感，感觉身体内部发生了一些不可名状的事情。呼吸急促，无法正常呼吸，那种颤抖感更加强烈。"到了第四天，在一个陌生医生的手术室里，她的心脏跳得像击鼓一样。"我的脖子疼痛，无法呼吸，真是太可怕了。"医生检查后悄悄告诉她，她正在经历一次恐慌症的发作。

凯瑟琳以前也曾经历过焦虑。年轻时，她经历过一次严重的车祸，但她说从未经历过像这样的发作。凯瑟琳找到了自己的家庭医生，怀疑这种感觉与手术有某种联系。她隐约记得麻醉医生术后提到过一些事情。关于她的血压在手术中急剧下降——要知道，要让血压恢复正常是非常困难的。"虽然只是顺口一提，但这个事情让我记忆犹新，我从未真正思考过。"然而，她的家庭医生并不在意，认为凯瑟琳患有与此无关的抑郁症和焦虑症，并建议她服用药物并接受心理咨询。凯瑟琳开始去看心理咨询师，这在一定程度上有所帮助。心理咨询师认为，麻醉药可能重新唤起了凯瑟琳早年生活中创伤性事件的记忆。她并没有再次发作恐慌症。"但我仍然有一种根深蒂固的担忧，感觉自己快要死了，总觉得有些不对劲。"

她只是不知道那是什么。

我们知道三件事，还有一件我们不知道的事。

1. 我们知道，在失去意识后，大脑的听觉通路仍能继续处理声音。

2. 我们知道，在外科手术中，接受麻醉的病人仍可能保留隐藏的记忆，其程度与有意识的志愿者相同。

3. 我们还知道，某些麻醉药物在小剂量下会使病人迅速失去对令人不安的图像形成有意识记忆的能力，但杏仁核这个探测威胁的区域仍在幕后活跃。

4. 我们不知道的是，对真正在手术室接受手术麻醉的病人而言，这一切意味着什么。

20多年前，一项奇特而富有创造力的德国研究一直引起人们的关注，上述内容正是对这项研究的解释。当时，由麻醉医生迪尔克·施文德领导的一个研究小组，在进行心脏手术的45名病人中播放了一段录音。在病人的胸部被锯开和搭桥手术开始之间的一段时间里，有2/3的病人听到了一段长达10分钟的录音，其中包括丹尼尔·笛福《鲁滨孙漂流记》的节选。这个故事讲述了一个漂流者在海难中幸存，独自一人流落荒岛，最终在土著"星期五"的帮助和陪伴下学会了生存和发展。研究者解释说："这个故事旨在为病人提供一个寓言，帮助他们应对目前的困境，促进术后的康复。"三到五天后，研究者对病人进行了访问。首先，他们询问病人是否记得手术的任何事情，但没有人记得。然后，研究者要求病人说出当听到"星期五"这个词时，会首先想到哪个词。

"每周最后一个工作日。"有位病人说。"午餐和晚餐都吃鱼。"另一位病人说道。

然而，其他病人给出了不同的答案。

"当你提到星期五时，我想到了一个孤岛和《鲁滨孙漂流记》的故事，"一位病人说道，"但我觉得这与你的问题无关。"

"当你提到星期五时，"另一位病人说，"我记得小时候经常在我父母家附近的河流上的一个小岛上玩耍，我们把那个地方称为罗宾逊岛。"

在对照组的15位病人中，没有人将"星期五"这个词与《鲁滨孙漂流记》联系起来。而在其他接受录音的30位病人中，近1/4即7位病人将二者联系在一起，其中有5人接受了一种特殊的麻醉药。

施文德和他的团队使用脑电监测的方法，对病人从耳朵到大脑中负责处理声音的部分传递过程进行了电脉冲监测。部分病人的脑电图显示，在信息传递期间，初级听觉皮层几乎没有活动，受试者没有显示任何隐藏记忆的证据。然而，提到《鲁滨孙漂流记》的病人，这些听觉信号（被称为"听觉诱发电位"）持续存在。换句话说，他们的大脑仍在处理这些词语，或者至少是部分处理。

对那些关心病人在无意识状态下能接收多少信息的人来说，这项研究有点像罗夏克墨迹测试，不同的研究者通过这项研究的模糊轮廓看到了不同的东西。施文德提出了一种测量工具（听觉诱发电位），麻醉医生可以使用这个工具来预防手术病人形成有意识或无意识的记忆。对其他人来说，该研究所传达的信息是，不同的麻醉药物对记忆形成提供了不同程度的保护。对于一些人来说，该研究的主要结论是，在较深的麻醉水平下，病人不会形成记忆；而对于另一些人来说，即使在完全麻醉的情况下，病人仍然能够接收信息。

然而，对于英国心理学家迈克尔·王来说，这项研究选择的故事——一个独自在荒岛上的人——给予了他力量。鲁滨孙的困境与病人自身经历之间产生了情感上的共鸣。他当时认为，这项研究暗示了比简单的词汇联想更深层的东西。它表明，情感学习比语言记忆更能够抵抗某些药物的影响：一种无法言喻的感觉网络可以在不知不觉中被激活，然后可能转化为行动和行为，以无法想象的方式影响我们的生活。阿布拉卡达布拉（译者注：表演魔术时使用的咒语），正如我所说，它将会实现。

这是一个引人入胜的故事，充满了共鸣和隐喻。

多年后，在王医生即将退休之际，他尝试复制这项研究，但对象变成了重症监护的病人。结果呢？一无所获。两个实验存在一些差异，后者在访问病人之前等待了更长的时间，但王认为这并不能完全解释这个结果。他承认，这让人感到失望。

于是，我们又回到了起点。

现在你看到它了，现在你又看不到了。

•

与英国心理学家杰基·安德拉德交谈，给人一种非常安心的感觉。我不知道在她不从事教学、研究或与像我这样的人交谈时，她会做些什么。也许她的行为有些古怪：或者提出一些未经证实的疯狂主张，或者与陌生人站得太近。但是，我并不这么认为。她带着柔和的德文郡口音，平静而直截了当地解释她的工作。每次听她讲话，我都如沐春风。她第一次听到人们在麻醉状态下可能形成隐藏记忆的说法时，感到难以置信。即使在20世纪90年代中期，她在同事的说服下对现有文献进行了回顾，仍然对证据感到失望。她认为，问题可能出在研究设计或麻醉技术上。"我是最大的怀疑者"，这并不是说她被艾德蒙德·埃戈尔在1995年重复伯纳德·莱文森的虚假危机研究说服。"我认为如果它成功了会非常有趣……但如果没有成功复制，就显得没那么有意思了。"最终，她像埃戈尔一样，决定让科学来说话。

在她的博士生凯瑟琳·迪普罗斯完成初步研究后，两人像10年前的埃戈尔和贝内特一样，开始解决这个问题。他们使用静脉麻醉药丙泊酚和氧化亚氮对手术病人进行麻醉，并进行BIS监测。这项艰苦的研究旨在确认记忆是否真的能在深度麻醉期间被唤醒和重新激活。如今已成为普利茅斯大学心理学教授的安德拉德说："我相信，只要你正确地进行测试，并适当地监测麻醉深度以确保病人真正失去意识，他们就不会有记忆。"

然而，结果却出现了记忆。

"我们确实做得很好！"

效果有多大呢？实际上并不算太大，相当微小。安德拉德表示，向被麻醉的病人播放单词可以使他们在后续的词条完成测试中选择这些单词的概率提高33%，但这仍然只是一个"相当微小"的数字。平均而言，在一组7个单词中，病人只记住了其中的一半。而且，他们学习的并不是新的信息，只是现有的记忆被唤醒而已。

"尽管效果微小，但我认为它可能真的很重要。出于伦理原因，我们只使用了人们已经非常熟悉的中性词来进行研究，比如桌子、汽车之类的词语。"安德拉德接着推测，试验效果如此微小的原因是，对于病人来说，这些单词并不重要。如果给被麻醉的你或我一些我们关心的内容，比如我们的名字、所患疾病或预后，与一些不相关的信息相比，我们处理这些信息所需的脑力会更少。这就有点像在一个拥挤的房间里突然听到自己被提及，尽管其他人都在喋喋不休。我们在一生中已经有太多识别这类特殊单词的练习，即使在我们的神经元已经超负荷的情况下，这类特殊单词也能迅速地沿着熟悉的神经通路滑行。安德拉德对麻醉做了一个比喻："即使你的听觉皮层只有少量活动，这些信息仍然能够比不相关的信息传递得更好。"

她认为自己的研究之所以重要，还有另一个原因，那就是虽然实验基于病人熟悉的单词来创造记忆，但每个单词都能引发一系列联想。

因此，如果你对自己的身体感到不舒服，例如无意中听到有人说"胖"，你会将其解读为适用于自己，这不仅会唤起"胖"这个词，还会唤起你对自己体重、外貌等方面的所有焦虑。我选择这个例子是因为，在麻醉医生的工作中，他们可能会评价肥胖病人的体重，因为对肥胖病人进行麻醉更具挑战性，这对他们决定如何进行麻醉是至关重要的。

安德拉德的研究提出了一种可能性，即在这种情况下，即使处于麻醉状态，病人的大脑仍可能对这些评论做出反应。她表示，这只是一种猜测，并且很可能保持现状。即使从伦理角度来看，研究人员可以对无意识的外科病人说一些令人惊恐或侮辱的话，但很难将病人行为的任何变化完全归因于对该事件的隐藏记忆。人们在手术后会感到奇怪或不安的原因有很多：疼痛、失眠、焦虑、身体形象的改变等。当然，许多甚至大部分人在离开医院时会相对平静，但这并不意味着问题微不足道。安德拉德说："因为在临床工作中，对病人来说，外科医生、麻醉医生和手术室工作人员所说的话，比我们作为实验者所说的更具有深远的意义。"

梦　境

在进行早期调研时，我有一天给父亲打电话，告诉他我正在撰写关于麻醉的文章。

他说："哦，真好。前几天我还做了一个关于乙醚的梦。"

我父亲像他那个年代的很多人一样，在10岁左右就做过扁桃体切除手术。那应该是在20世纪40年代末。他不知道当时使用了什么麻醉药，但清楚地记得有东西贴在他的脸上。他感到恐惧，有一种窒息的感觉，还有一种难闻的气味。那很可能是乙醚，或许是另一种早期的麻醉药物氯仿。在被麻醉后，他开始产生幻觉，或者说是做梦。在梦中，他坐在天空中，双腿伸直。当他感到相当放松时，他看到远处有一朵云向他靠近，一朵庞大的白云"不可阻挡地越来越近"。随着云的靠近，父亲变得越来越不安，直到慢慢地被云笼罩：先是从脚趾开始，然后是大腿，最后是整个身体。在接下来的几年里，他反复做着这个噩梦，这个景象或类似的变化一次又一次地出现：他坐在天空中，双腿伸直，远处的那片云向他靠近……

我问他那种感觉是什么样的？

他说："噢，绝对是恐怖！"

梦境在麻醉学的理论和实践中占据着一个模糊的空间。手术后，病人经常报告自己做了梦。最近的研究表明，大约有20%～50%的病人在手术过程中可能会做梦，然而医生们往往很少关注这些报告。大多数医生将梦视为一种奇特的现象，或许只是心灵中的杂音，就像数码摄影中的"噪点"一样，一种由药物引起的幻觉或副作用。但可以肯定的是，自从人们开始接受麻醉以来，梦就一直存在。

在威廉·莫顿于1846年奇迹般地演示乙醚麻醉后不久，一位外科医生亨利·比格洛来到莫顿的诊所，目睹这位牙医使用这种新技术进行工作。尽管比格洛之前已经接触过乙醚和氧化亚氮，但他从未在外科手术的背景下使用过。他这样描述道："根据我以往的经验，乙醚带来的兴奋程度与氧化亚氮或埃及大麻的兴奋程度相当，尽管可能没有那么愉快。"他着迷地观察着莫顿处理病人的过程。其中一个病人是"一个16岁的中等身材和力量的男孩"，在吸入乙醚一段时间后最终昏迷了3分钟，在此期间，莫顿拔掉了一颗令人烦恼的臼齿。"在拔牙的那一刻，他的表情显示出疼痛，并抬起了手。当他苏醒时，他说自己没有感到疼痛，而是做了一个'非常安静的美梦……并且梦到了拿破仑'。"

比格洛写道，还有一位病人：

那是一位中年女性，看起来身体健康。她吸入了4分钟的气体，接着在接下来的2分钟里，医生拔掉了她的一颗智齿。而在她沉睡的时刻，微笑不离她的唇边，持续了整整3分钟。她的脉搏达到了120次每分钟，手术时并未受到任何干扰，但在睡眠中，脉搏却变得缓慢起来。当她苏醒时，她惊叫道："太美了！"她梦到自己在家里，好像她已经离开了一个月。

比格洛说："这是典型的乙醚反应。莫顿医生说过，在多达两百多名病人中，产生了类似效果。"

这种吸入后的昏睡状态具有特殊性。病人失去了自我意识，在一段时间后醒来，要么完全不知道发生了什么，要么只保留了模糊的回忆。剧烈的疼痛有时会变得麻木，有时病人甚至会误以为手术是在别人身上进行的。

实际上，这些梦境有时如此令人愉快，以至于医生们都感到震惊。美国麻醉学家罗伯特·斯特里克兰和约翰·巴特沃斯在十年前就指出，在乙醚麻醉公开演示后的几年里，医学期刊上开始出现了一些病人（主要是妇女）从麻醉中醒来时处于高度兴奋状态的报告，有的做了春梦，有的言语淫秽。新英格兰医生莫尔顿·斯蒂尔引用了19世纪50年代的一份报告，其中提到一名德国妇女从乙醚麻醉中苏醒："处于高度兴奋状态……眼睛闪闪发光，带着非常明显的强烈性欲望。"在杜布瓦教授提到的一个案例中，一位接受阴道手术的巴黎妓女后来报告做了春梦。而在杜布瓦的另一个案例中，"这个女人在进入昏迷状态时，拉住一个工作人员亲吻。后来她承认在乙醚麻醉时梦到与丈夫交欢"。

这样的案例虽然引人注目，但并不常见。斯特里克兰和巴特沃斯指出，今天一些常用的麻醉药也可能引起类似的反应。实际上，他们说："作者在自己的麻醉实践中也遇到过镇静或麻醉病人出现性幻想或梦境……"在本书的调研过程中，一位麻醉医生告诉我，一个从手术中醒来的病人显得非常高兴，立刻问医生使用了哪种麻醉药。原来，这位病人使用的是丙泊酚，一种越来越受欢迎的静脉麻醉药物，易于使用且病人满意度高，因此受到麻醉医生的喜爱。

为什么病人会这样问呢？

"你绝对不会相信，我刚才高潮了半个小时！"众所周知，麻醉药具有抑制作用，在第二阶段尤其明显，被形象地称为谵妄或兴奋阶段。就像酒精一样，它们会抑制那个彬彬有礼的自我。病人在昏迷前，会告诉外科医生他们有多迷人，甚至邀请他们约会或上床，这并不罕见。也许，这种冒失行为会进入梦境。

梦境本质上是短暂的，但却给病人和外科医生带来一些非常实际的问题。莫顿成功演示乙醚麻醉后的几年里，有几起案例报道称，女性在接受医生的麻醉后声称遭到性侵。1847年，巴黎发生了一起指控一名牙医虐待两名他治疗过的女孩的案件。其中一个女孩后来表示，她知道他在抚摸她，却无法移动或反抗。尽管该牙医予以否认，但仍被定罪。几年后，医学杂志《柳叶刀》发表了一篇文章，总结了医生或牙医被乙醚或氯仿影响的妇女错误指控的各种案例。有一位妇女在分娩后醒来，确信医生对她进行了猥亵，尽管她丈夫一直陪在一旁。

对于这些故事，我们很难做出明确的评判。一方面，女性在其中表现得极为脆弱（几乎所有早期报告都来自女性），容易受到一些不怀好意的医护人员的攻击。另一方面，乙醚等药物具有心理改变的效果。无论如何，无论是真实还是虚构的梦境，都给梦者或所谓的梦者带来了真实而可能持久的痛苦。斯蒂尔坚信，乙醚和氯仿可以产生栩栩如生的梦境，或者对从未发生过的事件有所"记忆"，抑或是对"真实事件的扭曲"。除了其不可靠外，令人震惊的是它们的持久性。他写道："有理由相信，乙醚所引起的梦境留下的印象，可能永远固定在记忆中，就像真实事件一样生动形象。"

几年后，在乙醚公开演示之后，外科医生和牙医（完全是男性）的主要教训是，要确保他们永远不与没有意识或看起来没有意识的病人单独一室，尤其是女性病人。另一个相关教训是，麻醉中苏醒的病人是不可信任的。《波士顿医学和外科杂志》在1854年的一篇社论中写道："我们的观点是，即使是被乙醚部分麻醉的病人提供的证据，在未经证实之前也不应该被视为有效。"考虑到这一点，现今的医生与当时一样，更倾向于将病人所声称的麻醉意识（包括性意识）视为梦境或幻觉，这并不令人惊讶。

2009年7月，匹兹堡的一位牙医被17名病人指控犯下多项性侵犯罪。然而，马里亚尼法官在判决中宣布他无罪。尽管这些妇女的叙述"令人信服和不安"，牙医也相信他们的真实感受，但辩方提出了一种论证：这些妇女受到了能够"扭曲记忆和感知"的强效药物的影响。然而，2014年发生在加拿大的案件却呈现了完全不同的结局：一名麻醉医生因在手术期间对21名被镇静的妇女进行性侵而被判处10年监禁。

至少从这些经历中，我们清晰地看到了麻醉、梦境和现实之间模糊的界限，以及它们彼此交织的现象。这令人深思。

·

我回想起在麻醉期间做的梦境。周围是一片由纸浆构成的深渊，其中有许多鱼和一篮子面包。我梦见听到了麻醉医生的声音，那声音让我感到极其放松，尽管我不记得他说了什么。

在麻醉期间，这个病人曾被播放过《面包和鱼的奇迹》的故事。

我是一个热爱梦境的人，无论是自己的梦还是别人的。我喜欢这种感觉：在日复一日的沉重负担、琐事和纠结之下，还有另一个更为狂野的自我存在着，一个只对自己负责的人。多年来，我经常梦见自己要去滑雪。这些梦始于我十几岁时，当时我连滑雪鞋都没有穿过。在梦中，我充满了巨大的期待和愉悦，准备好迎接下坡的刺激。然而，不可避免的是，我总是找不到滑雪板，或者雪已经融化，或者发现自己并不站在一个明亮的高山斜坡之巅，而是处于一幅看起来像是廉价儿童书中插图边缘的位置——一幅平面且糟糕的绘画，描绘着寒酸剧院的背景。

这些梦总是令我失望——或者说是我让它们失望了。但我现在最清楚地记得的是，它们激发了微妙的可能性：那个斜坡确实存在，总有一天我可能会滑下去。也许，这些梦揭示了我对掌控的渴望。如果我在清醒时没有那么多杂念，我的梦就不会如此具有困扰性。事实上，有些梦境的记忆比整整一年的清醒生活还要清晰。对于事件、地点，甚至人物的回忆只是断片的存在。几十年的生活，我只保留了一些片段。然而，有些梦境，即使在多年后的今天，仍然比我日常生活中发生的任何事情都更为重要、更为生动。

梦境理论如同梦境本身一般令人困扰且充满纷争。一方面，有人认为梦只是夜间大脑突触在补充和重组时产生的精神碎片。而另一方面，弗洛伊德和荣格这些巨人的阴影笼罩着他们，他们则认为梦有深层意义，通常是有意识或无意识的记忆或冲突的象征表达。梦境是处理和解决日间恐惧的一种方式，是自我传递信息并自我编码的形式。尽管与外部世界分离，但不同的研究者都指出，做梦本身就是意识的一种形态。

作为一个记得梦境并能回忆的人，从统计学上来说，在麻醉状态下我更可能做梦，至少是能记住所做的任何梦。然而，在我的早期麻醉经历中，却没有留下任何这样的记忆，每一次都是空白一片。

但是，在撰写本书的过程中，我的梦境发生了一些变化。

2005年6月，当我从短暂的睡眠中早早醒来，思考着这本书的结构和篇章时，身心疲惫的我一直试图摆脱做梦的困扰。突然间，一切变得清晰如白昼，我仿佛躺在旁边、沉睡于另一个独立的容器里。那个梦境浮现出来，是一个奇异的哥特式故事。我置身于一个洞穴般的空间，感觉像是在某个大房子的地窖。梦里有一本书，书中讲述着过去发生在另一个房间里的故事。那是一个男人的遭遇，可怖到无法用言语完全描述。

它被描绘在一本厚重的古老书籍中，字迹古朴，书籍或许来自中世纪，大部分内容我都无法辨识。然而，这已足以让我感受到，曾在此地发生过一些巧妙设计的酷刑，也许包括阉割。我清楚地意识到他所经历的恐怖。除了那本书之外，只剩下一片干瘪的皮肉和一缕头发，它们被割离了他的身体。头比我想象中要大，呈现出不规则的圆形，干枯得黑如漆。我小心翼翼地用湿布擦拭，生怕它因为压力或湿气而破裂，然而却没有发生。之后，我穿过一条长走廊去寻找我的儿子。

自千禧年开始，凯特·莱斯利和保罗·迈尔斯因他们对B-Aware麻醉深度监测仪的研究而备受关注。他们开始思考梦境的奥秘，然而这并非我们每个人在夜晚所做的那种梦。作为研究的一部分，他们询问了手术后的病人是否记得自己在麻醉期间做过梦。

"我梦见我的女儿，她怀孕了，并正在接受剖宫产手术。"一位女性说道。

"我的梦非常生动，我梦见从一条隧道中救出一只小狗，驾驶着飞机，游泳，并最终被困在一艘船上，"另一个人说道，"我感到行动受限，仿佛快要窒息。"

还有人梦见自己在一艘船上钓鱼，但却在暴风雨中沉没了。

考虑到BIS监测可以极大地降低病人在手术中苏醒的可能性，莱斯利想知道这些梦境，或者至少某些梦境，是否可能代表了手术患者在麻醉期间对外界的感知或者说是一种"几乎被遗漏的感知"时刻，这些患者实际上并没有完全失去与外界的联系。实际上，做梦者们在手术后苏醒得更快，并且对自己的麻醉经历整体上也不太满意。

当然，研究中病人所描述的一些梦境，似乎不约而同地让人想起他们刚刚在手术室里经历过的情景："我梦见我正在与我的麻醉医生谈论这项研究，突然被医生试图叫醒我的声音打断了。"然而，莱斯利正在调查的另一种可能性是，做梦者实际上是在描述药物引起的幻觉。这几乎就像是150年前关于此问题的辩论再度上演，只是少了那场关于性的争论。

但这一次，莱斯利拥有一个至关重要的优势。在B-Aware研究中，使用BIS监测仪使报告做梦的病人的比例减少一半。她深信通过BIS，她得到了一个可以准确测量病人麻醉深度的工具。在一项新的研究中，她和同事们监测了300名接受择期手术的病人的BIS值。在病人苏醒后立即进行访谈，并在2至4小时后再次访谈，将结果与BIS的测量值联系起来。近1/4的病人在一或两次访谈中提到了做梦的经历。2006年，在发表这项研究之前，莱斯利曾说："有很多梦，其中一些是美好的。"

很多梦似乎与手术无关，但也有一些明显与手术相关。她讲述了其中一个，这个梦表明病人可能在手术过程中醒来了。

这名女性在我的麻醉下接受腹部粘连分离手术。没错，这是肚子里的手术。所以，这是个刺激性强的手术。在手术快结束时，她动得很剧烈，我说："别担心，一切都很好，我们会给你更多的药物。"（我就是这样做的，大家都认为我疯了……）然后，我又让她睡着了。术后，她说自己做了一个梦，梦见自己坐在一辆汽车里，很可能是辆救护车，却掉进路上一个巨大黑洞里，车子一直下坠，她却无法动弹，但她听到一个医生说"一切都很好"……两三个小时后，她完全记不得这个梦了。

莱斯利幽默而风趣地向我讲述了这个故事。她喜欢梦境，尽管与我不同，毕竟她是一位科学家。

研究小组最终得出结论，无论麻醉有多深，大多数人都会做梦。这些梦境大多令人愉快，涉及熟悉的地方、家人或朋友。莱斯利认为，这些梦境并非发生在手术过程中，而是出现在手术结束后的恢复室里。这可能是催眠药物的残余作用，或者是病人在正常苏醒之前进入了正常的睡眠状态。她强调指出，麻醉并不等同于睡眠。

当然，这并不意味着二者没有共同之处。研究人员已经报告称，部分麻醉药似乎会影响大脑的睡眠回路。但是，二者之间存在关键差异：首先，睡眠不会致命，而像丙泊酚这样的药物却导致了歌手迈克尔·杰克逊的死亡；其次，当你在睡觉时，如果有人用小刀刺向你的腿、腹部或眼睛，你会立即醒过来。莱斯利现在确信，在从麻醉中苏醒的人里，所报告的梦境虽然有趣，但并不重要。

但故事还没有结束。

莱斯利提到了在研究初期遇到的另一位病人，他接受了膝盖手术。他梦见自己的膝盖内有一家奥尔齐超市。里面有许多购物车，但人却不多。他感到非常孤独。莱斯利说："这个奥尔齐超市的梦，具备了药物引发幻觉的所有特征。你知道，如果你吃了蘑菇或其他某些东西，就会想到这类事情……"

我不完全同意她的观点。我认为，如果需要对膝盖进行手术，很可能会梦到一些情景：金属碰撞发出的声音，孤独感弥漫其中。对我而言，这个梦似乎充满了深沉的暗示。我想了解一下病人是否曾经去过奥尔齐超市。她后来说："没有，从来没有。"

"所以，象征主义并不是绝对重要？"我问道。

"在我看来，唯一有意义的象征主义是，他们是否借助麻醉期间所获得的信息构建梦境。"

我想起了父亲和他关于乙醚的梦，不知道这是否符合"麻醉期间所获得的信息"。那朵云的形象是在他进入或离开麻醉状态时形成的吗？从病人的角度来看，信息在这个过程的哪个阶段获得并不重要。重要的是，他们现在带着这些信息。

我现在需要明确一点，我像艾德蒙德·埃戈尔一样，是科学的信徒。我来自一个崇尚科学的家庭。尽管母亲从事艺术，但她的父亲是一位医生。与我一样，我的父亲致力于在新闻报道的限制下平衡混乱的生活。2004年，有位朋友要求我观看电影《我们到底知道什么》（*What the*

Bleep Do We Know）的DVD版本。然而，这部电影中的调子、笼统模糊的断言、做作的音乐和画面让我感到有些尴尬。

尽管如此，后来我前往图森进行了一次采访，与这部电影中出现的一位科学家见面。他叫斯图尔特·哈默罗夫，是一位备受尊敬的麻醉医生。他认为意识是一种量子过程，通过被称为微管的微小蛋白质组装体之间的相互作用产生，这些微管形成了大脑神经元内的活动。他曾与著名的英国物理学家罗杰·彭罗斯合作，提出意识存在于时空几何中（哈默罗夫将其称为"宇宙的精细尺度结构"），并将微管内发生的奇异现象与大脑相互联系。哈默罗夫非常有魅力，是个天才。他所谈论的大部分内容都超出了我的理解范围。我们没有深入探讨隐藏的无意识过程，也没有讨论伯纳德·莱文森将梦视为"华而不实的闹剧"。当然，哈默罗夫确实推测，梦可能遵循量子逻辑，具有"离奇的多重可能性和深层次的联系"。

尽管这并非当初我想要表达的内容，但一想到伯纳德·莱文森，我便意识到我喜欢阅读他的文章和与他交谈的原因之一是他谈论事物的方式。他笔下那汹涌的、布满岩石的河流，那在外科医生和他之间流淌的焦虑，还有层层叠叠、相互联系的事物……所有这些都成为了叙事的工具。相比之下，量子计算模型、关于梦境的统计分析则需要通过精确而严谨的测量，试图系统地理解这个世界，需要证明一切是否存在，而非仅凭我们的感觉。这种努力几乎是不可或缺的。然而，我却不禁意识到科学与生活经验之间存在一道鸿沟，它会因我们观察或测试世界的哪一部分而摇摆不定。正是在这个不确定的空间里，许多使我们成为独特的人的过程发生了。

不论如何，研究人们确切记得自己做过哪些梦还是非常有趣的。凯特·莱斯利2007年的研究详细描述了47个梦境，其中有5个（略高于10%）涉及到水或钓鱼。

"我在海滩上露营、漫步，看到河上有座高高的水坝，检查着水坝，因为河流被堵住了。场景依然美丽，他与一位友善的人在一起。"

"梦见一个鱼儿在鱼缸里，周围环绕着海藻，蓝色的水花四溅。"

有人梦见自己的工作，而有人梦见度假："学校组织的一次海滩旅行，非常有趣。"

然而，迄今为止最常见的梦境是关于家庭和朋友的。1/3的做梦者梦见了父母、孩子、兄弟姐妹或伴侣。偶尔，这些梦会带来不安。"梦见女友，却失去了她，试图找到她……"

许多梦境温暖而令人愉悦。

"梦见男友在身边与自己交谈。"

"梦见家人围绕着自己，给予支持。"

"记得自己独自在花园里，那里有个秋千，妹妹也在那里，已经有整整9年没见到她了。"

"梦见一场板球比赛，和她的3个孩子及4个孙子一起玩……那是美好的一天……"

然而，还有五六位病人报告了不愉快的梦境。

"我梦到了在上课，正在一个初级班教学，感到非常痛苦，渴望妈妈的陪伴。"

"我被一只老虎追赶着，我躲在一个玻璃房间里，十分害怕。我通过一扇玻璃门逃出去，但老虎仍然紧追不舍。它发出咆哮声，我拼命地奔跑。"

奇怪的是，有几个梦与食物相关。"我梦见参加了一个烧烤派对，桌上摆满了诱人的香肠。尽管我并不喜欢香肠，但我感到极度饥饿。"

我想起了我曾与保罗·迈尔斯一同观摩心脏手术时，护士承认烧灼肉体的气味可能会让人分神。"有时候，如果在午餐前做手术，我会感到饥饿。"

"那些做过烧烤和肉类梦的人怎么说？"我问莱斯利。

莱斯利回忆起她处理的病人中没有一个人提到过"嗅觉梦"。虽然有社交梦，但没有烧烤梦。

那么，刚才的几个梦算什么呢？

莱斯利平静地回答："你试图将烧灼肉体与做梦作类比，我对此并不赞同。"

我坚持道："其他研究人员的报告呢？他们确实偶尔提到了烤肉。"

莱斯利稍作停顿后继续说道，似乎从未讨论过烧烤之类的话题。"所以，我的意思是我非常喜欢梦境研究，我觉得它很迷人。你知道，每个人都必须找到自己感兴趣的领域，哪怕别人认为它无聊。而我发现，有25%的人在深入探索梦境，我真的很享受进一步研究它。"

"在梦境和清醒之间找到某种特殊联系，在某种程度上会是一件美妙的事情。但根据我的研究结论，这只是一种无害的副作用，与麻醉有关。"

这就是科学的结论。

然而，在手术麻醉后，人们确实会做一些奇特的梦。我曾遇到一位名叫黛博拉·克利卡的女编剧，在术后几个月里，她做了一系列关于驾驶红色汽车的梦，仿佛是电视剧的情节一样。在第一集中，她身处山脚下，紧握方向盘，车上坐着为她进行手术的外科医生。第二集中，他们两人开车登上了山顶。而在最后一个梦中，她独自一人置身山巅，外科医生早已离去。她最深刻的记忆是那种被人抛弃的感觉。

在我母亲刚出院不久，她做了另一个梦。近年来，她对漂浮的网格产生了兴趣，并将这些网格覆盖在她所看到的空中景象上，形成了令人不安的效果。这些网格线就像漂浮的数学方程一样在空中盘旋，而其中隐藏着答案。我发现，这些作品比起她以前的有机作品更难以让人欣赏。我不知道为什么。也许是因为我感觉有点像透过复杂的瞄准器或者从监狱牢房窗户观察这一切一样。又或许，仅仅因为它们给人的感觉更加冰冷、理智，完全失去了早期作品中那股水流涌动的感觉。总之，在这个梦里，我的母亲正在绘画，或者说试图绘画，只不过她的画布被一个网格占据，这个网格给梦境和梦者强加着自己严格的规则。我的母亲表示，它需要以特定的方式填充，只有满足了它的要求，她才能将手移动到下一个方格。她并不喜欢这样。

当我母亲第一次告诉我这个梦时，她只提到了网格、束缚和不安。大约一个月后，当我们再次讨论这个梦时，她还记起了另外一件事：在网格的另一边，有一群身穿西装的男人，友善地望着她，脸上挂着微笑（非常友好的微笑）。

这段对话发生在我开车的时候，我们正准备前往布伦斯威克找一位装修工匠来修缮两把椅子，这两把椅子曾是我外婆留给母亲的。几年前，母亲的姑姑南希临终前要求她更换椅面。当时母亲觉得有些滑稽。现在，她却在这里做着同样的事情。不知道为什么，她却感到这非常有意义。她希望这些椅子能保持良好的状态。我驾驶着车，而母亲则沉浸在胡思乱想之中，就像你开车时既能注视窗外又能思考内心。接着，她回忆起60年前在寄宿学校时做过的另一个梦。

梦中，许多身着西装的男人在学校的庭院里走动。草坪被一条用砖铺成的人行道环绕着，这些人围绕着草坪有秩序地步行。母亲说："实际上，他们可能根本没有注意到草坪，而是全神贯注地交谈着。"母亲对此感到复杂："我觉得自己位于比那些穿西装的人更好的位置，因为我可以在草坪上自由行走，而他们却不敢……"

她说："真是太奇怪了。"

她稍作停顿后又补充道："但是，我父亲一直都穿着西装。"

1956年9月1日，《澳大利亚医学杂志》刊载了一则关于我外祖父H.R.洛夫的讣告："H.R.洛夫有时会出现一种近乎疲倦的状态，但很快便过去了。通常，他在没有明显努力或匆忙的方式下，就能完成非常可观的工作。"

　　在他未完成的手稿中，外祖父探讨了联想模式和抑制模式。这些模式首先在神经系统内竞争表达，然后在精神层面展开较量。他将后者称为"挫折"。易怒、抑郁和身体不适都是挫折所带来的后果。"正常人受到的反应性紊乱，可能源自其深刻而无能为力的本质。"这种反应或许反映了正常人无法适应陌生或敌对的环境，环境需求与满足需求的能力之间存在差距，对等但对立的环境或要求之间存在差距，比如可能发生在服役军队中的情况。

　　1941年，我的外祖父目睹了这种持续了241天的挫败。当时，驻扎在利比亚托布鲁克的盟军部队被围困，士兵们在战斗中开始"在炮火下狂奔"，而将军则以"被动、拘谨和无能为力"之态应对危机。

　　然而，祖父并没有选择保持被动。"他被派到一个庞大的病房负责，里面满是身心疲惫、严重摇摆不定的士兵。他坚定立场、积极乐观的性格让他们恢复了信心和士气，绝大多数人很快重新回到了自己的部队。"他的讣告这样写道。

　　也许，成功本身就是一种挫折。这并非我外祖父亲口所言，但正如他曾暗示的那样，我们无须参加战斗或将他人送上战场就能体验到挫败感。

　　文明社会的结构赋予个体许多类似的挫折，而人作为社会动物最重要的品质之一，就是他有能力克制或升华挫折。无论何时，当欲望被限制时，他的性欲、攻击和逃避反应，甚至他的笑容与泪水，都受到外界的禁锢，并受到社会及其他惩罚的威胁。

外祖父从未提及自己的挫折。他在托布鲁克被围城数月，他的健康出现了问题，但表现还算合格。从母亲那里听来的描述是，在布里斯班这片舒适的保守主义土地上，对他来说有些沉重。她形容外祖父性格开朗，好奇心强，喜欢结伴同行，热衷于交谈和艺术，也愿意与记者们在并不起眼的酒店一同畅饮。

在这一切之间，他仍不忘努力地写作。

·

当我在梦中或从梦中醒来时，我突然意识到一个真相：梦境并非神经静电，也不是我们清醒时生活的碎片。它们有特定的目的和功能。在梦境中，我明白了这一点。梦境的功能是将我们日常生活中琐碎的片段和道具聚集起来，以照亮那些重要而巨大的事物，远超个人无意识的范畴。对于其中的某些事情，我感到它们的真实存在，尽管我并不了解其中的原因、意义何在。

改变的状态

有一天，我不情愿地将自己关进书房，突然意识到自己已在同一章花费了一年多的时间。每当坐下来，我仿佛就消失了。这种感觉就像在梦中，你想跑，但却只能以慢动作的方式移动。每一种思绪似乎都是无穷的，每一个联结犹如被强迫连接的负极。我的大脑宛如一锅粥。一位朋友说："你所形容的是阻抗。"这种阻抗以多种方式体现，比如步行、说话、购物、睡眠、进食和饮水，然而最为强烈的表现莫过于在撰写书稿时我无尽的拖延。

例如，有一天我曾写道：

澳大利亚哲学家大卫·查尔默斯认为，一个完备的意识理论必须解决两类基本问题：简单问题和困难问题。他故意轻描淡写地表示，简单问题涉及人类大脑精确的机制，它包含数十亿个神经元和数万亿个突触连接，从而产生有意的知觉。而困难问题则在于解释这个无比复杂的机器如何产生主观经验，也就是查尔默斯所称之为"感受质"（qualia）：对蓝色的感觉体验，巴赫大提琴独奏时动人的心灵共鸣，或者脚踩湿沙时的凉爽感。一些科学家似乎在第一个问题上取得了进展，确定了意识所需的各个脑区和过程，但查尔默斯认为，纯粹的机械模型很可能无法给出有用的答案来解释第二个问题。

随后，我发现自己在旁边又写下这样的话：

梦中，我向山脚下走去，手里拿着一个篮子，里面是一只猫。当我走近时，却嗅到了一股难闻的气味，我心想这只猫可能得了坏疽。我明白我应该帮助它，但那种恶臭让我感到恶心。然后我意识到，散发出臭味的并不是猫，而是篮子旁边未孵化的鸡蛋。鸡蛋上有一个小小的洞口，似乎有什么东西想要从里面钻出来，但鸡蛋已经腐烂了。那股恶臭的东西在洞口周围冒着气泡。我又注意到猫正处于水中，几乎被淹没在篮子里。突然间，它站了起来。它庞大而黑暗，身体柔软。它连看都没看我一眼，就从我身边迅速离开了。

两个相互争斗的念头在那里纠缠，彼此疏远，也疏离了我。直到最后，我将其中一个或全部都移开，然后重新开始。这种情况持续了好几年。

同时，对于查尔默斯，我感到抱歉，我想知道他的问题是否可以借鉴来帮助无意识的研究，尤其是麻醉后的无意识。在这个背景下，简单的问题是确定麻醉药如何与人的大脑相互作用，以产生足够深度的无意识状态，使医生能够在你毫不知情的情况下为你进行心脏移植手术。困难的问题可能是，这种无意识状态的主观体验是什么？如果有的话，被麻醉的人会感受到怎样的感觉呢？

在波士顿的康威医学图书馆内，收藏着一本薄薄的书籍，封面上用褪色的蓝织物装饰，上面印有金色字体。这本书正是1874年出版的《麻醉学启示与哲学要点》（*The Anaesthetic Revelation and the Gist of Philosophy*）。作者本杰明·保罗·布拉德是位哲学家、诗人和神秘主义者，他凭借早期使用麻醉药物的经验，得出了一些见解，并将其转化为一篇宣言。

经过近14年的实验，我亲自确认——任何人都可以自行验证——从麻醉昏迷到恢复理智或"苏醒"之间存在一个不变且可靠的状态（或无条件状态）。在这个瞬间，生命的天才会展现出来，然而，在正常情况下，我们无法记住这一切。对于每个人来说，由于不经常接受麻醉，这种状态完全消失，并被掩埋在回归常识时的喧嚣中……

当莎拉·施密特年仅32岁时，她接受了一次卵巢手术。她从一开始就感到非常不安，并向我诉说她的脆弱："我记得当时对他们说，请不要看我的身体，不要看我的身体。"

麻醉医生试图安抚她："别担心，我们都是专业人士。"

莎拉并不相信。当她醒来时，手术已经结束，令她感到异常平静。几天后，她回到家，并开始感受到手术经历悄然渗入她清醒生活的迹象。起初，她只是零零散散地回忆起一些片段。"只是一点点记忆。医生们在谈话，然后突然涌现一种完全不同、意想不到的感觉。我有一种从身体中脱离出来的记忆，不再是对事物的全貌，而是那些在手术中进进出出的瞬间……我感觉自己能自由进出我的身体，仿佛身体成了一个向外开放的门店（她笑了），你可以随意进出。"

"你知道何时会有这种似曾相识的感觉吗？"她说，"当你的身体发出那种不安的声响时，就会出现那种感觉。那是真实的身体感觉。如果我再深思熟虑，感觉就像是一个可以移动的人，被带入和带出我无法控制的境况中。这么说有道理吗？真的很难形容。"

她说，当时这种感受并没有带来不安，但如今却让她深感困扰，主要因为它屡次发生。上一次发生是数月前，在我们对话之前。"我躺在床上，感觉卵巢疼痛得厉害，然后这件事就被触发了。整晚都像是坐过山车——哇，我出去了，然后又回来了。实在是太奇怪了。"

麻醉药，确实是一种极其奇特的物质。

美国哲学家和心理学家威廉·詹姆斯曾写道："真理在琳琅满目的证据之下，向人们展示了广袤的视野。"他深受本杰明·保罗·布拉德启发，尝试使用氧化亚氮来记录那转瞬即逝却生动的洞见，这是一种"强烈的形而上的启示"。

心灵在理解存在的各种逻辑关系时，显露出明显的微妙性和瞬时性，超越了寻常的意识。只有恢复清醒后，才能感受到洞察力的消退。人们只能茫然地凝视着几个不连贯的单词和短语，就像盯着晚霞刚刚从苍白的雪山之巅消散，或者看着木头完全燃尽只剩下一丝黑色灰烬。

如今，麻醉药的使用方法和剂量的调配，确保了像詹姆斯那样的经历很少在麻醉文献中被记载。然而，手术后产生幻觉是非常普遍的，尤其在老年患者中更为常见。有时这些幻觉并不会造成太大的影响，但有时却让人胆战心惊。我的法语老师科林·内特尔贝克退休后告诉我一件事，几年前他差点因脑膜炎球菌感染而丧命。那天晚饭刚吃完，他就突然生病了，病情迅速恶化。第二天一早他来到医院时已经需要坐轮椅了。他记得有医生问及他的名字，但他支吾着说不出来。头脑中仿佛"承受着不同层次的疼痛"。第二天，他在重症监护室苏醒时，喉咙里还插着一根管子。

过了几天，他被转移到另一个病房，陷入了谵妄的状态。在这奇特的状态中，他清晰地感觉到自己正在与一些奇怪的生物战斗，而他正逐渐失去力量。"这个空间就像但丁笔下的地狱一样让人感到离奇。"在另一个场景里，他在海滩上保护着一家人，而他们却遭到手持棒球棒的歹徒的袭击。"我的武器是一把镐头。"梦境和幻觉不断变形、扭曲，有时甚至反复出现。"我穿着那长长的蓝色伦敦雾雨衣，在海滩上……我累得几乎连脚都提不起来……我向周围的人求助，但他们全都是可怕丑陋的野蛮人，目光中充满了轻蔑。"

造成这种幻觉的原因至今还不清楚。一些研究人员认为，炎症反应可能会影响大脑，尤其是对年龄较大、身体虚弱的外科病人而言。虽然麻醉药和镇痛药可能是潜在的触发因素，但这种经历似乎涵盖了术后恢复室的各种情景：包括疼痛和焦虑程度、与医护人员的互动，以及我们所带入其中的任何因素。通过这些因素，我们可以体验到自己世界的各个棱镜和视角。这个过程既与医疗操作有关，又与外科病人紧密相关，边界变得模糊不清。

绕了一个圈子，让我们再回到瑞秋·本迈尔。这个在手术台上醒来的女人，感觉到孩子从她体内被掏了出来，但却无法求救。那天发生在瑞秋身上的事——知晓、无法动弹和可怕的疼痛，只是一个开始。

"然后我意识到，我身处一个非常神奇的地方，已非常接近死亡。"

就在这一刻，她跨过了标志着科学最遥远领域的脆弱门槛，进入另一个完全不同的领域。我无法完全理解她的经历，只能告诉你她告诉我的事情。她的故事既不可靠，也无法复制。在那里，尽管她仍能感受到身体内发生的一切，但她也因此分散了注意力。她发现自己置身一个巨大的房间、一个图书馆。

我仿佛置身于人类曾经知道的一切，以及未来的一切。所有能被认识或理解的事物都在那里，无论人类是否曾经认识或理解它们，就好像有一种巨大的存在和智慧。

她说，在它面前，她觉得自己微不足道、支离破碎。

我有一种感觉，我看到了人类在有意识状态下无法完全呈现的事物。它是如此庞大，以至于人类的意识——微小的人类意识——除非在特殊情况下，否则无法涉足其中。实际上，它是巨大而广阔的。我感到自己被迫到达那里，在它面前必须继续生存下去。

这听起来很像R.D.莱恩在1967年经典著作《经验政治学》（*The Politics of Experience*）中所描述的杰西·沃特金斯的经历。在全身麻醉后，沃特金斯进入了一种潜在的精神错乱状态。"我有时感觉自己踏上了一段无尽的旅程，呃，一段神奇的旅程，而且……我得出的结论是，以我当时的所有感受来看，它比我一直以来所想象的更为丰富。"他告诉莱恩，"它不仅仅是现在存在，而是从一开始就存在，从最低级的生命形式一直延续到现在……我正在重新体验它们。"

他说，摆在他面前的是一次最可怕的旅程。"我唯一能够描述它的方式是一次旅程，其最终目的是洞察一切。突然间，我感受到这是多么可怕的经历，我立刻将自己封闭起来，因为我无法思考它，它让我颤抖，我无法接受它……"

对于瑞秋·本迈尔和杰西·沃特金斯来说，这些经历（幻觉？幻象？）——一次是在麻醉失败时，一次是在显然有效的麻醉后——将在他们的生命中生动地存在数十年。

J.A.西蒙兹也是如此，他向威廉·詹姆斯讲述了自己在乙醚手术后的经历：

有一种伟大的存在或力量穿越天空，他脚踩在闪电上，就像车轮在轨道上一样，这是他的道路。这道闪电完全由无数人的灵魂组成，而我是其中之一。他沿着一条直线移动，闪电的每一部分都为了让他前行而产生短暂意识。我似乎就在上帝脚下，我想他是在我的痛苦中磨砺出自己的生命。然后我明白了，他一直全力以赴要做的是改变他的路线，把绑着他的闪电弯向他想要去的方向。我感受到了自己的柔弱和无助，知道他会成功。他弯曲了我，利用我的伤害来扭转我的情绪，这是我一生中受到的最大伤害。我在那一刻明白了一些我现在已经忘记的事情，一些没有人能在保持理智的情况下记住的事情。

回顾自己的氧化亚氮冒险经历，詹姆斯在《宗教体验之种种》（*The Varieties of Religious Experience*）中评论了这些幻觉的持久性和权威性，尽管几乎不可能知道如何理解它们。

那时我的思维被迫得出一个结论，我对其真实性的印象至今未变。那就是我们正常清醒的意识，我们称之为理性的意识，只是一种特殊类型的意识。在它周围，有在完全不同的潜在意识形式，只隔着一层薄薄的屏风。

对瑞秋·本迈尔来说，她在医院生下女儿时也是如此。在瑞秋那时所处的广阔空间里，图书馆本身和图书馆里的某些东西或瑞秋身上的某些东西，对她说话。它所说的与她在手术台上发生的事情直接相关，但也是普遍的——其中一件只属于她。

"所以，有人告诉我的第一件事是，生命就是呼吸。生命就是呼吸，就这几个字。我从中理解到的是，呼吸是生命的根本基础，是我们与生命的连接。如果不能深入地与之连接，我们就要死了，已经死了。"

她的第二条信息更像个谜语——拉比和牧师常用这种似是而非的导语，来戏弄年轻寻求者的头脑。"一切都很重要，一切都不重要。"她边说边叹气，"这让我感到绝望，也相当振奋。就是这样对立。"

"下一个是这样的，"瑞秋平静地说，"人类不喜欢感受痛苦的原因是，在所有痛苦的背后是真相，不管是身体还是情感上的痛苦。痛苦隐藏了真相。真相很难被发现，它隐藏在不愉快的事情之下。在快乐中找不到真相。当人们经历痛苦时，他们会发现真相。需要更多地接受痛苦，更多地去探索它，更多地与之共处，而不是害怕它。"

我问："是否有这样一种感觉，即我们倾向于避免痛苦？坦率地说，真相可能让人难以承受。"

"是的，当然，绝对正确。"

所以，我们在这里已进入一个最奇怪的领域。一个在手术台上被切开的女人，可以同时身处一个巨大的图书馆里，听到大量的信息。一个完全有意识的大脑，显然不受麻醉药的影响，可以从同一组神经元中显现出两个重叠且不相容的现实，一个叠加在另一个上面。你看，你看，是个女婴。人类之所以不喜欢感受痛苦，是因为在所有痛苦之下，不管是身体的还是情感的，都是真相。

这让我大吃一惊，也让她的医生大吃一惊。这几乎把她的一切都毁了。

瑞秋的下一条信息是个人的，关于她与丈夫的关系。然后还有最后一条信息。她告诉我，这是她最纠结的一个问题。"我们作为人类，生命的目的是繁衍后代。生儿育女是我们作为人类的首要目标。"这不是瑞秋曾经相信或想要的。"我还是不愿意相信它。我希望我存在的理由是比生孩子更高尚的东西……（但是）有一种稳定强烈的感觉……那是真的。"这是否意味着，通过她的孩子获得一种意识层次，或者说是延续人类？她不知道。

瑞秋不知道这些话是来自内心还是外部。我当然也不知道。但她的故事告诉我，在许多西方科学思想和语言的归纳二元论中，即意识/无意识、睡眠/觉醒，存在一些无法解释的东西。虽然神经学家和心理学家可以推测缺氧、激素能诱发幻觉和脑电波动，但无法解释瑞秋的头脑中发生了什么。

我完全相信她所说的。在瑞秋·本迈尔身上，没有任何东西让我产生其他的感觉。但事实是，我对她的信息毫无头绪。我甚至觉得，我想从中得到更多的东西，得到一些也许能更直接反映我自己生活的东西。我还没想好问题的答案。数字42，它们到底是从哪里来的呢？

最终，我推断这些信息（一定）源自瑞秋内心的深处。她的无意识自我最终对有意识的自我说："事情就是这样的，这些才是真正重要的。"虽然大部分信息（除了关于她丈夫的那条）似乎很普遍，但却与她发现自己所处的困境直接相关。在很长一段时间里，我将这些素材放在那里，无法确定它们的归属，也无法确定除了瑞秋本人之外，它们会给其他人带来怎样的启示。然后，我将它们删除了。

我需要更多的时间来思考。也许，在这里起作用的不仅是瑞秋的无意识，还有她在女儿出生时所经历的创伤残酷地剥夺了她的内心。

幽灵故事

　　在悉尼西部蓝山的瓦鲁纳，矗立着一座黄色的大房子，内部堆满了书籍。如今，这里成了作家们的隐居之地。这座房子以印度教海洋之神命名，最初的主人是作家埃莉诺·达克和她的医生丈夫埃里克。回想起我居住在那里的时光，曾谈论过关于鬼魂的话题。有一位居民声称，在一个皎洁的月夜，她透过卧室窗户向外望去，看到一个女人站在花园中仰望着她。另一位则描述了一只手压在她的肩膀上的情景。午夜的到访，床弹簧的吱呀声，角落中可怖的形状。我与美国作家兼教师罗宾·赫姆利一同居住在那里，他报告说在达克夫妇的婚床上，他似乎看到被子下面有个正在沉睡的东西。另一天晚上，他在同一张床上醒来，看到有人靠在窗帘旁站立。他无法辨别这个身影是男是女，但确信有人站在那里，于是大声问道："你是谁？"

　　总的来说，这些幽灵并非属于这座房子，它们随主人而来，直到主人变得柔软并接受它们时，它们才悄然苏醒。它们如同未曾思考过的沉淀物，在黑夜中缓慢而扁平地升起，仿佛鱼儿在水中徐徐游动。我在瓦鲁纳经历了一种令人不安的混乱，白天被遐想和摇摆不定的空虚占据，夜晚则充斥着半梦半醒和模糊的幻觉。就在罗宾·赫姆利看到卧室中某些影子的同一晚，另一位居民从噩梦中惊醒。在梦中，她从镜子里看到一位已故老妪从背后抓住她，用苍白粉末般的手臂缠绕在她的胸前；而她自己则咆哮着，咬入那甜美如面团般的肉中。

那座房子屹立不倒，黄色的灰泥墙面迎接着阳光或雨水，静静地容纳着一切，包括无壳的生物、变异的半形体和文字。某个清晨，我在晨光中醒来，发现我的思绪等待指引或宣示：允许自由言说。

然而，我们应该说些什么呢？如何表达那些超越意识探索的自我部分？我们甚至不知道它们身处何方，或许它们根本无法用语言来诠释。

我们不能穿上重靴，将门踢开（我尝试过），强行闯入。我们不能设下陷阱——我们能洞察自己的行为。有时，我们可以创造条件，让那些隐藏的部分露出来。我们沉思冥想，创作艺术，接受心灵疗愈，或者只是漫步徜徉。意识如同汪洋大海上的小舟，我们可以学会撑桨，甚至扬起风帆，但我们无法知晓船底下是何物，更不用说操纵它了。这意味着，有意识的自我只能向我们述说部分故事，其余的则一直潜藏在日常生活的表面之下，形成自己的水流和漩涡。

有时候，让我们的身体来述说吧。

在20世纪90年代中期，大约在大卫·亚当斯发表他的研究报告《关于海洋和水》时，我从达尔文搬到了悉尼。我为《时代》杂志的澳洲版撰稿，而我的男友也随我一同回到了悉尼。在我们交往的最后6个月里，我们分别住在海边的公寓里，无法在一起，也无法分开。那时，我在悉尼还有三个好友。在那半年里，一个人精神崩溃，一个人陷入了沉重的抑郁，还有一个人开始了她生命的最后阶段。

每天凌晨，当我惊恐地躺在床上无法入睡时，我向自己保证今天不会喝酒、不会抽烟。然而，每天晚上，我下班回家后就会倒上一杯酒，点上一支烟，慢慢地、深深地吞吐着。然后，我再次对自己打包票，进入另一个循环。和我一起住的朋友们正在努力减肥，冰箱里塞满了减肥餐，但我们却会一次吃两份，还会叫街角小店的外卖。

在看医生之前，我一直觉得自己的身体状况不太好，虽然我知道自己比周围的大多数人要好。医生看了我的验血结果，说我最近可能感染了腺热病毒，免疫系统可能仍在努力对抗其影响。她说："休息一周，看看你的感觉如何。"

离开医院，我经过码头，看到停靠在那里的军舰和邮轮，走过伍尔卢莫卢的灰蒙海边，感到轻松而平静。我不相信自己是病了，但脑海中却盘旋着腺热、接吻病等词汇。我打电话给公司，然后上床休息。

接下来的三四天里，我几乎无法行走。每当我起身去厕所或厨房时，两腿轻飘飘的，摇摇欲坠，显得不协调。我一个人躺着，感觉自己像是中性的，仿佛置身于梦境之中。一旦需要做任何事情，我就会流泪，茫然不知所措，筋疲力尽。两周后，室友将我送上飞往堪培拉去我父母家的航班。在接下来的一年中，我大部分时间都在那里康复。

随后的几个月里，我躺在年少时的床上，陷入沉息，目光呆滞地盯着墙壁。母亲会端来食物，但我却没有胃口。床边摆放着一些书，但我无心阅读，也无法读下去。甚至说话都感到疲倦，每个词语都仿佛被钉在下巴上，只能勉强发出压缩的、单音节的声音。我不记得自己哭了多少次，但湿润的感觉似乎不断透过皮肤渗出，然后沉淀下来。我的身体仿佛变得黏稠，因为重力的关系，脚底、屁股和背部都在渗出液体。

没有人知道该如何称呼这种状态。腺热、慢性疲劳之类的标签飘来飘去，但似乎没有一个适用于我。我不记得有过疼痛，甚至不记得有过抑郁症，尽管它确实存在。我所记得的只有一种极度的疲惫，在我内心深处，唯有寒冷的感觉。

母亲开车带我去堪培拉湖，许多首都行政机构就在这座人工湖边。她把车停在离湖边几百米的地方，我们一同缓慢地行走。我挽着她的胳膊，朝湖边的一条木凳走去。我像是个年迈的人一样艰难地挪动着，脚几乎没有离开过地面。走到一半的时候，我已经筋疲力尽。我太沉重了，根本无法前行。剩下的路程变得虚幻，仿佛被稀释了，像云朵一样消散。那种微弱而令人恐慌的感觉笼罩着我。我们转身拖着疲惫的步伐回到了车上。

事情就是这样。如果我抵抗疾病，试图反抗，它会直接反弹，这种灰色的冲击会淹没我好几天。我发现，我认为容易的事情往往最难。移动、站立、行走，比思考更加艰难。思考又比倾听更为困难。倾听又比说话更为费力。随着我逐渐变得强壮，我可以通过交流来衡量自己在每一天的力量。我的声音缓慢而平淡，就像拖把在拖地板。

然后，在疾病的表象之外（虚弱、精神呆滞、无能），在他人的关切和内疚之外，还有一种奢侈，一种深藏的私人乐趣。我已经放弃，我躺下，我被照料着。母亲给我端来汤，房间里充满了明亮的光线和堪培拉清新的空气。堪培拉以其狭小和缺乏灵魂而闻名，它伪装成城市，坐落在荒郊野外，距离大海也要3小时的车程。然而，我喜欢堪培拉。它就像一个康复中心。我喜欢它的中立性、中间性，喜欢它的咖啡馆和画廊。我原谅它没有真正的市中心，尽管在那并不繁华的主要街道上有一个巨大的标志，宣称那是"市中心"。与其说是爱这座城市，不如说是爱它所处的位置。它坐落在海拔600米的起伏高地上，空气清新，街道两旁种满了桉树。在这些层次之间，还隐藏着一种深深的解脱感。这种感觉没有被我自己或我身边的其他人注意到。在这里，没有人会追究我，我还是个孩子。

这只是故事的一部分。关于疾病的故事还有很多，我深信不疑。但是，我又如何真正理解呢？

最终，我康复了。我辞去工作，结束了一段恋情，搬到悉尼邦迪的一座海滨公寓。透过卧室窗户，我可以看到一棵巨大的黄银蜡树，它的银黄色树冠在阳光下闪烁。步行5分钟，就能到达海边。在温暖的日子里，我可以赤脚漫步，肩上搭着一条毛巾，毫不犹豫地跳入海浪之间的缝隙。一切都那么新鲜而清洁。大多数时候，我穿着徒步靴，往返于邦迪和布朗特这两个海滨小镇之间约4公里的路程。沿着切入砂岩悬崖的小径，穿过浅黄色的沙滩和小石湾，一步两个石阶地向上攀爬。我时不时地凝视大海，看着成群的海豚在浪涛中跃动。有一次，我趴在一块突出的岩石上往下看：一只孤独的企鹅在汹涌的海浪中奋力挣扎。

在我的记忆中，重返悉尼是幸福和重生的时刻，我并没有完全抛弃过去的自己。我感觉自己越来越强壮健康，能够透过海水清晰地看到下面的岩石。

然而，有一两次，发生了一些我无法解释的奇遇。有一天，当我坐在她咨询室的沙发上时，我突然感到一种奇怪的触动。我正在说话，却突然忘记了自己刚才说了什么。记忆是一种感觉和形象：我在说话，她在倾听。但在交谈中，一切突然变得模糊起来，仿佛除了我之外，还有另一个我，从背后或内心深处窥视着。一个透明而明亮的球体闪现在我的视野中。那个看似无法避免、无法挽回的自我，曾经在思维、言语和故事的无尽循环中被困住和阻塞，现在却莫名其妙地从中解脱出来，悬浮在我身边，成为一瞬间的泡沫。在它闪烁的表面上，我的生活，或者说我所叙述的生活，在几秒钟内被映射成转瞬即逝的色彩。

这不仅仅是一个想法或比喻，而是一种感觉，几乎是一种极为准确的视觉体验。我已经记不清那个泡沫最终变成了什么样子，是破裂了还是飘散了，或者干脆又滑回了内部。当这一切发生时，我试图结结巴巴地向她解释我当时的感受（我想我说了一声"哦"）。当我回过头看她时，她正用手擦去脸上的泪水。我感到奇怪而轻松，仿佛没有什么是永恒不变的。

有时，我感觉到生活充满了这样的微小偏差。那些看似坚固的事物，可能只是被不确定的海洋环绕的意识小岛。

无论如何，即使面对我们确信自己知道的那些部分，试图审视也充满困难。如今，我所知道的自我在我看来是连贯清晰的。但最终，只有那些清晰和明确的部分才被人所知——至少是被有意识的我所认识。我的生活里有各种各样的缝隙。在某些时刻，我在睡觉，或在极少数情况下晕倒，甚至被麻醉了。但在另一些时间里，我不是这样的。有时我未能出现在一个我本应发表演讲的聚会上，或拨打一个我答应过的电话，或给朋友写封信或电子邮件，或承诺做的任何事情。一位朋友曾经说过："我知道你是什么样的人。"我觉得这既没有刻薄，也没有感到不开心。我对她的意思有些理解。但是，我究竟是什么样的人呢？当我不在这里时，我是什么样子？我是不是有时在这里，有时又不在？

对于这些缝隙要如何处理确实很困难。也许最平和的策略就是忽略它们。我经常这样做。但有时这些缝隙扩散、连接并变得真实存在。就像那个奇怪而不祥的感觉，它现在伴随我已经很久了，而这些更难被忽视。

为了转移这种不时淹没我的感觉，我开始练习一种名为"施受法"的佛教冥想技巧。多年来，我尝试了许多效果不同的方法，诸如催眠、穴位按摩、草药、谈话疗法、步行疗法、白酒和红酒，而这种方法引起了我的兴趣。我想知道"施受法"与麻醉之间有何异同。与其他一些与呼吸有关的冥想技巧不同，"施受法"并不涉及吸入你渴望的东西（爱、光、新鞋），然后呼出其他东西；相反，它故意吸入困难（嫉妒、痛苦、饥饿、屎，无论是你自己的还是他人的），然后呼出一些更柔和轻盈的东西。它并非试图转移或删除，而是围绕困难的事物，并以一种善意的氛围来沐浴它们。

"施受法"与麻醉截然相反。它让你进入不舒适的状态,而非逃避。它让你保持清醒,并活在当下。吸气艰难,有时异常困难,呼气同样如此。然而,随着时间的推移,如果一切顺利,我发现它柔化了我的胸部肌肉和胸膜,放松了绷紧的横膈膜,热量沿着身体螺旋下降至骨盆,点燃了那里微小的火苗,嗡嗡地震动着脚底。它是一种天然的肌肉松弛剂。我吸气,我呼气,我保持呼吸。

我想,尽管她自己可能没有意识到,当瑞秋·本迈尔那天在手术台上转身埋头于自己的痛苦,直到她穿越其中,发现自己置身于一个广阔的空间,或许她也在进行着她自己的"施受法"练习。

这本书写到一半时,我前往瓦鲁纳进行为期两周的驻地创作,希望能勾勒出这本书的结构,搞清楚我到底想要表达什么。我明白自己在写一本关于麻醉的书,但我不明白为何要写。我也不明白为何这对我如此重要。为何人们会去做任何事情?当我住在那间黄房子里时,我所纠结的不仅是为何要写,还有谁在写。似乎存在两个"我",每个都有自己的目标和行程安排,却无法或没有准备好彼此交流。无论其中一个写了什么,另一个总是予以否定。一个"我"称之为记者,这是一个务实的程序性自我,将自己定位为客观的观察者,报道我在旅途中所发现的事物。另一个"我"则是梦想家。这并非浪漫意义上的梦想家,而是一个胡思乱想的梦想家,四处闯荡,搅动着不同故事的碎片。

对于记者而言,这似乎相当可疑。让"我"将自己写入故事中,提供观点、思考和其他个人风格是一回事。然而,将"我"作为研究对象,置于精神分析学家的沙发或外科医生的手术床上,似乎并不妥当。

每当试图驾驭"我",将这本书转变为一篇体面的新闻叙事时,它总是阻挠我。我试图让"我"挺直身躯,却发现它低垂着头颅,无精打采地倒在地上。有时我会屈服,决定随其而行,却又被我的意识嘲笑,诸如"你真的认为有人在乎吗?站起来吧!"。几年来,我一直在这两种冲动之间徘徊，无法调和它们。

最后，在我来到黄房子之前，我做出了一个看似坚定的决定。我要写一本关于麻醉的书，描述它的成功、复杂和危险之处。我将以第一人称报道我所采访的人和所了解的真实情况。我要谦虚地具体阐述这门科学的无数不确定性，即使从业者们也认为它更像一门艺术，涉及去除或改变一个我们尚无法定义更不用说理解的实体，也就是意识。

最重要的是，我将保持控制。

·

我正在努力寻找我的狗，它即将被安乐死。这并非我与之共同生活的那条狗，而是另一条黑色的拉布拉多犬。它已经被送到城边的一个收容所，等待死亡。这个可怕的消息充斥我的梦境。当我到达那里时，我的狗已经不见了。取而代之的是一条年轻而美丽的红色塞特犬，病弱地躺在大笼子的水泥地上。它抬起头，我震惊地发现它的嘴被鱼线缝住了。它艰难地爬起来，一瘸一拐地向我走来。它用后腿站立，将前腿搭在我的肩上，将头靠在我左颈上。这条狗名叫Gadget。我能感受到它乞求我救援的眼神。我感到非常心疼，拥抱着它，试图安慰它。然而，我没有意识到自己能够或愿意为它做任何事情。这个负担对我来说太过沉重。我脑海中浮现出一些辩解的话语：红色塞特犬并不是非常聪明的狗。我轻轻拍了拍它的背，然后离开，只留下它孤零零地站在那里，毫无希望。

如何处理这样一个梦呢？

随着时间的推移，许多聪明的读者向我提出建议，认为这个特定的梦也许不适合出现在这本书中。但对我而言，梦中那只默默无语的狗形象，不仅直观地唤起了一个可能既被麻醉又有意识的人所面临的困境，还象征着存在于意识和无意识之间的鸿沟：一个是有声、知晓、排他的世界，另一个是无声、深远、包容的世界。

在醒来后的宁静中，我侧身蜷缩躺着，心中充满着无法挽回的失落感。我背叛了那只红色的狗。在那个过程中，我明白我已经放弃了自己一部分无助无声的存在。这个梦并不像是一个梦。房间里静悄悄的，异常昏暗。我不知道那只狗曾试图说些什么，但我仍能感受到它：趴在我的左肩上，依偎在我的脖子旁。我终于接受了没有它就无法写这本书的事实。

明亮的小鱼

全身失忆

　　2007年6月。在通往手术室的小房间里，一位中年妇女躺在金属手推车上。她最近刚将头发染成浅金色，在推进手术室之前，她与工作人员闲聊着。她来这里是为了接受子宫切除手术，尽管没有人提到这一点，也没有人提到她患有癌症的事实。医生希望通过切除她的子宫来控制癌症的发展。她的左手背上连着一根输液管，她的麻醉医生身材魁梧、相貌英俊、眼神深邃，一头浓密的黑发，只有两鬓略显斑白。他即将给病人注射一种名为丙泊酚的乳白色药物。

　　这位麻醉医生名叫伊恩·拉塞尔。珍妮，这位病人，用明快的单音节词回答拉塞尔的问题，并按照指示侧身躺下，膝盖弯曲并贴近腹部。他让麻醉实习医生先在皮肤下注射局麻药，然后置入硬膜外导管，通过它来推注神经阻滞药物，以减轻她下半身的感觉。拉塞尔一边指导，一边轻松地开着一些无伤大雅的玩笑。当针头即将进入皮肤时，拉塞尔说："（这会儿）有点痒。"当珍妮似乎没有注意到时，拉塞尔说："你不痒痒了，真没趣！"

珍妮淡淡地笑了。

"好的，很好，不要动，亲爱的。"一位助手说道。

拉塞尔一边工作，一边指导麻醉实习医生，并解释着，后者忙着将又粗又长的硬膜外针插入两根椎骨之间。随后，我跟着拉塞尔穿过双层门，进入一间小教室大小的手术室，里面铺着柔和粉色和蓝色的油毡瓷砖。收音机正播放着ABBA乐队的经典歌曲《SOS》。拉塞尔和实习医生连接着监护仪，各式机器和监护仪发出各种声响。眼前是用于测量血氧水平的脉搏血氧仪、无创血压袖带和BIS监测仪，一次性电极像块形状怪异的创可贴一样贴在珍妮的额头上。拉塞尔在她的身下垫了一块长条状透明塑料板，与肩齐高；上面是一个黑色模具，有一个凹形通道来支撑珍妮伸出的右臂。她的前臂绑着一个黑色袖套，由某种坚固的合成织物制成。她的肘部又连接了两根导线，以便沿着她前臂进入手部的神经来发送小电击，并确保袖袋充气时神经和手部肌肉仍然正常工作。

拉塞尔发出指令，启动输液泵，将麻醉药推注入她的血管，然后将一个氧气面罩盖在她的口鼻上。她被要求深呼吸，几秒钟后，她陷入了麻醉的沉睡。

1993年，作为赫尔地区一位寂寂无名的麻醉医生，拉塞尔进行了一项惊人的研究。他使用一种简单到近乎原始的技术，在赫尔皇家医院监测了32名接受妇科大手术的妇女，以评估她们的意识水平。结果令人瞩目，试验在进行到一半时也被迫停止。

这些妇女接受了一种被称为鸡尾酒式的低剂量麻醉药，这种方法最初被认为可以预防术中知晓。麻醉方案的主要成分是（当时）相对较新的药物咪达唑仑，还包括镇痛药和肌松药。然而在麻醉过程中，拉塞尔在每位病人的前臂上绑上一个类似血压计的袖套，然后将其收紧作为止血带，通过阻止血液的流动来阻止肌松药物进入右手的血液循环。当时还是年轻实习医生的拉塞尔从麻醉医生迈克·通斯托尔那里学到了这种被称为"孤立前臂技术"的方法。拉塞尔对这一方法进行了改良，使其适用于较长时间的手术。通过阻断麻痹性肌松药物进入病人前臂，他希望留下一个简单而巧妙的沟通渠道，就像留了一条优先电话线，看是否有人在那里回答他的问题。

一旦病人失去知觉，拉塞尔便为她们戴上耳机。除了手术的最后几分钟，他一直通过耳机播放预先录制的一分钟循环磁带。每段录音的开头，都是拉塞尔以自己的声音重复病人的名字两次。然后，每位病人都会听到同样的信息："我是拉塞尔医生。如果你能听到我，请你张开再合拢你的右手手指，张开再合拢你的右手手指。"

根据研究设计，如果病人对录音命令作出反应并移动手指，拉塞尔会握住她的手，摘下其中一只耳机，并称呼她的名字，然后发出以下指令："如果你能听到我，请你用力捏住我的手指。"如果病人回应了，拉塞尔会再次要求她紧紧捏住手指，并询问是否感到任何疼痛。无论出现何种情况，他都会给病人注射催眠药物，让她重新入睡。他对32名病人进行了测试，其中23人在被问及是否能听到时捏紧了他的手指。其中20人表示感到了疼痛。于是，他停止了这项研究。14年后，他回忆道："我获得了对总共60名病人进行研究的批准，但我实在无法继续下去，因为他们几乎都保持清醒。"在恢复室接受随访时，没有一位病人记得发生过什么，但3天后，有几位病人显示了一些回忆的迹象。在被提示后，又有两位病人表示曾被要求用右手做一些事情。拉塞尔说："她们都不记得具体是什么，但当她们思考这个问题时，她们不由自主地张开再合拢了右手。"在回答拉塞尔问题的病人中，有14人在手术过程中还表现出其他一些浅麻醉的迹象，如心率加快、血压变化、出汗和流泪，但还有10人没有发生任何变化。拉塞尔表示，总体而言，这些生理指标在预测手术中的意识方面"似乎没有太大价值"。

他这样总结道：

如果全身麻醉的目的是确保病人在手术中没有可辨认的意识回忆，并将手术期间视为一种"积极"的经历，那么……（这种方案）可能能够满足这一要求。然而，全身麻醉的定义通常包括手术期间的无意识和免于疼痛，而这种技术无法保证这些要素。

他继续说，对于他研究中的大多数女性来说，麻醉药产生的精神状态无法被视为全身麻醉。相反，"这应该被视为全身失忆或遗忘"。

催眠药物的遗忘作用并不新鲜。1845年，那个毁了霍勒斯·韦尔斯演示的病人，在拔牙时大哭大叫，后来却声称不记得有过疼痛。事实上，麻醉医生和病人长期以来一直依赖这样一个事实，即许多催眠药物在消除意识的同时，还能阻止或破坏记忆。失忆或遗忘是一种有用的副作用，许多人还认为这是一种有益的副作用。对于大多数人来说，这确保我们在手术后的第一个有意识的记忆是在恢复室或病房。它还意味着，即便医生在你接受脊柱或颅内手术时故意叫醒你来评估你的情况，你可能会礼貌地回答问题，但术后并不会回忆起这些对话。近年来，人们越来越依赖具有强大遗忘副作用的新型短效静脉麻醉药。它们有时被单独使用，有时被联合使用。当今最著名的一种镇静催眠药是咪达唑仑，这正是拉塞尔在1993年那项研究中所使用的药物。另一种是丙泊酚，这是拉塞尔刚给珍妮注射的药物。丙泊酚使她进入睡眠状态，可能是当今世界上最流行的静脉麻醉药。

这些药物在如今的医院中有诸多益处。它们能使病人更加平稳地陷入无意识的状态，能迅速被身体排出，医生因此能够减少麻醉药物的使用量，降低与药物相关的伤害风险，使病人更快地苏醒，减少恶心的发生。麻醉医生对此赞赏有加，而病人们也大致如此。

然而，作为病人，我们可能没有考虑到的是，在我们察觉到自己身上发生的事情之前，我们很可能已经开始失去对这些事情的记忆。

美国的麻醉医生彼得·塞贝尔曾经描述了一次令人不安的飞行经历。在飞行途中，他吃了一顿饭，并与一位乘客进行了一段明显连贯的对话。然而，当他醒来时，却无法回忆起任何细节。原来，他在那时服用了一种小剂量的苯二氮䓬类药物，其中最为人熟知的可能是阿普唑仑和地西泮，而咪达唑仑也属于这一类药物。塞贝尔后来主持了一项关于术中知晓的重要研究。1995年，在他所撰写的一篇名为《麻醉中的记忆：消失却难以忘怀》的编者按中，他描述了这段经历：

> 在一次横跨大西洋的通宵航班上，我对我的同事说："餐车就在前面一个客舱。我打算服用一片苯二氮䓬类药物，这样晚饭后就能睡个好觉。"第二天早晨，我醒来后说："这招真是见效快，我吃饭前就睡着了。"他回答道："不，你没有。你吃了晚饭，我们在用餐时一直在交谈。"

塞贝尔服用了"镇静剂量"的这种药物。这使他看起来正常，但对他的大脑产生了深远的影响。如果剂量再增加，这种药物可能会让他陷入昏迷，甚至最终导致生命的消逝。如今，苯二氮䓬类药物成了麻醉药物组合中的一种流行成分。像咪达唑仑这样的药物被用于术前使病人平静下来并入睡。随后，通常会使用吸入麻醉药物来维持这种状态。然而，在剥夺你的意识之前，它们已经剥夺了你的记忆。

无论如何，塞贝尔在飞机上的大部分时间都处于一种奇特的游离状态。他当时完全清醒，却无法记住这一点；除非有旁人的证词，否则他无法得知自己在那段时间发生了什么。每个从酒醉中醒来的人都可能发现前一晚有一些不确定的片段消失了，俗称"喝断片"。

这种所谓的"断片"有一个好处，那就是医生可以借此进行一些尴尬的医疗操作。以前需要全身麻醉的手术现在可以在麻醉医生所称的

"朦胧睡眠"状态下进行。这种状态的正式名称并不那么诗意，被称为清醒或操作镇静状态。这些操作包括一些简单的诊断性检查，比如，通过一根带有微小摄像头的长管来检查肛门和结直肠，还包括一些脑部大手术。这真是个奇怪的想法。病人有时能够听从指示并与医务人员交谈，但之后却无法回忆起从注射药物到"醒来"时的任何事情，就像从睡梦中醒来一样。

另一种广泛用于操作镇静的麻醉药物是丙泊酚，俗称麻醉牛奶。使用丙泊酚进行镇静的人可以保留旧的记忆，比如，他们是谁、为什么会在这里，以及法国的首都是哪里，但新的记忆在几秒钟内就会消失。意识、无意识和两者之间的界限开始变得模糊起来。

对于麻醉医生来说，这已经是司空见惯了。我在一个讨论麻醉的网站上看到了下面的对话：

麻醉医生A：清醒镇静很可能包括谈话……即使病人对此毫无记忆。大多数情况下，我在病人清醒镇静结束时，会花时间一遍又一遍地回答同样的问题……他们被镇静了，可以交谈，但没有记忆。

麻醉医生B：反复回答同样的问题其实与镇静无关。我总是对我妻子说："你去哪儿了？""你为什么迟到？""你在做什么？""你为什么在家里穿高尔夫球鞋？"另一方面，我可能当时被轻度镇静了。

撇开这种50年代的幽默不谈，这对医生和病人的好处显而易见。在镇静后，病人可以配合工作人员的指令移动、咳嗽并回答问题。更小剂量的药物意味着，过去需要在医院住上一晚的手术现在只需几个小时。病人在"醒来"后感觉精神焕发，没有过去可能需要几天才能消除的眩晕和恶心，也没有用药过量的风险。也许最重要的是，在与一群穿着整齐的医生、护士和其他工作人员交流时，病人不会记得探头置入肛门或咽喉时的屈辱或不适。这真是个方便的安排。

考虑到这种改变状态的核心不一定是自我缺失，而是记忆的缺失，这种既回顾又主观的遗忘令人不安。对聚集在一起的医生、护士和麻醉医生来说，每天的工作时间和往常一样按部就班地流逝着。但对病人来说，时间正在被吞噬，或者说他们正在被时间吞噬，只是稍后又被吐出来，就像从无梦、不可抗拒的睡眠中醒来一样。

·

回到手术室。头顶上的灯光亮起，珍妮沐浴在刺眼的白色光芒中，使她的轮廓变得扁平，柔软的身体也失去了色彩。有人拉起被单并系紧，覆盖住她的胸部，其他部位则暴露在外。房间里有八九个人。一名年轻的圆脸麻醉实习医生将珍妮的脸向后仰，借助金属工具，插入一根长管，帮助她呼吸。

伊恩·拉塞尔凑近她的耳朵。"珍妮，"他大声说道，"用你的右手握住我的手指。"起初，我以为她听到了他的话。她的手似乎在痉挛中握住了他。"很好，你能再握一次吗，珍妮？"他用同样的音量又说道，"珍妮，如果你醒着，能不能放开我的手指一会儿？松手吧。"

没有任何动作。他费力地把手拿开。"好吧，我们得到的是一个紧握反应，"他对我说着，"目前这是一种反射现象。"

事实上，这也是这项技术受到批评的原因之一，即很难分辨什么是有目的的运动，什么是抽搐或痉挛。拉塞尔认为，如果你花时间去检查，很容易知道其中的区别。BIS监测仪显示为64，这刚好高于40至60的手术范围推荐值。工作人员在她柔软的腹部涂抹上棕色消毒液，再用蓝色手术单罩住，只有脸部露在外面。

拉塞尔将两根手指插入珍妮蜷缩的手掌，再次在她耳边说话，"珍妮，握紧我的手指。"仍是紧紧蜷缩的握法。他说："某种程度上，这就像婴儿的抓握……她不会松开手，也不会用力握。"

拉塞尔拿起一副黑色大耳机，将它戴在珍妮耳朵上，开始播放录音带并将持续整个手术过程。房间另一头的播放机，轻轻鸣响着经典歌曲《你不会再找到像我这样的傻瓜》（"You Won't Find Another Fool Like Me"）。外科医生穿着白色胶鞋，动作麻利，双手在她宽大的肚子里翻飞，不时有一股轻微的烧焦味。工作人员轻声交谈着，时断时续。有一小块肉留在了切口上方，就像留在砧板上的残渣。珍妮在那里，但又不在，带着一种强烈的空缺感。她好像已被抽空，躺在那里，等待有人再次注入活力。

工作假说

在珍妮手术前一天,我再次从伦敦乘火车前往赫尔。沿途穿过一片片郁郁葱葱的平坦田野和形成防风林的树丛,树冠的顶端是低矮、有纹理的云朵。这是拉金笔下的乡村。我从上次的经历中吸取了教训,这次选择了一家离车站不远的小旅馆,虽然朴素,但却能带来一份享受。当晚,我在离医院不远的一家大餐馆与伊恩·拉塞尔见面。之前通过电话与他交流时,我感觉他很坦诚、乐于助人。他有一个女儿在澳大利亚工作,自己年轻时也曾在那里接受过麻醉医生的培训。晚餐时,我们讨论了天鹅、孤立前臂技术以及意识的各种变化。我已经为他令人敬畏的工作做好了心理准备。作为一名麻醉医生,他在论文中的措辞比通常更加直率。而在现实中,他看起来很放松,直截了当,但目标明确。

对于所有曾经怀疑国际城市交流活动(如"友好城市"关系)的意义的人来说,拉塞尔证明了它们的有效性。作为一个在苏格兰长大的8岁男孩,当他所在附近的珀斯镇收到来自西澳大利亚同名城市的两只黑天鹅礼物时，他非常激动，并决定长大后一定要去看看"真正的"黑天鹅。于是，作为年轻的麻醉医生，他的第一份工作就是在西澳大利亚的珀斯。他告诉我，在他进入手术室的第一天，他低头看着被麻醉的病人，心中涌现一个问题。这个问题一直困扰着他：谁能确定病人是否被完全麻醉了呢？

他说，麻醉科顾问医生将关于脉搏、血压和居德尔体征等常规内容都重复了一遍。1937年，亚瑟·居德尔总结了乙醚麻醉分期的各种体征和表现，包括眼睑反射消失、肋间肌麻痹等。拉塞尔指出，问题在于这些体征是基于乙醚麻醉而提出的，并且取决于病人是否能动弹。回到他的家乡阿伯丁皇家医院，拉塞尔延续了他的导师迈克·通斯托尔的工作。通斯托尔最初设计了孤立前臂技术，用于监测剖宫产期间接受麻醉的妇女。对拉塞尔来说，遇见通斯托尔改变了他的人生。两人紧密合作，通斯托尔鼓励他改进这项技术以适用于更长时间的手术。1981年，拉塞尔离开阿伯丁皇家医院，在赫尔担任麻醉科顾问医生一职。他回忆说，在换工作前，他无意间走进一间手术室，那里正有一位年轻女性接受阑尾切除手术。当他进去时，他听到洗手护士告诉麻醉实习医生，病人的左脚动了。

"你打算做什么？"拉塞尔问道。

作为回应，年轻医生拿起一支注射器，里面含有肌松药物，准备注射。

拉塞尔说："我们先和她谈谈吧。"

他让病人再次动动她的左脚。果然，左脚动了。

"那你现在打算怎么做？"他继续问道。"给她更多的肌松药物。"实习医生重复道。

"为什么？"

"因为她的脚可以动啊。"

"没错，她的脚动了，但为什么会动呢？"沉默。拉塞尔再次和她交谈，这次要求她扭动脚趾。她照做了。

"她在扭动脚趾。"他告诉实习医生，"因为我要求她这样做。这意味着什么？"

依然沉默。

"这意味着她是清醒的。"拉塞尔说。

"不，不，不，她不可能是清醒的！我正在给她麻醉。"

"不，你只是认为你正在给她麻醉。"

9年后，美国心理学家约翰·基尔斯特罗姆和丹尼尔·夏科特在一篇备受瞩目的论文中提道：在催眠状态下，一些人能够根据指令学习和记忆一组单词，然后被告知在醒来时忘记这些单词。当被询问时，他们不会记得所学的单词，直到催眠师给出一个预设的单词或手势，记忆才会完全恢复。他们写道：

> 全身麻醉可能会使病人的感觉和知觉功能基本保持完好，但以某种方式阻碍了永久记忆的形成。从即将接受手术的病人的角度来看，这带来了一种可怕的可能性，即病人完全知道手术中发生了什么，但麻醉药物产生的失忆效应有效地阻止了他们术后对手术经历的回忆。

基尔斯特罗姆后来表示，在充分麻醉的患者身上这是不可能的，但他并没有认真考虑过这一点。他告诉我，从原则上讲这是可能的，但他和夏科特只是比较了全身麻醉对记忆和其他大脑状态的影响。在这些状态下，一种记忆（显性记忆）受到了损害，而另一种记忆（隐性记忆）可能保持不变。他们的研究主要是为了阐述和分析一个悬而未决的问题。随后，他们发表了一项研究，发现外科手术患者存在隐性记忆。基尔斯特罗姆强调，这并不意味着患者是有意识的。"根据定义，被充分麻醉的患者是无意识的。那么问题来了，一个无意识的人能够完成多少信息处理呢？答案是有限。"

那么，我们该如何解释伊恩·拉塞尔的病人似乎能够按照命令握住他的手呢？

从我现在站的位置看，珍妮半睁着眼睛，宛如一个沉睡的孩子，我曾怀疑她是否能察觉到我的存在。拉塞尔伸出手，轻轻合上她的眼睛。他说，很多医生会用胶带封住眼睛，以保护它们免受伤害——手术过程中有时会触碰到眼睛，损伤脆弱的角膜——但他宁愿不这样做。他提到过有一位女士在手术中清醒，她竭尽全力，唯一能动的部分只有眼睑。她描述了自己努力睁开眼睛的挣扎，以及医生简单地再次合上她眼睛时她内心的绝望。她再次尝试，这一次，有人用胶带将她的眼睛封住了。

外科医生们断断续续地交谈着，双手沉浸在珍妮的腹中。洗手护士递给他们细长的银色手术器械和白色纱布，纱布被卷成楔形再塞进戳卡里，帮助保护和固定她的肠子。我站在她头部的一侧，看到腹腔镜画面上一圈粉黄色的脂肪和苍白的肉——看起来像猪肉，外科医生戴着乳胶手套，用夹子和剪刀进行探查和分离。

"你可以过来看看。"拉塞尔亲切地示意我。我如同闯入者一般，蹑手蹑脚地走近几步。在珍妮腹部松弛的空腔里，医生们正用器械细致地修剪着一个李子大小、闪烁着光芒的不规则肿块。它显得异常柔软。在我的凝视下，其中一位医生用手将装在小袋子里的子宫从黑暗潮湿的地方轻轻拉了出来。它被安放在医生的手掌上，两侧是白色的卵巢。然后，一位医生将切下来的这一团放在塑料弯盘里。"所以，这就是导致所有困扰的根源。"拉塞尔带着哲学的口吻说道，点头示意着盘子里的内容——漂泊的子宫。

我感受到胸口一阵尖锐的疼痛，伴随着规律的收缩。我提醒自己要放松并深呼吸。在我的脑海中，我在向珍妮传递一些温暖的感觉。

·

1996年，来自加拿大的菲利普·梅里克尔和梅里迪斯·丹尼曼在一篇论文中，综合整理并分析了关于麻醉期间无意识记忆的小型研究，提出了以下问题：

全身麻醉是否可能并不使病人对所有外部事件失去意识？麻醉期间的记忆是否实际上表明病人在手术期间曾短暂清醒过？

考虑到手术过程中麻醉深度的波动，我们可以认为对麻醉过程中出现的任何信息的记忆，可能仅仅反映了病人在手术期间对外部事件有一种低水平的短暂意识。然而，对于这个问题，我们无法给出明确的答案，因为目前尚无持续监测麻醉深度的方法……

我曾与几位麻醉医生进行了访谈。他们推测，在麻醉期间，部分病人可能会时而清醒——就像明亮的小鱼在水中闪烁一下，然后瞬间消失。同样，许多被认为是证据的事物都是间接的，常常相互矛盾。对于隐藏的记忆进行测试时，很难区分是在没有意识时留下的记忆，还是在完全或部分有意识时形成但随后遗忘的记忆。

研究人员试图通过一种名为"加工分离范式"的心理学手段来解决这个问题。这样做的原因是，两种不同类型的记忆工作方式不仅不同，甚至完全相反。明确的记忆即使被遗忘，也被认为是在意识的控制之下的（尽管这个观点有待商榷），而隐藏的记忆则不然。因此，从麻醉中苏醒的病人可能会被要求以两种不同的方式完成词干测试：第一，说出脑海中出现的第一个词；第二，不说出脑海中出现的第一个词，而选择一个具有相同词干的不同单词，这显然需要更多有意识的思考。然后，研究人员会运用一系列看起来很复杂的方程，来衡量有意识或无意识的大脑过程对任何特定答案的相对贡献。

然而，很难确切地将这两种记忆隔离开来。记忆会渗漏，几乎不可能确定一个现在对其主人来说不可及的记忆是有意识形成的，还是以其他方式产生的。

那么，究竟什么是意识呢？神经科学家安东尼奥·达马西奥经常思考这个问题。他最近的一本书以一次航班为开端。当他在降落时醒来，他的思绪正沉浸在刚刚发生的事情中。这不仅是周围景象和声音，还有他自觉地置身其中，感受时空的存在。他在飞机上入睡，现在苏醒了。然而，其中还有更多：他是有意识的。

对达马西奥而言，意识是一系列基于身体体验和精神状态的终极体现。它们源于脑干深处的原始感觉，这种感觉最终达到高潮，无论你身处何地——正在阅读这本书并且意识到你正在这样做。达马西奥说，你可以在没有意识的情况下保持清醒，拥有一个活跃的头脑，并形成周围世界的图景，甚至可能是内心世界的图景。你也可以在没有意识的情况下有经历。作为感知这些经历的主角，自我意识的出现"起初十分温和，随后相当强烈"，这标志着意识的开始。达马西奥将其称为"扭曲的心灵"。

这是一段关于麻醉研究的文学描写。达马西奥认为这很有趣，但对于正在工作中的麻醉医生可能几乎没有帮助：他们倾向于将清醒视为一件坏事，无论是否存在自我意识。

然而，也有研究人员持两种观点，提出一种近乎麻醉的状态。一个比较理想的版本是，病人可能是清醒的，但不被认为有意识。英国的贾德普·潘迪特提出了"失觉"状态的概念。"处于这种状态的病人以一种中立的方式意识到一些事件，但没有痛苦，并且有时与经历本身分离。"尽管对于这种状态的定义存在一定的摇摆不定，思考这一问题的医生倾向于将这种体验与较浅的麻醉联系在一起，例如，在手术结束时缝合伤口或在手术开始前插入气管导管时可能会出现。

然而，加拿大的梅里克尔和丹尼曼得出结论，尽管有些人经历术中知晓的"可能性很小"，但可以合理地假设病人是无意识的。"病人在麻醉期间的经历似乎与我们通常在有意识时感知外部事件获得的主观体验没有任何相似之处。因此，一个合理的假设是，病人在手术期间是无意识的。"

然而，伊恩·拉塞尔坚持认为这个假设存在缺陷。他认为，在缺乏孤立前臂技术的情况下，一些声称证明在无意识状态下可以形成隐藏记忆的研究，实际上证明了相反的情况。换句话说，病人在手术台上经常是清醒的，有时还很痛苦，只是后来无法回忆起来。他还将依据脑电图监测指导麻醉的研究纳入了这篇批评性评论。在2006年，为了证明他的观点，他发表了一项新的研究，结合了孤立前臂技术和麻醉深度监测仪（Narcotrend）。这种监测仪不仅显示原始的脑电图，还能分析脑电活动，并将数据转化为代表麻醉阶段的数字和图表。该研究观察了12名接受妇科手术并使用肌松药的病人。拉塞尔根据监测反馈调整每个病人的麻醉剂量。他再次向每个病人播放包含他声音的录音带，并要求他们每隔一段时间张开和闭合右手手指。与之前的实验不同的是，除了一名病人外，其他所有病人还接受了硬膜外阻滞以减轻疼痛。结果再次令人震惊，所有病人在手术中的某个时刻都作出了手部反应，但在超过一半的情况下，读数要么显示病人处于外科手术的麻醉水平，要么显示为空白。病人似乎时而清醒，时而陷入意识模糊的状态，在深度麻醉下有反应，在较浅的麻醉水平上则没有。同样，没有人声称记得这些经历，但在术后病房的访谈中，一些人回忆起了录音中拉塞尔的指示。

近期，拉塞尔进行了类似的实验，使用了孤立前臂技术和BIS监测。当使用吸入麻醉药时，有反应的女性人数下降到1/3；而使用静脉麻醉药的研究表明，在BIS监测的手术中，近3/4的病人仍对指令有反应，其中一半的反应发生在BIS监测的手术范围内。

拉塞尔是BIS的支持者，认为BIS是一个有用的工具。然而，他对大脑监测仪的普遍担忧是，它们基于复杂的算法只能告诉麻醉医生特定病人在任一时间点上是否处于无意识状态的概率，而无法考虑病人之间的自然差异。

不出所料，拉塞尔也有批评者。关于孤立前臂技术所谓的技术局限性，以及有人认为它在手术中可能分散病人注意力甚至造成干扰的争论此起彼伏。Narcotrend的制造商给我发来一份冗长而友好的辩词，称拉塞尔在2006年的研究中使用了不均衡且有时不充分的镇痛方法。拉塞尔对此持不同意见，但使用BIS的研究也存在类似情况。凯特·莱斯利指出，与她和保罗·迈尔斯进行的BIS研究相比，拉塞尔的研究规模较小，这意味着他的研究结果可能是偶然出现的。她还指出，在上述的BIS试验中，有时手术已经开始，甚至超过了推荐范围，而病人才处于推荐范围的最高值。

拉塞尔并不孤单。2012年，英国同行罗伯特·桑德斯在一篇文献综述中总结道，在经历了"有害外部刺激"后，被麻醉的病人中有37%对孤立前臂技术有反应。然而，这篇综述只纳入了13项研究，其中大多数研究的病人数量不足40人，其中5项研究还是由拉塞尔完成的。因此，目前尚无大规模临床试验来评估或确定这项技术的益处或风险。

关于拉塞尔进行的Narcotrend和BIS监测的实验，有一个引人入胜的细节是他选择使用静脉麻醉药物丙泊酚。当外科医生在珍妮的腹部进行手术时，这种药物正流淌在她的血液中。拉塞尔喜欢丙泊酚，因为它的作用迅速而有效。当病人苏醒时，他们心情愉快、精神焕发。他记得有一次叫醒一个病人时，她抱怨他打断了一个美好的梦境。丙泊酚就像是一个小小的假日。与许多麻醉医生不同，拉塞尔没有同时使用吸入麻醉药物，以便更好地确定问题所在。在他看来，问题不在于丙泊酚本身，而在于使用它的医生。他声称许多医生所使用的丙泊酚剂量太小了，

"基本上，他们只是用肌松药将病人束缚在手术台上，而病人可能还是清醒的……"

手术即将结束。医生们正在缝合珍妮的腹部。拉塞尔开始减少麻醉药的剂量，"刚刚又给了一点肌松药，她的肚子有些紧绷；她的手微微动了一下，眉毛也微微动了一下。"此时BIS指数再次下降，她不会再有"反应"了。

"你怎么知道这是因为肌松药的作用，而不是麻醉药呢？"我问道。

"我不确定。我只是觉得她，嗯，看起来有点像……"他瞥了一眼手术台上的病人。突然，他走向珍妮，握住了她的手指。

这一刻终于到来了。我站在墙边，与她的手臂平齐，看着她坚定地握住了他的手指，毫不含糊。

"这很好，很好。现在我想知道你是否感到舒适，珍妮。如果你感到舒适，就握两下手指吧。"

她的手再次紧紧握住，又握了一次。动作清晰明确，就像被困在地下的矿工发出的信号。

"那太好了，"拉塞尔告诉她，"手术快要结束了，一切都很顺利。"

缝合工作仍在继续。他说BIS指数恢复到了64，虽然高于BIS推荐的理想范围40至60，但在手术的最后阶段是可以接受的。他指出，根据保罗·迈尔斯和凯特·莱斯利的B-Aware研究方案，在手术的这一阶段，"根据他们的研究，在手术的最后10到15分钟，将BIS指数提升至75，然后给予逆转肌松的拮抗药物。他们说病人很快就能苏醒，实际上很多病人可能已经苏醒了"。

珍妮的BIS指数继续在65左右徘徊。拉塞尔感到轻松自在。"她刚刚给出了一个相当明确的信号，她感到舒适。"大约一分钟后，手术结束了。珍妮躺在手术台上一动不动，医护人员忙着整理周围的器械。外科医生个子不高，却发出自嘲式的幽默，他对团队表示感谢。几米之外，医生们正在讨论另一个病例，一位身患癌症并全身扩散的女病人。医生们说，手术只是治标不治本——主要是为了缓解疼痛，而无法治疗或阻止疾病的进展，病人是否能耐受麻醉也存在一些疑问。我回头看了一眼静躺在手术室中央的珍妮。我想知道她是否也能听到医生们说的话，如果能听到，她会怎么想。

记忆守护者

悉尼向南，约3小时车程的地方，有一处海角，名为杰维斯湾。我们常常去那里避暑消夏。我记得有一年的圣诞节早晨，我和父亲以及姐妹们一同前往，那时他走起路来大步流星。登上山顶时，我们还看到了一对对海豚，在蔚蓝的海面上闪烁，形成了一道道充满动感的拱门。在那里，有一位朋友拥有一座房子，最近我还和一群朋友一起去过。有时，我们驾车从主海滩转弯，来到一片小而宁静的海滩，它恰好位于两块岩石之间，形成了鲜明的锯齿形状。第一次去那里正好是我做背部手术那一年。我浑身疼痛，感觉身体不属于我。我害怕运动，害怕颠簸，生怕体内的金属折断并穿透我的身体。我像个木偶一样，蹒跚僵硬地迈着步子，穿过狭窄的海滩，走进海水，直到足够深，让双腿放松并漂浮起来。我低着头（戴着护目镜，用呼吸管呼吸），在不断退却的沙地上缓慢飘荡，没有重量，也没有欲望。周围弥漫着扭曲的光亮菱形，那是牙鳕的身影。

有时候，我也会在一个普通的泳池里泡着，当我将头浸入水中，看到池底瓷砖缝隙中的暗黑浆液和各种细丝时，我会默念着一些词（斑驳）。神奇的是，一切都在我面前缓缓展现。它们并非准确地出现在某个位置，而是一种回响或重叠。那是一种感觉，是所有光线和银色牙鳕的交织。

　　母亲昏倒住院后，每天早晨醒来时，她总是说自己躺在一间洁白的病房里，几乎和眼前这间一模一样。身上布满了各种导管和静脉点滴。那个病房看起来一模一样，却又有所不同。母亲对两个房间为何会出现相同的护士感到困惑。她眯着眼睛，这一场景一切又一次地出现。有一天晚上，她梦见了遥远的海滨小镇布朗斯维汉斯。我问她是否真的去过那里？她记不起来了，但认为可能去过。外面的风变得更强，她说在夜晚它听起来像大海。也许这就是她梦见海岸的原因。"我想我的很多梦，都源自我周围的声音。"

　　1997年，悉尼的另一家医院。我的父亲神志不清，手足乱舞。一天前，他在一家私立医院接受了心脏手术。母亲从堪培拉驱车赶来，而我则从蓝山赶来。我们跟随一名护士进入重症监护室，4张病床像婴儿车一样，靠着远处的墙壁排成一排。每张床上都有一颗苍白而沉甸甸的头颅，静静地躺在枕头上一动不动。他们秃着头，宛如胎儿。对我来说，这一切都令人不安。起初，我走错了床位，母亲把我叫了回来。在接下来的大部分时间里，我们或坐或站在父亲病床的两侧，目睹他笨拙而痉挛地走向清醒的旅程。这就像分娩，也像是死亡，都需要时间。当他从昏迷中清醒过来时，他似乎认出了我们，开始了一段循环往复的谈话，持续了大半个下午。在喃喃自语和沉默之间，他会用激动的语调说自己需要上厕所。我们以温和而明确的方式向他解释发生了什么，告诉他，做了手术，医生给他插了导尿管，他随时都可以排尿。有时他会安静下来一分钟，但在其他时候，他越来越感到痛苦。"这太糟糕了。我想出去，布里奇德，"他呼唤着母亲的名字，"布里奇德，我想出去！"然后又说："我想上个厕所。"这种情况持续了几个小时。每隔几分钟，我们就要解释发生了什么，然后他会暂时平静下来。几分钟后，他又开始重复同样的话："布里奇德，我想出去。这里真他妈可怕。"有几次他突然坐起来，伸手想拔掉胳膊上的导管，然后下床。重症监护室的医护人员会迅速赶来，牢牢按住他。其中有些人很善良，而有些人则不是。有位护士大声地对他说话，就像对待一个愚蠢的孩子一样，然后对我们说："他说的话没有任何意义。"然而，母亲和我并不这么认为。有一次，一位男护士嘟囔着说，如果这是在公立医院，我父亲会被适当地"约束"。

这是否比1834年《柳叶刀》杂志某期描述使用鸦片酊灌肠剂来治疗术后谵妄更好，我们无从得知。似乎没有人对他的行为特别感兴趣。他的医生告诉我们，我父亲对麻醉药有不良反应。第二天，他还躺在床上，十分虚弱，但什么都不记得了。

他很快就完全康复了，至少在身体上如此，但我觉得他过了很长时间才重新振作起来。几年后，当他将这次经历与他童年时的一次手术相比较，他非常清楚他更喜欢哪一次。关于童年时那次麻醉，他说：

那是一种窒息感。他们把一个东西放在你的鼻子和嘴巴上，那玩意可能浸泡了麻醉药。这就是我的回忆。我不是说这个过程有什么残忍之处，但这就是过程。确实有一种窒息感，你不希望这一切发生。与我这次心脏手术的情况完全不同。你们都知道我过得并不愉快。

在同一期的《英国麻醉学杂志》上，伊恩·拉塞尔报道了病人在手术过程中紧握他的手，即使大脑监测显示他们并没有意识。同时，来自纽约的麻醉医生罗伯特·维塞利斯撰写了一篇编者按。我是通过凯特·莱斯利第一次听说维塞利斯的。她说他是个"记性很好的人"，曾在巴黎与他共进午餐。他有点古怪，但人真的很好。我第二次接触他是在他撰写的编者按《丙泊酚对记忆的显著影响》中，他在文中称赞了拉塞尔的工作，接着得出一个完全不同的结论。维塞利斯对丙泊酚这种药物的作用非常感兴趣。他认为丙泊酚现在必须被添加到"典型的失忆症药物"列表中，因为它会产生遗忘作用。对于麻醉监测的目的，他提出了一个令人吃惊的问题："问题是我们是想要一个检测无意识状态的监测仪，还是一个检测遗忘的监测仪？"他似乎在暗示，只要麻醉医生能够保证遗忘，无意识可能是可有可无的。

这篇文章迅速引起了英国布里斯托尔的麻醉医生师哈立德·吉尔吉拉和斯蒂芬·金塞拉的回应。他们在给杂志的信中反驳道："麻醉医生应该告诉病人术中清醒是一种罕见并发症，发生率为 1～2/1000。"然而，"这一数字与有意识的回忆有关。我们认为，告诉病人在手术过程中有16%的概率会清醒，甚至告诉他们'你肯定会在手术过程中某段时间保持清醒'，可能就不那么让人放心了"（他们指的是伊恩·拉塞尔使用孤立前臂技术的那项研究）。

两人描述了对所在医院60名麻醉医生进行的一次民意调查。调查问题是，他们个人是否认为在手术中保持清醒是可接受的，即使你事后不记得。3/4的人回答不能接受。那么，在清醒状态下被肌松，即使事后不记得，又如何呢？这一次，93%的人说不行。最后，当被问及他们是否愿意接受三连击—清醒、被肌松和疼痛（即便事后没有任何记忆），回答不行的人上升到97%。

"我们认为，如果大多数麻醉医生希望在全身麻醉期间处于无意识而非失忆状态，"两人总结道，"要说服公众接受或认同这一观点，还需要很长时间。"

维塞利斯和他的妻子、4个孩子住在纽约，家里还收养了4只流浪猫和2只流浪狗。我给他打了电话，一听就知道他是一个容易相处的人。他说："自己并不是暗示允许病人在手术中感受疼痛，只要术后不记得就可以。毕竟术中的疼痛可能为病人日后出现慢性疼痛埋下伏笔。"维塞利斯也承认病人在手术中醒来并不罕见。一位重症监护室的护士告诉他：

"人们经常醒来，但我们会立即让他们再次入睡。"但他最后指出："对于疼痛得到良好控制的病人来说，手术期间出现清醒期不一定是个问题，只要他们不记得这些。"

"我觉得大多数人好像接受了这样一个事实：如果外显记忆消失了，或者说意识消失了，你便不记得了，似乎就没有那么多担心了……"

然而，过量用药所带来的风险更加巨大。维塞利斯认为，为了确保病人不会抱怨自己在手术中有意识，麻醉医生倾向于给予超过所需剂量的麻醉药物。然而，如今我们拥有了更好的药物和监测设备，不需要让病人陷入深度麻醉，更何况这可能存在危险。"没有意识或许是一个良好的起点，但更加深入的思考是，实际上我们所追求的是遗忘，这才是我们真正渴望的。"

作为回应，维塞利斯认为当前的临床实践是由麻醉医生"对失败的本能恐惧"所驱动的。他回顾了霍勒斯·韦尔斯在1845年那场灾难性的公开演示：病人的尖叫声，旁观者的嘲笑。"麻醉不良反应深深植根于我们的集体意识，并伴随着每一例新的术中知晓而加强。"

他表示，解决方案在于理解所涉及的复杂系统，并使其变得可靠。这或许有点像解决氢能经济或者解开意识之谜一样。在临床实践中，这意味着要了解麻醉的每一个组成部分是如何运作的，特别是那些与意识、记忆和疼痛相关的难以捉摸的过程，并开发可靠的监测设备来测量它们。他承认，在那之前，"过度用药似乎更加安全、令人放心"。

在通话接近尾声时，我向他提起了我父亲的情况和那个关于乙醚的梦境。维塞利斯告诉我他们家收养了一条狗。他说，那条狗之前显然受到过虐待。如果有人从后面接近它，它就会咆哮。它还害怕高个子的男人，而维塞利斯本人就是个高个子。那条狗已经在他们家生活了15年，对他仍然保持着警惕，但对妻子却没有。即使有人从背后靠近它，它仍然会咆哮。"无论你做什么，有些记忆总会留在那里，这确实很有趣。"

在夜幕下的足球场，女子队正在进行训练。在不远处，有一位皮肤光滑亮黑、头发黝黑光亮的女孩，大约16岁，她双腿盘坐在木凳上，带着一丝暧昧的微笑，注视着两条金黄和黑色的狗悠闲地朝她走来。笑容一直在她脸上闪烁，起初我以为她是愉快的，然而后来我注意到她手上微小的动作。她示意狗离开。我叫住了那两条狗，而那个女孩则向我道了歉。她说，她正在努力改善与狗的关系。我们问她是否曾被狗咬过。她说没有，她小时候在她的祖国苏丹，曾经有成群结队的狗在街头游荡。她4岁时离开了那里，现在她正在试图训练自己。那条看起来有些愚蠢的黑狗再次靠近她。她微微退缩，脸上带着摇摆不定的微笑。

维塞利斯也警告医生不应依赖遗忘药物来消除对已经发生事件的记忆（即备受追捧的"逆行遗忘效应"）。他在《英国麻醉学杂志》上发表的关于丙泊酚的评论中写道："许多从业者都记得这样的经历，当病人本应完全入睡时，他们却睁开眼睛看着医生。""在这种情况下，一种典型的反应是给予更大剂量的催眠/镇静药物。在术后的随访中，当没有关于这一事件的记忆时，紧张的医生（原文如此，作者注）就感到放心了。"他表示，实际上，任何遗忘都是由术前使用的药物所导致的，而不是术后再次使用的药物。

对于瑞典麻醉医生罗尔夫·桑丁来说，这些并不是什么新鲜事。在2000年，他的团队发现，病人在回忆术中清醒的能力方面存在波动，这取决于手术后与他们交谈的时间。他写道："尽管像咪达唑仑这样的苯二氮䓬类药物对减少焦虑很有帮助，但它们在术前的广泛使用可能与其产生的遗忘效应密切相关。考虑到药物效果的差异，这是一种具有风险的假设。""更重要的是，我们认为，在伦理上，以一种需要对手术期间经历进行有意识的遗忘的方式进行麻醉是不合理的。"

首先，这种方法可能无效；其次，我们不应该被迫那样做。

至于有多少人在醒来后无法回忆手术过程，谁能说得准呢？一项新的国际研究，也是迄今为止最大规模的研究显示，情况可能比我们想象的要好或更糟，这取决于我们的视角。在对260名刚刚接受全身麻醉进行气管插管的外科病人进行孤立前臂技术测试后，研究人员发现有12人（占4.6%）表现出所谓的"连接意识"，即与外界有联系，而不是与梦境或其他内部状态有联系。其中有5人表示他们感到痛苦，但后来却没有任何回忆。这一比例要远低于之前估计的37%，但比大规模试验中通常报告的术中知晓发生率1～2/1000要高得多，高出20至50倍。还有7%的病人在气管插管后，在研究人员提问之前不经意地移动了手。然而，这项研究仍未解决研究人员究竟在测量什么的问题。

伊恩·拉塞尔仍然相信，在手术过程中会有更多的病人保持清醒，而病人或医生却不知情。

那又有什么关系呢？

"罗伯特·维塞利斯认为这可能是充分麻醉的一部分。"我向拉塞尔提议道。

"我认为这可能是正常的麻醉，但不能说是充分的麻醉。"

那又怎么样呢？尽管有一些强烈的信念和一系列奇闻轶事，但对于那些相信在手术过程中许多病人可能至少部分保持意识，并且认为这可能对以后的人产生影响的人来说，几乎没有确凿的证据。

2004年，在那个令人困惑的麻醉和重症监护下记忆和意识国际研讨会的第二天，心理学家迈克尔·王做了一个简短的口头报告，介绍了他和伊恩·拉塞尔以及另一位研究人员进行的一项研究。他们观察了80名女性在子宫切除手术后3个月的精神状态。通过孤立前臂技术来测量手臂是否活动，研究者将病人分为两组：一组是轻度麻醉组（"清醒"），另一组是深度麻醉组（"非清醒"）。所有病人术后都没有报告任何关于手术的记忆，但在术后1个月和3个月进行的心理测试显示，与深度麻醉组相比，轻度麻醉组的病人在精神病理学方面的平均得分更高。换句话说，轻度麻醉组的病人更加焦虑。

同一天，王和拉塞尔展示了另一份简短的会议壁报，内容与拉塞尔在1993年进行的那项令人不安的研究的后续进展有关。当时，他中止了研究，因为当有近2/3所谓无意识的女性握住他的手以表明她们不仅清醒而且痛苦时，他感到不安。十年后，拉塞尔、王和另一位研究人员尽可能多地找到了这些女性，并对她们过去十年的心理健康进行了采访。尽管病人数量太少以至于无法进行统计分析，结果却非常特别。在这组病人中，有3位表示自己在手术过程中是清醒的，并在手术后遭受了某种精神障碍，而这些人以前没有任何精神病史。对照组的病人，也就是那些在术中没有对拉塞尔的指令作出握手动作的人，没有显示出任何痛苦的迹象。

王说，他和拉塞尔希望将这项研究扩展为更大规模的试验，以便可能提供一些更明确的答案，但他们目前缺乏这样做的资源。他们仍然担心，这些经历对部分病人的长期健康意味着什么。

美国精神病学家理查德·布莱彻在1984年写道：

> 也许我们应该重新思考常规使用遗忘药物的问题。这些药物似乎在创造术后的宁静中发挥了应有的作用，但实际上，它们主要是为了保护我们不去听病人那令人不安的细节，这些细节现在储存在大脑皮层中，但无法被有意识地回忆起来……无意识地储存创伤记忆很可能成为一种慢性精神刺激。

除了伊恩·拉塞尔，与我交谈的麻醉医生中没有一个支持这一建议。大多数人认为，不使用遗忘药物是不道德的，因为创伤性记忆可能引发创伤后应激障碍，尤其当病人明确或疑似发生过术中知晓时。一位澳大利亚的麻醉医生告诉我："如果有人在我实施的麻醉中醒来，而我知道这件事，我肯定会立即给他们使用遗忘药。"他继续说道，"想象一下，如果病人能够忘记它，不再记得它，那就没有任何创伤后应激障碍的问题了，实际上这就是治疗它。德国医生、诺贝尔奖获得者阿尔伯特·史怀哲很可能是对的，他说幸福就是健康的身体加上糊涂的记性。"有趣的是，史怀哲的妻子恰好是一位麻醉医生。还有几位麻醉医生在采访中表示，他们的病人在术前唯一的要求就是不要记得手术的任何事情。

我想起我的儿子，他现在20岁了，不久前在全身麻醉下拔掉了智齿。他坐在床上，咧嘴大笑，把一大块绿色的东西塞进脸上包着绷带的嘴巴里。护士狡黠地看着他，而他向我挥舞着手臂。大多数十几岁的男孩在牙科手术醒来时都会有些暴躁，但我的儿子一直笑着说："果冻和冰淇淋，真是最棒的一天！"

即便如此，病人可能并非唯一从这种遗忘中受益的人。

20年前，治疗静脉曲张的方式是在手术前一晚住进医院，手术当天早上被护士叫醒，吞下"预先药物"。通常这是一种强效的苯二氮䓬类镇静药，比如安定，它能让你在进入手术室前陷入昏昏欲睡的状态，感到放松。手术后的一段时间里，你可能会醒来，甚至可能感到恶心，在第二天回家之前还要在病房里再住一晚。

如今，你更有可能在手术当天早上到达医院，直接进入手术室。在那里，作为麻醉过程的一部分，你会被注射一剂强效的遗忘药，比如丙泊酚。随后医生可以使用较小剂量的其他麻醉药，这意味着你会更快醒来，感觉更好，并且能够更快地回家。这对病人来说有好处，包括降低院内感染的风险，缩短住院时间，并节约费用——有时候这可是一大笔钱。那些在手术过程中醒来的人——或者至少是记得自己醒来的人，有时会提起诉讼。据报道，在美国，那些经历这种精神创伤的病人可以获得数十万美元的赔偿。

·

哥伦比亚大学临床精神病学教授大卫·福雷斯特提出了一个新颖的理论。他认为，部分病人可能会将外科医生误认为外星人。几年前，福雷斯特阅读了哈佛大学心理学博士后苏珊·克兰西的一本书，书中讲述了那些相信自己被外星人绑架的人的故事。克兰西注意到，那些声称被绑架的人有许多相似之处，包括经历过睡眠麻痹和容易受到催眠的能力。同样，他们对于超自然和外星人的关注并不令人惊讶。

福雷斯特接着提出了另一种可能的联系。他说，许多关于被绑架的报告与外科手术有许多相似之处。在2007年提交给美国精神分析和动态精神病学院的一篇论文中，他进一步提出了问题：

模糊或下意识地想起手术记忆是否起到了某种作用？一个人置身于意识改变的状态（麻醉），被绿色的人（外科医生）围绕着，口罩使他们的眼睛更加突出。在高科技的氛围中，头顶上有一个圆形明亮的物体（手术室灯光），身体的边界被气管插管、导管、静脉注射针和手术本身突破。也许在童年时接受手术会特别有助于……

他认为，这些被遗忘的记忆可能是在病人进入手术室之前形成的，或者是在手术过程中无意识地形成的。福雷斯特指出，与许多被外星人绑架的故事一样，手术涉及了赤身裸体、疼痛和失去控制。这些相似之处不容忽视。自称被绑架者的心率、血压和肌肉张力的生理变化，可能与手术病人的生理变化类似。

在与福雷斯特交谈后，我兴奋地发现，在最初关于BIS监测的B-Aware研究中，有一位病人后来确实报告说梦见了外星人，并认为是"外星人接管了手术"。但后来的事实证明，手术室工作人员在手术过程中一直在谈论外星人。

福雷斯特承认，他的假设可能很难被验证。部分原因是很难找到真正的"被绑架者"（而不是热衷于恶作剧的人）愿意参与这种正式调查，但这并不意味着不应该进行测试。他说："如果医生确实在'一小部分脆弱人群'中造成这种体验，而这一人群可能仍有数百万之多时，我们就应该去明确。"

撇开外星人不谈，麻醉后失忆症让人陷入一种奇妙的境地，即我们不再是自己记忆的守护者。相反，这种经历，或者至少是对这种经历的回忆属于其他人：医生、护士和其他工作人员，完全由陌生人所拥有。当然，生活中有许多事情确实如此。比如，在儿童时期，别人会记得，而自己却忘了。即便努力回忆，我也只能重构5岁前的一小部分记忆。比如，在我1岁到3岁之间，我随父母住在温布尔登，在公园的混凝土戏水池里，我几乎被淹死。夕阳下，我的视线与黑暗的玻璃状水面平齐。其他记忆还有我在博克斯山的厨房里，那时我可能5岁了；妹妹珍妮特坐在高脚椅上，门外传来敲门声。即便有这些记忆，如今也更多地成为一种标记存在，是对过去记忆的再现。我童年时的大部分时光都来自父母的讲述，还有一小部分来自我的姐妹。反过来说，我的记忆中也留有我儿子、女儿童年留下的许多痕迹。对我来说，这是一份巨大的责任：对一个人的了解比他（她）对自己的了解要多得多。或者说，要比他们所知道的还要多。精神病学家格雷厄姆·伯罗斯曾问道："你记得自己4岁生日吗？因为它都在你的心里……"

·

我发现了一个新的泳池，实际上是两个泳池，一个嵌套在另一个之中。泳池被桉树环绕，周围是公寓楼和车流。其中一个离我家很近，另一个稍远一些，但它们都是修长的露天泳池。一旦我跳入水中，它们就会变得一样，呈现出斑驳的光影。当太阳升起时，脚下的斑驳光影就像是微型的三维结构，在我面前的瓷砖地板上滑动扭曲。它们就像是我在麻醉学书籍中偶尔见到的那些原子、分子或化合物的三维模型，在我眼前飘动。而在阴天时，它们会延展成一层不均匀的白色薄膜，仿佛是从羊腿上剥下的结缔组织，或者是我们凝视他人眼睛时常常看到的那种形状。我戴着泳镜，在水中游动，有时会注意到一根细小的黑丝在眼前飘荡，与我在斑驳光影中游动的节奏保持同步。

今天，突然间我感觉到，我的眼睛就在我周围，我仿佛是一个微小的黑点漂浮在自己面前，宛如一个飘动的纺锤，世界和它的一切观点都围绕着它迅速流动。

完美的麻醉药

不久前，我父亲再次前往医院，接受了一次结肠镜检查。医生将探头穿过他曲折的大肠，不知道是否找到了想要的东西。于是，有人给我母亲打电话。母亲回到医院，发现父亲正在恢复室躺着，她问道："怎么样了？"而他却用疲惫而不满的表情看着她，回答道："我不知道呀，我还在等着肠镜进入呢。"对罗伯特·维塞利斯和其他麻醉医生来说，这就是完美的麻醉。

然而，我却感到奇怪，想象着父亲可能不仅清醒，还能回答问题、听从指示，甚至在检查过程中与医生交谈。我努力想象着那个注重隐私、重视尊严的父亲，穿着病号服，蜷缩着身子，咕哝着回答问题："科尔-亚当斯先生，您感觉舒服吗？"实际上，我不愿意去想象。然而，正是在这种旨在缓解各种轻微但不愉快的医疗操作不适感的镇静状态中，医生使用遗忘药物所引发的伦理困境最为明显，却常常被忽视。在许多麻醉药物的作用下，你或我在手术开始之前就会开始遗忘某些事情。正因如此，医生可以将病人置于某种边缘状态——既不在此处，亦非彼处，在半存在的知觉中徘徊，直到手术结束。

当我第一次问起我在内窥镜诊所工作的朋友，病人在操作过程中是否清醒时，她回答说并不清醒，他们被麻醉了。当我进一步问及他们是否会偶尔醒来或说话时，她再次否定。然而，她稍作思考后又说："对了，前几天有个人……"那个男子正在接受内窥镜检查，当工作人员将管子送入他的气道时，他的喉咙发出了呃逆声。这种情况并不罕见，咽喉反射可以在病人失去意识后持续很长时间。但引起她注意的是，那个男子的眼睛快速地眨动着：时而睁开，时而闭上。他一直这样做，直到麻醉医生给他注射更多的丙泊酚后才停止。那时他是清醒的吗？她不确定，但她希望他没有清醒。那个男子在检查后也没有提到这件事。

还有一天，诊所发生了一起小小的紧急情况。一位病人失去了知觉，喉咙里还插着管子。他不小心吸入了液体，这正是人们溺水的原因。医疗团队立即开始吸出液体。在操作过程中，这位男子苏醒过来，喘着粗气，痛苦不堪。"别担心，一切都好。"工作人员告诉他，"你刚刚从康复中醒来，你一直在做梦。"

病人没有事情，一切顺利进行，但他并没有做梦。病人到底是否记得做梦，或者曾向工作人员提起过自己做梦，我的朋友并没有弄清楚。

还有一个尖叫的女人。她患有一种影响血管的疾病，对疼痛特别敏感。在进行结肠镜检查的那天，当麻醉医生将麻醉药推入她的手臂血管时，她开始尖叫起来。麻醉医生注射了更多的药物，她的尖叫声变得更加剧烈。尖叫声响彻手术室的每个角落，甚至外面等待的病人也能听到。最后，麻醉医生给她注射了足够多的药物，她才完全陷入麻醉状态。注射的药物可能是丙泊酚，它会引起注射部位的疼痛。手术结束后，她坐在恢复室的躺椅上，茫然地喝着茶。在那里，她待了一段时间，完全不知道每一个人，包括工作人员和其他病人，都听到了她的尖叫声，而她却是唯一一个不记得这些的人。直到要离开时，一位工作人员才将她拉到一边，告诉她发生了什么事情——具体的细节并不清楚。我的朋友没有批评她的同事，她说诊所里的每个人都非常专业。但有时她会思考，这位女士到底经历了什么。她是否应该被转移到一个更加私密的地方恢复？她被告知了多少细节？又应该告诉她多少呢？

·

二十多年前，美国的法学教授麦克斯韦尔·梅尔曼、生物伦理学家乔治·卡诺蒂和儿科医生詹姆斯·奥尔洛夫斯基，在一篇名为《森林中的一棵树倒在你头上时，它会发出什么声音？》的文章中，提出了关于清醒镇静——"朦胧睡眠"——的伦理问题。他们认为，这种做法的核心在于在使用较小剂量麻醉药的安全收益和病人痛苦的风险之间进行权衡。医学界对此进行过讨论，但作者认为关键的区别在于，在正常情况下，根据"知情同意原则"，面临这种权衡的病人有权选择：更多的药物，减少疼痛；或者更少的药物，可能更多的疼痛。如果病人不记得这种痛苦，那么它是否算作疼痛？即使它是（或曾经是），又有何关系呢？作者声称，接受这些操作的病人通常没有被事先告知可能会感到疼痛，也没有机会要求加深麻醉或使用更强效的镇痛药。在大多数地方，这可能是合法的，但他们的结论是这种做法是不道德的。

接着，他们提出了一个可怕的类比。直到最近，对新生儿进行手术时，没有使用麻醉或镇痛被认为是可以接受的。这样做的原因是他们不会有意识地回忆自己的经历。然而，如今除了极端紧急情况（例如使用麻醉药本身可能危及到生命时），这种做法是不可接受的。

最后，梅尔曼将清醒镇静与另外两种做法进行比较，这两种做法属于"一种小而有趣的基于欺骗的医疗实践"，即获得病人的知情同意将消除医疗实践本身的好处。这三种做法都或多或少地涉及麻醉。第一种是使用安慰剂（比如糖丸）代替镇痛药物。通过欺骗病人，让他们相信正在服用药物来减轻疼痛，医生可以通过一些非常神秘的过程说服他们，让他们相信疼痛已经减轻，从而达到减轻疼痛的效果，也就是所谓的"心诚则灵"。第二种涉及另一种欺骗和疼痛类型。梅尔曼提到临床上的一种做法，即美国的医学实习生过去常利用新死的病人来练习气管插管，将气管导管插入病人仍然温暖的气道，这通常不需要征求死者家属的同意。

在这两种情形下，医生都可以以更大的好处为由，为撒谎或隐瞒真相辩护。使用安慰剂的病人在没有副作用的情况下，痛苦获得了真正的缓解。医学实习生学会了一项重要的救命技能，也不会给悲痛欲绝的亲属带来更多痛苦。对于常规使用的遗忘药，是否能以同样的方式证明呢？作者的结论是否定的。他们做了一个关键区分。在前两种情况下，医生实际上是在减少或预防痛苦。但在使用遗忘药代替镇痛药或完全麻醉的情况下，他们并非在预防痛苦，而是在预防对痛苦的记忆。

有时甚至连这个都没有。

我曾与作家玛丽·金伯利交谈过，她将无意识比喻为一片郁郁葱葱、略带恐怖的丛林。她一直在创建一群未来主义的年轻战士，他们勇敢地将动物的眼睛和羽毛移植到自己身上，以利于他们在这片丛林中战斗。然而，如今她却告诉我一个关于结肠镜检查的故事，她试图在手术台上爬下来。这个故事发生在17年前，但她却说："我仍然清楚地记得它。"

"他们告诉我必须接受这个检查，'哦，你可能会感到轻微不适'。我不知道他们给了我什么药，但我并没有完全遗忘。我只记得自己感受到强烈的疼痛。我真的想从手术台上爬下来。他们不得不按住我，我想他们又给了我一些药物，因为我有点——我不确定会持续多久，但可能至少有30秒，因为他们开始害怕了。他们说，'冷静点，冷静点'，还试图抱住我。当你的屁股里有东西塞住时，显然不应该乱动。我不记得自己受到了惊吓。我只记得当时在想，这些人到底在搞什么鬼，我只是想离开。"

接着，她昏了过去。

我的家庭医生曾多次提醒我，上网搜索并不是做出医疗决策的好方法。"凯特，在那些网站上留言的一些人有点疯狂。"当然，在我进行背部手术之前，在我研究和抵制手术的那几年里，我遇到了太多哥特式的恐怖故事。这最终让我下定决心，对我来说，最好的药物就是不去浏览。有些人写的东西有点疯狂。这让我想起，如果我一直生活在那些人所忍受的痛苦中，我自己可能也会有些疯狂。当然，也有一些人写得很有道理，他们既不疯狂也不歇斯底里。他们只是和我一样害怕。说到结肠镜检查，只要在谷歌上快速搜索一下，就会发现太多人在检查过程中清醒而不舒服的故事，这不得不让人——至少是我——三思而行。对于这些例子，你可能会说，问题不在于病人是否疼痛，而在于他们是否记得疼痛。

同样，疼痛可能并不是最糟糕的。在蓝山的瓦鲁纳作家中心，我遇到了一位美国作家兼教师罗宾·赫姆利，也就是那个声称在房间看到幽灵的人。罗宾对文字有深沉的热爱。他在一个文字工作者的家庭长大，一生都在玩耍、编织和收集文字，他也坦率地承认自己曾剽窃过。当时，他在爱荷华大学的著名作家研讨班工作，教导学生如何找到自己的声音，讲述自己的故事。然而，对罗宾来说，一次在镇静状态下进行的牙科手术却变成了一场令人不安的无声体验。牙医事先告诉他，尽管他有意识，但他不会记得任何事情。然而，罗宾却说这是他一生中最不舒服的经历之一。问题并不在于疼痛，而是奇怪的"挥之不去的耻辱感"。

"我只有一丝丝的意识，感觉自己就像一件家具。我知道自己被操纵着。我可以听到人们说话，也能感觉到一些东西，但我只觉得自己完全失去了生命，变得愚蠢无知。"他说，他的恐惧部分来自于失去了控制。

"你意识到自己是如此脆弱。不知何故，这种感觉就像是一种侮辱。你觉得其他人似乎都充满活力，而你却在某种程度上如此低能，像一种低等生命形式。"他认为这种感觉毫无道理，"这毫无意义，没有理由感到羞耻，但感觉好像你在某种程度上暂时失去了作为人类的身份。你就这样出现在人们面前，所以你是赤裸的。"

几年后，一项英国的大型审计项目证实了罗宾的经历并不是唯一的：1/5 的术中知晓报告来自那些原本不打算进行全身麻醉的病人，他们只是被镇静了。尽管如此，与在全身麻醉期间发生术中知晓的病人相比，他们的经历和心理影响与之"性质相似，严重程度可能较低"。

在这份审计报告发布后，麻醉医生迈克尔·阿维丹和杰米·斯利在 2014 年《英国麻醉学杂志》的一篇社论中，对该项目在病人主观体验和与工作人员互动方面的洞见给予了高度赞扬。作者写道："令人意想不到的是，镇静药竟然成了一只班德斯纳奇兽（bandersnatch）。"这是刘易斯·卡罗尔在《猎蛇鲨记》结尾处突然出现的一种怪物。他们认为，这次审计强调了病人对镇静过程的理解存在重大漏洞。"接受镇静的病人应被明确告知，全身麻醉并非唯一目的，而且术中知晓是相对常见的，许多病人尽管接受了遗忘药物，仍会有记忆残留。"

听着罗宾·赫姆利描述他的牙科镇静经历，我再次被他强烈的反应震撼。他所描述的不仅是一桩有趣的轶事、一个奇怪的现象，而是一种深深的恐惧和无助感，一种存在的空虚。在镇静的作用下，他的自我意识不仅被改变，还被削弱。"我一直以为我喜欢麻醉药，比如氧化亚氮，现在我认为那是我最不想要的东西。"

•

当医生一直苦口婆心地劝我去找胃肠科医生做结肠镜检查时，我自然不太高兴。最终，在她第一次这样建议近两年后，我出现在墨尔本市中心的一家诊所，经过一天禁食和一晚上大量饮用盐水清肠后，我疲惫不堪、精神萎靡。穿上蓝色的一次性长袍后，我被带到一个房间，里面有一张灰色的大躺椅，等待一位名叫阿利斯泰尔的麻醉医生的到来。他告诉我，他将给我注射咪达唑仑、丙泊酚和一种叫作芬太尼的镇痛药。我请他努力记住我在操作过程中可能说过的话。他坚定地说道："别担心，你不会说任何话的。"

我记得自己爬上手推车，侧身躺好，阿利斯泰尔在我右手背打上静脉针，一名护士将氧气面罩戴在我的口鼻上，而我则继续试图询问他现在要用什么药。我觉得自己十分警觉。40分钟后，我在另一张躺椅上醒来，仿佛刚从酣睡中醒来。我没有感到疼痛，只有一种慵懒的平静。

也就是说，即使在我停止提问或回应阿利斯泰尔的问题后，我仍然对自己头脑中发生的事情很感兴趣。根据2011年一项芬兰的研究，被镇静的志愿者后来报告了万花筒般的想法、感觉和经历，充满幻觉和片段。其中一个描述了一系列快速的幻象或梦境，甚至包括一场足球赛。"突然间（在足球梦之后），我们成了海盗，然后就去游泳了。""当药物开始起效时，我的头离开了身体。"

所以，还是那个问题。如果在镇静状态下，发现自己在踢足球或当海盗，或者头离开了身体，这有什么关系吗？尤其当我什么都不记得时。一些研究表明，在使用小剂量丙泊酚后，对事件失去所有有意识回忆的人仍可能存在启动效应的迹象。我写信问本·乔特科夫，这位年轻的麻醉医生参与了未能重复伯纳德·莱文森1965年那项试验的新研究。他回信说：

我最希望能被解决的麻醉问题是，接受苯二氮䓬类药物的病人的记忆储存问题。一位接受了咪达唑仑的病人可以进行深刻而有意义的谈话，表现出完整的听觉、完整的理解力、完整的处理能力甚至还有幽默的功能，但如果在几小时后询问，病人常会报告说对这次谈话没有记忆，并说："哇，我完全睡着了。"

乔特科夫也想知道，与其在麻醉后寻找对文字或事件的无意识记忆，不如研究手术经历的情绪影响更有价值，而不用管病人是否能被证明在手术中"学到"了信息。情感记忆可以通过情绪变化和常用的生理体征，如心率、血压、出汗等来推断。

2010年4月，在采访乔特科夫后不久，他给我发来邮件，里面提供了一个NPR广播节目的链接。节目内容基于刚发表在《美国国家科学院院刊》上的一项研究，研究对象是那些因海马受损而无法对任何新事件（家庭访问、晚间新闻）形成超过几分钟记忆能力的人。该研究的作者贾斯汀·范斯坦当时是爱荷华大学神经心理学的一名研究生，他告诉NPR，他经常遇到阿尔茨海默病病人的家属。家属们觉得他们一旦离开（有时甚至是离开之前），病人就会对他们的来访毫无印象。因此，他们看不到探访的意义。范斯坦对此并不相信，至少，探访所唤起的情感应该不会被如此迅速地抹去。为了证明他的观点，他招募了一群海马受损的人，观看好莱坞催泪电影《阿甘正传》中的一个场景——阿甘在妻子墓前哭泣。每个人明显都被感动了，有个女人还哭了。半小时后，没有人想起曾经看过这部电影。范斯坦还问那个哭泣的女人感觉如何。他告诉NPR，"嗯，她仍然很伤心"。她并非唯一一个这样的人。

这个故事有一个幸福的结局。当范斯坦和团队再给同一组人观看快乐的片段，比如《当哈利遇见莎莉》《美国最有趣的家庭录像》时，情绪再次超越了记忆。他们感觉很好，但又不知道为什么。范斯坦希望这些结果能鼓励患有严重阿尔茨海默病病人的家人和朋友继续探访，探访时间甚至不需要太长。

那么，接受麻醉的你我呢？麻醉不是阿尔茨海默病。我们的感觉可能比事实更重要吗？"我希望看到一项研究情感的研究，就像阿尔茨海默病这项研究，但研究对象是接受麻醉的病人，"乔特科夫在后续的邮件中说，"我同意你的观点，这是一种不同类别的内隐学习，但不太可能被经典的内隐学习任务揭示出来。"

·

2007年，在我结束研究旅行后不久，纽约外科医生斯科特·海格在《时代》杂志发表了一篇雄辩却令人不安的文章。作为该杂志的定期专栏作家，海格讲述了他与艾伦的故事。艾伦是一位年轻的母亲，曾经是一名癌症患者，前来找他进行锁骨区域的肿瘤活检。海格需要切除一小部分肿块，以进行病理学检查，但艾伦坚决表示不希望接受全身麻醉。她担心自己可能无法醒过来。海格非常清楚，从统计学上讲，这种情况是不可能发生的，但他理解她希望保持清醒的渴望，于是同意在局部神经阻滞下完成这个可能非常疼痛的手术。然而，他坚持要有一位麻醉医生在场，以防止病人疼痛难忍。

手术进行得非常顺利。海格切除了一小块增生的骨头，将其送到医院的病理实验室后，开始缝合伤口。刚缝完，对讲机里传来了病理医生的声音。他不知道病人还在手术室里，便告诉海格他发现了什么，那是一种侵袭性癌症。艾伦喘着粗气，"哦，我的天哪；哦，我的天哪；我还有孩子"，然后便昏了过去。原来，麻醉医生一听到癌症这个词，就给她注射了丙泊酚。

艾伦十分钟后醒来，却浑然不觉，她甚至都不知道自己睡着了。当病理报告到达时，海格想要安排与她谈话，但她已经离开了。

海格坚信，麻醉医生的决定是正确的。他不仅消除了艾伦的意识，也抹去了她的记忆，使海格有可能在他选择的时间里，私下传递这些敏感的信息。他说，这是首要的道德规范。他写道："隐瞒坏消息，抹去坏记忆，用化学物质修补我们头脑中的错误裂缝。这些问题每天都会被回答成千上万次，却从未被问及……我们医院里有伦理委员会和专家，但他们说的话在战壕里没什么价值。在那里对讲机失灵了，一个人的大脑与另一个人的大脑实时交流。"

尽管海格坚信这样做是正确的，他也明白有些东西已经被破坏了。"……只是一点点，而且显然是出于善意。但是，这并不像按下倒退按钮那么简单。那里的某些东西明显错了。"

6年后，艾伦死于癌症。海格从未告诉她那天在手术室里发生的事情。十多年后，他仍不确定自己保持沉默的决定是否正确。

合并潮流

· · · ·

渐行渐远

场景1　海滩，室外。天色渐暗，在我和一个年轻女子的身旁是一群心怀不轨的男人，有些在车里，有些在附近徘徊。我们试图躲藏，但有些人抓住了我的朋友，将她拖走。我能听到她的尖叫声，我知道他们在强暴她。我知道我应该去帮助她，但他们人太多了，我太害怕了。我蜷缩身体，悄悄穿过沙地上的灌木丛，离开了。

场景2　房子，室内。离开我的朋友后，我来到离海滩不远的一座房子里。这里住着一位年轻女子和她的盲人母亲。我告诉她发生的事情，并询问她该如何处理。母亲说，什么都不要做。她的头发已经斑白如雪。她似乎在暗示，发生在我朋友身上的事情并不罕见，最终会自行解决。伤害是不可避免的，我的朋友不会死去。我为抛弃我的朋友而感到内疚，但也为不必再返回那个地方去拯救她而感到宽慰。

场景3　房子，室内。我如梦初醒，到目前为止一直保持沉默的那位年轻女子，也经历了和我朋友一样的可怕经历。她可能确实是被我抛弃的朋友，但她好像能永葆青春，而我们其他人的时间却不断流逝。所以，我现在是中年人，而母亲已是年迈之人。我转向年轻女子问道："你经历过比这更糟糕的事情吗？"即使在梦中，我也意识到这是一种间接的方式，试图将所发生事情的影响降到最低，安抚我与母亲的否认共谋。她似乎很平静。她说是的，她经历过更糟糕的事情。我松了一口气，同时意识到自己背叛了朋友，我知道她还在我离开她的地方，在黑暗中与那些人周旋。

某日傍晚，我飞抵底特律，乘坐出租车前往酒店。穿过黑暗的树林和昏暗的天空，我去见安娜堡资历最高的麻醉住院医生乔治·马舒尔。我曾给他发过邮件，他立即回复了我："如能有机会和你讨论这个话题将是我的荣幸……我很乐意听到你关于此项目的所有情况，这些话题与我息息相关，十分亲切。"

从技术上说，他仍是一名麻醉住院医生，但这将是38岁的马舒尔多样化学术履历中第三或第四次转变了。他在学术上早有盛名，兼收并蓄，本科时学哲学，"上大学之前我一直认为自己是个科学白痴"。后来他改换方向，最终获得神经科学博士学位和医学博士学位。有一段时间，他研究大脑和神经系统的肿瘤，很快便开始专注不那么具体的问题。例如，大脑和意识之间的关系是什么？转到哈佛大学后，他学了一年的精神病学，认为这可能会将他对神经科学、医学和哲学的兴趣结合起来。然而，他却迷上了麻醉。

我原本没打算来安娜堡，在最后一刻才重新安排行程。原因在于，马舒尔给我发来一篇耐人寻味的论文草稿，从标准的医学视角看，这几乎是异端邪说。他在文中提出了一种关于麻醉的观点，与我听到的几乎所有其他观点都不一致，以至于我立即打电话给我的旅行社，预订了一个过夜停留。

马舒尔的论文比较了两门似乎处于医学领域对立的学科，也就是麻醉学和精神分析学，后者主要关注谈话，前者则必然关注沉默。他在论文中指出了一个几乎被普遍忽视的事实，即尽管两门学科有明显不同，但都对无意识状态保持了最基本的关注，并想知道它们是否共享了同一个潜在过程或机制。

他写道："麻醉医生似乎是'让人入睡'，而精神分析师则是'让人醒来'。尽管存在这些表面上的差异，但两个领域都有一个共同的研究重点……"

马舒尔开着一辆黄色跑车到我的酒店门口接我，然后去他的公寓，那是一处由军工厂改建的多层阁楼。他语速很快，但用词精准，剃光的脑袋里满是想法，散发着一种强烈的光芒，与他身着的休闲黑色T恤、浅色棉裤和凉鞋完全不相称。在欧洲完成一年的博士后研究之后，他前往波士顿进行麻醉学研究，然后到密歇根大学安娜堡分校进行为期半年的神经外科麻醉住院学习，也就是脑和脊柱手术的麻醉。还有一个月，他就要完成这里的实习。在我们谈话时，他正在编辑一本关于麻醉和意识的专著，同时也在筹建自己的神经科学实验室。

他的公寓很空荡，没有杂物，很有品位。他的书房在顶层，布置得很有几何感，书籍、笔记本电脑和成堆的卡片在桌上成角度地排列着。"你的东西整理得很整齐。"我说。他同意道："我所有的朋友都这么说。"楼梯旁的架子上摆着一个小小的大脑模型，表面皱巴巴的，像肠子一样。他殷勤慷慨，坐在楼下奶油色和棕色装饰的休息室里，马舒尔打开了一瓶黑皮诺葡萄酒。

他认为，麻醉和精神分析尽管有相同的术语和部分特征，但在科学辩论中一直被隔离开来的原因是，关于麻醉无意识状态的传统观点是认知停滞状态，包括记忆和学习在内的所有高级脑功能都被有效关闭了，而弗洛伊德的无意识则是活跃和充满活力的。

但马舒尔认为，这两种状态的共同点可能比想象中的要多。他读到加拿大学者梅里克尔和丹尼曼得出的结论，他们的综合分析表明，即使处于深度麻醉的病人也能在不知不觉中吸收和记住信息。通过对精神病学的研究，他也对弗洛伊德通过精神分析首次阐明的观点有了初步了解和兴趣。

马舒尔思考的核心是弗洛伊德的精神分析防御概念，即大脑通过将令人不安的想法或记忆放逐到"无意识"领域来有效应对的过程。这些被放逐的想法或记忆存在于一种摇摆不定的状态中，不能被有意识地思考或理性察觉，但却对我们产生更强大的影响力。

"你没必要全盘接受弗洛伊德的性心理发展理论之类的观点，"马舒尔迅速补充道，"然而，弗洛伊德基本上是在说，无意识心智并非一片黑暗、虚无之海，它是充满活力、变化多样的。"他认为，弗洛伊德创造了"动态无意识"这个术语。

"当我越发思考麻醉时，我意识到的是，等等，这也是一种动态无意识。大脑可以学习，可以记录信息，有离散的认知活动正在进行。它是充满活力的。"

为了建立他这个奇特新观念的理论框架，马舒尔首先将注意力转移到麻醉方面。他从关注麻醉药物在大脑中起作用的部位和结构的技术视角，例如脂质、蛋白质和大脑结构，转向积极解决意识问题。他认为，考虑到麻醉药物的最终效应是抑制意识，科学必须探索这一神秘的过程。

他以18世纪德国哲学家康德作为指导。康德提出，心智不是一个未经区分的神经团，而是由处理不同感官和各种信息的不同机能组成。比如，在此时此地，我坐在办公桌前，凝视着电脑屏幕，感受手指敲击键盘的触感，聆听窗外鸟儿的晨鸣。在上述例子中，我正在打字。康德想要弄清楚的是，所有这些不同的输入是如何融合成一个单一的统一体验的。他提出，对于我或任何人来说，要使这些不连贯的单一片段有意义，必须通过某种统一的原则将它们整合起来，他称之为"知觉的先验统一性"。

在康德之后的两个多世纪里，神经科学家们已经确定，大脑确实在不同的区域处理不同类型的信息：即使单一的短暂记忆也会在不同脑区被处理。然而，他们仍在试图弄清楚这些信息是如何汇聚成为意识的壮丽建筑的——就像在家人醒来之前的宁静时刻，我坐在书桌前，知道自己存在，并正在书写这本书。

马舒尔使用20世纪80年代首次创造的术语，将这一过程描述为"认知绑定"，并总结了关于这种绑定发生的目前已知机制。这种绑定可以通过单个神经元或神经回路之间的化学连接来实现，也可以通过大脑不同区域之间电频率的同步，如同一场心灵音乐。同时，他也强调，这种绑定可能并非意识产生的必要条件，或者说它本身无法完全构成意识的整体。

在这个阶段，马舒尔并没有对这一切是如何发生的提出确凿的见解，他只是推测大脑收集的信息片段以某种方式（通过已知和未知的过程）聚集在一起，形成比它们各自之和更为庞大的东西，即我们所说的意识。

然而，在2004年，马舒尔正式提出了麻醉药如何发挥作用的镜像理论，这个看似简单的构想为他奠定了基础，并且该理论随后发表在备受业内关注的《麻醉学》杂志上。他认为，也许麻醉药并非简单地抑制大脑神经活动，而是将其解除。

他的论点极其优雅。如果意识是一个绑定的过程，那么麻醉可能就是一个解除绑定的过程。如果意识是整合，那么无意识就是分崩离析。如果意识可以被描述为一组独立乐器发出的声音，通过一个被称为音乐的过程凝聚成一首交响乐曲——在这里，马舒尔犹如指挥家一般挥舞着双手，而麻醉则可被视为管弦乐团的解体，"大提琴手开始与小提琴手、打击乐器不同步"。

其中的核心是，在麻醉状态下，信息（如疼痛、声音或言语）会到达大脑并在某种程度上被处理，但不会演变成有意识的体验。"没有结构性问题——所有乐器都在奏响，所有乐手都在演奏，只是功能上的中断。"他强调说，这与把大提琴弹坏了是不同的。大提琴仍然可以演奏，但却失去了音乐，只剩下噪声。

他指出，有证据表明麻醉药可以中断认知绑定，通过干扰大脑不同部分之间的神经回路和"协同性"，从而阻止携带信息片段的神经元群，并将信息转化为能够有意识地处理的形式。

马舒尔的理论只是解释麻醉药导致无意识的众多理论之一，但它具备灵活性和包容性的优点。它考虑了麻醉药的多样性及对大脑各个层次处理的影响。值得称赞的是，它提供了一个整合麻醉与意识研究的框架。马舒尔不是第一个提出麻醉药可能通过干扰大脑信息处理能力而导致无意识的人，但他是第一个正式提出并阐明解除绑定概念的学者。

在我拜访不久后，马舒尔的新论文没有发表在《麻醉学》杂志上，也没有在任何麻醉学领域的刊物上发表。相反，它发表在《美国心理分析协会杂志》上。马舒尔表示，他相当自信地认为他的同行不会阅读到这篇论文。他迈出了重大而推测性的一步。

这一次，马舒尔将目光投向英国精神分析学家威尔弗雷德·比昂的理论。20世纪，比昂提出了意识体验源于大脑将大量原始数据块合成为更复杂排列的观点，从中最终形成思想和观念。在这种模式下，精神疾病问题可能与区块之间的"连接攻击"有关；这种攻击有效地将痛苦或不想要的信息排斥到无意识中，使它们只以片段（碎片）的形式留存。比昂认为，思想的生成并不需要思考者。然而，马舒尔提问道，麻醉难道不正是这种审查的极端形式吗？麻醉药并非简单地关闭大脑，而是激活了一个系统，将所有不需要和不必要的信息、思想、经验和记忆挡在了意识之外。

麻醉和心理无意识之间的可能重叠，或者说这个想法的核心，在马舒尔作为麻醉住院医生的早期就有了。

他曾给一位女病人做麻醉。这位病人有些棘手，40多岁，来医院接受乳腺癌切除手术。"她从不吸烟，也不喝酒，"马舒尔说，"她是位运动员，成绩优秀，非常健康，但显得非常紧张……"

"你是指心理上的紧张吗？"

"是的，而且她使用了很多防御机制。我学了一年的精神病学，我能看出来。她有很强的控制欲……试图让我感到不够格，但在这个过程中没有表现出任何情感。"

他继续说，总之，这位病人进入手术室后，马舒尔为她输注了静脉麻醉药。直到那时，她仍然保持着僵硬和冷漠的状态。用精神病学的术语来说，她仍然处于"防御模式"。当麻醉药开始生效时，她开始失去意识，一切都发生了变化：她开始大声痛哭起来。那一刻释放的情感对我来说是如此震撼和清晰。在接下来的过程中，她能够连接到她一直控制和抵御的情感。

"我不知道你是否会赞同这个观点，"他补充道，"但对我来说……这通常就是人们喝酒的原因……"

马舒尔强调，这个想法还不是一个理论，只是他一直在思考的问题。他的想法具有吸引力之处在于，它试图解释在大多数麻醉理论中经常被忽视的一些异常情况，尤其是伯纳德·莱文森的模拟危机。马舒尔表示，尽管存在缺陷，但这项研究暗示着在化学催眠状态下形成的情感材料（比如"等一下，我不喜欢病人的颜色"之类），在失去意识后，可以在随后的心理催眠中找回（或许是重新组合）。这表明两种完全不同的无意识可能具有共同的认知结构。

马舒尔深信自己的理论进一步得到加强的事实是，它能够推广到其他状态，如昏迷和睡眠。他指出，在为被认为处于持续植物人状态的无意识病人进行大脑扫描时，结果显示他们的大脑仍然会对口头指令做出反应。类似的情况也发生在睡眠中。最后，他认为麻醉和心理防御机制不仅有相似的结构，而且有共同的目标，即减轻痛苦。尽管麻醉医生和精神分析师的工作不同，但可能都在从事相似的任务：拆解和重建意识。就像打碎的马赛克，从散落的碎片中恢复。

有时候，当马舒尔允许自己放空，让思绪在意识、无意识和麻醉的无限可能性中漫游时，他会产生一些奇怪的想法，连他自己都不确定该如何解释。其中一个问题是，术后病人需要多长时间才能"记住"手术过程中的知觉。对他来说，这样的情况非常不合理。"我的意思是，我不知道……但为什么有人要花一个星期的时间才能回忆起在手术中清醒过并且感到痛苦？对你来说，作为一个外行人，这有何意义呢？对我来说，这毫无道理。我的意思是，如果你现在打我一巴掌，把我打得晕头转向，我明天应该能比一周后更清楚地告诉你这件事。"

他想知道的是，记忆发生了什么？曾经是否真的存在过记忆？或者只是某种体验，至少以我们所理解的方式来说？那么，如果不是整个交响乐团，而只是一群独立的演奏者呢？如果交响乐团迟迟未能集结起来呢？"当我们谈论知觉和对其的回忆时，我们认为某人在手术过程中、事件发生时是清醒的，然后记住了它……但如果在手术过程中，他们实际上只是获得了碎片，获得了一部分体验，并没有真正地经历过它呢？直到事件发生后，当他们的综合信息能力恢复时，才真正体验到它呢？如果这种意识确实是在一周后出现的呢？"

"我的意思是，这有些匪夷所思，我也不知道是否正确，但你明白我在说什么吗？"

"那么，你是否和你的同事讨论过这些问题？"我们即将结束对话时，我问道。

"没有，我没有。"他回答，"我的意思是，没有同事可以与我讨论这些事情，因为他们没有这样的想法。"

"那你和谁讨论过这个问题？"

"没有人。"他说。然后微笑着补充道，"直到和你交谈之前。"

·

我越深入思考乔治·马舒尔的理论，就越能够回忆起这本书的艰辛创作过程。整合总是异常缓慢，需要将对立的两个极端融合在一起。在我看来，每一章节开始时，我都会瞬间理解和完成，仿佛能一眼看到我试图表达的确切形态和内容，然后又全盘消失，我得花上几个星期、几个月，有时甚至几年的时间，试图重新拼凑它们。一切都还在那里，或者至少大部分还在那里。有时候，如果我能放松自己，让思绪自由地涌出而不受限制，我会发现连接已经建立好了，它的深层结构已经成形，我所要做的只是重新将它们联系起来。或者说，也许是我在试图将它们分开。我无法确定。

某天早晨，当我躺在床上等待闹钟响起时，我发现自己在中间状态中飘摇。既不在此处，也不在彼处，或者说身处两地，可以看见脑海中浮现的昨晚最后一个画面。突然间，我在自我的边界中滑动。前一刻，"我"还在那里，接下来就好像有了三个版本的我，每个都在自己的小气泡里，漂浮在我的脑海中。它们以视觉化的形象呈现，而非文字或思想。我已经记不清每个气泡中的内容，但无须思考也能理解。每个气泡不仅以某种方式代表了我，在某种意义上每个气泡就是我，那是转瞬即逝的时刻。随后，一个气泡开始冒出水面。在那一瞬间，我明白了，我觉醒的那一部分是现在从睡眠中向白昼升起的"我"，现在可以辨认出是我了。其他漂浮的气泡虽然每一个都代表甚至包含着我，但并不是我。我明白它们是属于我自己的，却没有主人的感觉。正因如此，每一个都能够轻松而自然地并存，既不相互竞争，也没有内在冲突。它们无边无际，毫无约束。只有当上升到——更准确地说是进入——意识的时刻（我指的是具有思考能力和通过语言表达这些想法的"我"，那个知道自己是"凯特"的"我"），其他"我"的存在才会消失。它们留在我内心某个角落，直到我重新融入无我状态。

那么，我到底有几个"我"，有多少个潜在的"我"？在麻醉状态下，她们会发生什么样的变化？我知道，正在写这本书的那个自己是带有偏见的，这是一种创造和再创造的行为。但是我认识她，她感觉就像是我自己。在我的身体里，是否真的存在其他的"我"？比如预先存在的自我。有时候，我感觉这本书中的那个"我"在边缘挣扎，也许试图吸收我其他隐藏的部分，或者不让它们吞噬我所了解的自我。总之，在我体内的感觉是黏糊而又抗拒的。

其中一个"我"，站在一辆敞开着车门的白色马自达轿车前，正努力压制或逃避一种同样努力从我口中涌出的感觉。那是1996年的悉尼，我的爱人蹲在我身旁，既充满关切又困惑。我已怀孕10周，再过6个月我们的儿子就将降临。可是那时，我被一种我既不认识也不理解的恐惧困扰。它完全是身体上的感受。我不知道它是什么，也不明白为何会出现在我身上。这种恐惧持续了一个多月，然后逐渐消退。

催眠师

一天傍晚，我们在去朋友家的路上，女儿跟我说起她注意到的一些事情。她告诉我，上次她自己走到那里时，忘记了路。她努力回忆，但直到她停止尝试，才发现她知道该去哪里。她形容她的思绪就像是一个小人，如果过于努力地去思考某些事情，反而会将它们扼杀。而如果任由它们自由发展，它们就像坐在那里，如同一本展开的书（她比画着举起一本书），能够告诉她所要知道的一切。

"让它们自由吧，但我做不到，我担心并困扰于自己的思绪。我强迫自己抓住它们的脖子，试图扼杀它们。然而，我越努力，它们反抗得越厉害。"

某个清晨，我醒来后无法入睡，感到紧张不安，意识到我一直梦想写一本书。我可以看到它的可能性，但这是一种非流血的过程；这是整理和汇编的过程，对耗尽的资源进行收集，而我已经厌倦了。

躺在床上，一股强烈的厌恶感笼罩着我。这是对自己的厌恶，一种恶意的贬低，小心眼且令人讨厌。潜藏的无意识，我想将它挖出来，用金属勺子将它解剖。

为了追寻我的无意识，我去见了另一位催眠治疗师。我不得不提前很久预约，并且花了不少钱。他的办公室位于墨尔本一个富裕的郊区，那里有两层砖房，入口两侧种满了优雅的小树。我在一个小等候室里坐了一会儿，木门打开了，催眠治疗师面无表情地迎接我进去。

房间里摆满了照片和个人物品，还有淡淡的香气弥漫。催眠治疗师坐在一张大木桌后面，问我为什么来。我轻声说了一些关于我正在写的书、麻醉和记忆的事情，同时告诉他，在我儿子出生前几年，我在麻醉状态下做了一次流产手术，当时我住在达尔文。我想知道这段经历是否与那种持续的感觉有关。

在我简短介绍完之后，他盯着我，面部依然毫无表情，并总结了一句："所以，你对自己没有勇气生孩子而感到愤怒？"尽管事实远比这复杂，但我还是点了点头。

催眠治疗师问起了我的习惯。喝酒？是的。喝咖啡？是的。吸烟？没有。他告诉我，酒精可能会加重我的抑郁，而咖啡则可能导致焦虑。他说，在进行这样的工作时，身体需要保持清醒。他还提到了祈祷。虽然我试着不表现出怀疑的神色，但心里却很疑惑。我们聊了大约半个小时后，他指着桌边的扶手椅，示意我坐下。催眠治疗师坐在我身旁，让我闭上眼睛放松。他靠得更近了，轻轻地碰触了一下我的脸庞，一根凉凉的手指放在我的额头中央。他让我将目光转向头顶，让我感受自己正在逐渐沉入其中。没过多久，他开始用缓慢而洪亮的声音说话。

他说了一些话，但我只记得他提到了饮酒。他告诉我，如果有人询问我是否要喝酒或咖啡，我必须坚定地回答不想喝，因为它们不适合我。听他说话的同时，我再次意识到抵抗和屈服之间的竞争关系。一部分我仿佛陷入了更深的深渊；而另一部分则胸前闷闷不舒，充满警觉。过了一会儿，他告诉我，他将从三开始倒数，当他这样做时，我将很容易醒来。我确实醒了，尽管我不太确定是从哪里醒来的。

催眠治疗师让我两三周后再来。我付完钱离开后，心里并不确定是否还会继续。

两周后，我既没喝酒也没喝咖啡，我保持节制，甚至游了泳。这并不意味着我不再渴望它们。我特别怀念酒精，就像曾经怀念香烟一样。更重要的是，我对它们的缺失感到不满。在我见过催眠治疗师后的一周里，我头痛欲裂，胸口闷，流鼻涕，甚至出现腹泻。我不知道该感到高兴还是怨恨。

尽管如此，或者说正因为如此，三周后我又回来了。在经过一番关于我新发现的纯洁性的讨论，以及绕来绕去的谈话之后，我终于问出了一直想问的问题：他是否能通过催眠让我回到那次麻醉时的记忆？我觉得这样的问题很傻，好像真的相信我的无意识就像一个装在漂亮盒子里等待我的礼物。但是，我想知道。毕竟40年前的伯纳德·莱文森在约翰内斯堡做过类似的事情。也许，这就是我找到答案的地方。

催眠治疗师停顿了一下，然后缓慢地说出他的看法，他不认为这是个好办法。我并没有完全理解他的意思，但他最后补充道，即使我在催眠状态下真的遇到了一些所谓的"记忆"，也不能确定它们的真实性。我对他的诚实表示赞赏，之后再也没有去过那里。回到家后，我倒了一杯红酒。

也许那只是一种愿望的实现或虚构。在那次治疗4天后，我的无意识引导我做了一个梦。

在梦境中，我将接受一次手术。我仰卧着，清晰地意识到自己无法动弹。手术尚未开始，我试图移动右手来引起医生的注意。整个梦境中都有一种奇怪的错觉，让我感到压迫和拥堵。我意识到一些不愉快的事情正在发生，但不愿承认自己的感受。然而，这种感觉仍存在。医生似乎很生气。我必须设法动一动手，因为他命令道："你必须保持不动。"他的声音带着严厉和惩罚的口气。他刺入我的右手背部，一阵剧痛过后，我的手再也无法动弹。我越来越害怕，更加感受到他的憎恨，也深知将不得不忍受这种痛苦。医生是一个穿着整洁白衣的中年人。在梦中，他成为了主角。我觉得他的一部分明白发生了什么，却对此毫不关心。

我无法解释这个梦的象征意义。情节相当清晰，却又十分荒谬。但对于这个故事，我没有太多的情感投入。也许我确实再次经历了自己接受麻醉的经历，这也能解释我对麻醉的兴趣及那种奇怪的低落感。

或许，这只是我的脑海正在进行自己的游戏，从我所阅读、交谈和思考的内容中创造一幅拼贴画，并将其呈现为一种全新的体验。或者，这个梦中的场景可能是因为我对催眠治疗师的感受，他对待我十分冷漠，而在梦境中找到了表达方式。我想要探寻这个梦境的真相。

不管怎样，我现在有更紧迫的问题要面对……

退　化

2009年，墨尔本。一天下午，我和未婚夫皮特挤在一辆熄火的汽车里，突然间意识到一件可怕的事情。几年前，在一位朋友的敦促下，我去墨尔本看了一位矫形外科医生，他让我做了一张X光片，证实了我当时半信半疑的想法。我的脊柱问题越来越严重，弯曲和扭曲的程度也更加恶化。对于这个消息的回应是，我开始了一场迟来的运动治疗。除了参加普拉提课程，我还寻找那些声称能够不需要手术就成功治疗脊柱侧弯的治疗师。然而，我忽略了一个事实，即如果这些方法真的有效，对我来说可能已经太晚了。我跟随国际上的治疗师，学习亚历山大技巧，连续几个月每周驱车一个小时穿越城市去拜访一位传说中能够减轻年轻人脊柱侧弯的物理治疗师。我还购置了一台从意大利进口的设备，一位五金商朋友曾帮我调试。我觉得自己的健康状况有所改善，感觉更好了。

此刻，我和皮特坐在车里，一组新的X光片显示这一切都是徒劳无功。在这段时间，我的脊柱弯曲反而又加剧了几度。"不！"我失声喊道，完全难以置信，令人震惊。"这不应该，我不能接受。"然后我说，"我将不得不动手术。"

很难理解一个被麻醉的患者的脆弱性。一个新生儿拥有许多内在的储备力量。要知道，即使是一个被遗弃而无人照顾的新生儿，也能在没有任何辅助设备的情况下存活几天。但对成年人来说，即使是进行非常简单的手术，如果没有医生、护士以及维持呼吸、血液循环和皮肤保护等基本生命功能的支持设备，也只能坚持几分钟。走进医院接受全身麻醉，是对信任或迫切需要的深刻表达。

这种脆弱性早在手术前便已展开。当作为一个外科病人踏入医院时，你将经历一系列微小而不断累积的损失：隐私、支持、尊严和掌控权。对许多人来说，最终失去的还有自我意识，你也失去了平等。作为一个病人，你并非与他人平等，而是依赖他们。你吃着别人供给的食物，只能在被允许的时候才有探视者，需要服从有时令人费解的规则和程序。你总是依赖他人的慷慨，包括食物、止痛药、信息甚至是陪伴。或许你自愿选择了放弃这些自由，或许不然。但无论如何，失去了它们，你就不再是那个能支撑你日常生活的自我。

有时，这或许是一种解脱：停止挣扎，简单地放手，多么解脱啊。然而对其他人来说，这种放手，这种放弃控制的感觉，可能带来巨大的困扰。正如精神病学家格雷厄姆·伯罗斯（他曾经克服重重困难，第一次帮助我理解催眠术）所言："请想象一个掌管着数十亿美元企业和上千名员工的CEO，因为痔疮手术而必须接受麻醉，当一个穿着整洁白衣的人走过来说'请弯下腰，我要给你打针'，他可能感到相当不适应。"

无论如何，不管你是否喜欢，你与这个世界的关系发生了改变。在某种程度上，你变得像一个孩子。在医院里，你无法主宰自己。面对医生，即便是你的家庭医生，你也会悄然滑入童年时学习的模式中：顺从、挣扎、无助和崇拜。你很渺小，医生伟大，这一点同样适用于麻醉。甚至在麻醉之前，你已经进入了无意识的领域。在心理学上，我们称之为退行。这是一种脆弱而被迫的状态，你不自觉地回归到童年时对恐怖情境的解释和应对方式中。

沦为被动的速度可能出人意料得迅猛。新西兰的麻醉医生艾伦·梅里，谈及他在一次度假滑雪中严重摔断腿的经历。他明白发生了什么，当当地医生将石膏扎至膝盖时，他也知道医生犯下了错误——他需要的是一副全腿石膏。然而，梅里却守口如瓶，不想大惊小怪。直到抵达急诊科，他才终于找回自己的声音，告知医护人员问题所在，腿部石膏得以重新纠正。后来，他告诉记者："我从未真正理解过病人是如何容许错误降临在他们身上的。"

在我母亲生病及术后恢复的几个月里，我开始阅读或者说重温已故作家乔吉特·海耶关于摄政时期爱情的小说。这些小说明快轻盈，机智十足，其中充斥着无法抗拒的女性与不耐烦的男性。私奔、绑架以及各种纷纭的纠缠，这些纤细却可预见的情节与大量奢华的时代细节交织在一起。小山羊皮手套、猪皮扇子、马匹牵引的各式马车（无论是四轮双马大马车，还是二轮双马小马车，抑或是由高脚马或安达卢西亚马牵引的敞篷轻便马车），它们灵巧地穿梭于伯克利广场，或自伦敦奔赴巴斯。

我为之捧腹大笑，同时略感惊讶，发现它们依然如此抚慰人心。

当然，让我沉迷至深夜的并非马匹，而是一种渴望。在那种不确定性中，期盼着另一个皮肤将我笼罩，让我感到安全、完整和满足。通过海耶富有想象力的仪式化编排，这份渴望在阅读中得到了满足。这就是一份契约，对永恒幻想的追求。

每个人在手术前都会感到恐惧。一位波士顿的麻醉医生告诉我："简直是吓得魂飞魄散。"人们经常说，与即将接受的手术相比，更害怕麻醉。高达3/4的手术病人担心可能出现疼痛、无法活动和痛苦，而其他人只是不愿承认罢了。30年前，美国医学精神病学家理查德·布莱彻指出，尽管病人不太可能与医生分享他们的恐惧，但他们对风险的感知通常远远超过实际的危险。实际上，有些在临床上看似平静和克制的病人，在进行心理测试时可能显示接近精神病的焦虑程度。布莱彻认为，病人往往试图隐藏他们的焦虑，也许是害怕显得傻，或者不愿意被视为挑战医生权威的人。"病人希望得到赞美和爱，从而得到良好的治疗和康复。"

在压力下，我们不再通过理性思维网格来过滤信息，而是回归到简单幼稚的思维模式。我们无法理解笑话，变得直截了当，甚至迷信起来。我们紧紧抓住迹象和符号，摸一摸木头，担心坏事接连发生，我们做好了最坏的打算。1910年，美国外科医生乔治·克里尔在乙醚麻醉纪念日上发表演讲，将接受外科手术的经历比作面对行刑队："当一个人背靠墙站着，面对一队士兵的枪口，并被告知不要害怕，因为十有八九他不会在齐射时当场丧命，这样告诉他不要害怕会有什么帮助吗？这样的经历将铭刻在他的脑海中，永远无法忘却。"

格雷厄姆·伯罗斯说，优秀的麻醉医生能够辨别焦虑的病人。"他们通常表现出两种行为方式，要么紧张得像疯子一样唠叨个不停；要么静静地躺在那里，完全吓呆了。"最焦虑的病人可能是医生，而最焦虑的医生可能是麻醉医生和外科医生。正如俗语所说，你知道得越多，就越清楚可能会出现问题。

如果仅仅是与医生交谈，就足以让我们回到儿时的自己，那么对于面临全麻的人来说，这又意味着什么呢？被麻醉是一种最极端的倒退。无论你是奶农、股票经纪人还是高空飞人，每个人都会陷入幼稚无助的状态中：无法动弹，无声无息，将身体和思想交给别人处理。精神病学家称之为自我协助下的退化。作为一个独立的成年人，你作出了明智的决定，让自己容易受伤，相信别人会帮助你。从这个角度来看，这是一种健康的依赖。

在调研准备写这本书时，我遇到了几个人，他们都表示非常喜欢全身麻醉。卢布纳·海卡尔是一位黎巴嫩出生、在悉尼执业的医生，同时也是一位小说家和剧作家，她说她接受过很多次麻醉。"最近一次接受麻醉时，我意识到这有点像是从生活中休息一下，就像死亡。"她这样说并非有恶意。她认为短暂的麻醉是一种解放，"从某种程度上说，脱离这个世界并完全失去意识是一种非常愉快的体验。有趣的是，你失去了对时间的概念。你摆脱了所有的限制、所有的概念、所有的束缚"。

全身麻醉仍然带有一种死亡的滋味，它是一种化学上的退化。处于全麻状态下，眼睛定格、呼吸变浅、肌肉间的协调停止工作。当麻醉更深时，身体会开始关闭，呼吸、血压、心脏，生命逐渐消散。

支撑这种生理分解的是另一种更原始的崩溃。麻醉药似乎关闭了大脑中较新进化出的部分，但同时让更原始的部分相对活跃，至少在一段时间内如此。在其影响下，我们沿着进化的阶梯倒退，首先失去了我们人类大脑所拥有的功能，包括语言、推理、分析和冲动控制，然后回归到哺乳动物大脑的情感中枢，最终回到维持生命的最古老大脑结构。在这个过程中，药物还催生了更微妙的退化。它摧毁了界定和捍卫我们自我意识的精神盔甲。习惯、怪癖和臆想、姿势和肌肉紧张，这些都有助于维持我们日常的自我感知。

即便是常规的全身麻醉，也能打开意想不到的大门。有人曾在某医疗网站上发帖寻求建议，她回忆道："几年前，我接连经历了几次疝气修复手术。第一次手术只持续了约25分钟，恢复情况还算正常。然而，第二次手术却让我躺在手术台上足足2小时。尽管身体康复得很好，但我的精神状态却出现了问题。之后的几个月里，我莫名地感到沮丧，觉得自己已经与过去完全不同了。更奇怪的是，我对那位进行手术的外科医生产生了爱慕之情，这种感觉持续了相当长的时间……"

那么，究竟是什么让一个病人陷入相思之苦，而另一个病人却如同木头般无动于衷？还有一个病人认为自己行将就木呢？答案或许是毒品，而麻醉药也能发挥这种作用。虽然一些麻醉药（尤其是氯胺酮）可能引发幻觉，但如今的麻醉药已经经过精心设计，以最大程度地减少这种反应。麻醉药依然是一种强大的能够改变精神状态的物质，但具体效果部分取决于它们对特定部位的作用。

手术日渐临近，我的焦虑也与日俱增。我不仅对手术本身感到焦虑，还对参与手术的外科医生产生了焦虑。会不会出现瘫痪的情况？麻醉医生是否会使用 BIS 监测？他们会使用哪种药物呢？在手术中能否戴上耳机？这些问题在脑海中纠缠不休，我想出的答案越来越让我不满意。然而，我却发现自己无法或不愿意拨打电话进行必要的咨询。我对自己感到不耐烦和愤怒。无力感袭上心头，让我的胃部和腹部肌肉变得松弛，我无法抗拒那些如丝绸般飘逸的思绪。不要责备自己，不要过分惊慌，如果他们认为你是个麻烦制造者，他们会拒绝给你施以麻醉。如果他们不给你麻醉，外科医生就不会给你做手术……我害怕被拒绝、被抛弃、被遗忘、被惩罚。我知道这种担忧荒谬，但也知道它并非完全的无稽之谈。一种比我的理智自我更为强大的力量掌握了我，这种力量根深蒂固，胜过我所掌握的一切知识、研究、分类和结论。

我清楚其中所蕴含的危险。

浮出水面

脉动和心悸

在我飞往布里斯班进行脊柱重建术的几个月前，美国《麻醉与镇痛》杂志发表了凯特·莱斯利和保罗·迈尔斯的两篇新论文，即B-Aware研究的随访结果。

第一篇论文主要关注病人的长期健康状况。莱斯利和迈尔斯根据既往研究了解到，使用BIS监测时，麻醉医生通常会给予较小剂量的麻醉药，以便病人更快地苏醒、感觉不那么难受，并降低各种严重并发症的风险。因此，他们想探究这种方式是否会带来长远的益处。通过审查和后续访谈B-Aware研究中的病人的医疗记录，研究结果给人留下深刻印象，然而与他们的预期有所不同。结果显示，仅使用BIS监测似乎并没有带来随着时间推移而增加的特别好处。然而，当他们观察那些BIS记录显示麻醉深度最大的病人时，结果显得有些令人震惊：在手术后几年里，这类病人心脏病发作、卒中和死亡的风险明显增加。

另一篇论文同样对B-Aware研究中的病人进行了跟踪，关注的是那些接受过太少麻醉药的病人的命运。在对7名仍健在的术中知晓病人（6人已去世）进行追踪之后，研究小组评估了他们的心理状态。手术5年后，"严重的晚期心理创伤后遗症常见且持续存在"，71%的人仍然承受着创伤后压力的折磨。诚然，正如作者自己承认的，虽然71%只是7个人中的5个，但足以让人对麻醉过浅所带来的代价产生疑问，尤其当你就是其中之一时。

我并不想成为那5个人中的一个，也不愿成为每年成千上万在手术中苏醒的病人之一，无论他们苏醒时是在放松还是其他状态。但另一方面，我也不希望在手术后舒舒服服地入睡，却在5年之后被心脏病或卒中袭击。当然，这些事情发生在我身上的可能性很小。我并没有在电脑前害怕自己会有"哦，上帝，我要死了"之类的念头。理智和分析的思绪在我的大脑中回旋，指出一个事实：与那些在B-Aware研究发表后出现死亡、卒中或心脏病发作的人不同，我并非因疾病而接受手术，只是需要脊柱重建而已。但是，这两篇论文不可避免地抛给所有麻醉医生和病人一道必须面对的核心难题：对任何特定的人来说，如何确切地知道麻醉药是太多或太少了？

随着新证据的巩固，这个平衡问题变得更加关键。医生们早已知晓手术后许多病人遭受思维混乱的问题，也被称作术后认知功能障碍。这种微妙却有时令人残疾的精神脑雾，在术后的第一周影响多达50%的病人，其中10%～15%的病人（主要是老年人）在手术后3个月甚至更久还会受到影响，有时可能终身如此。一些证据指出，手术只是揭开了大脑潜在脆弱性的面纱，而其他人则怀疑麻醉药本身可能是部分原因。更引人注目的是，老年病人醒来时常常出现谵妄，与痴呆甚至死亡有关，但确切原因尚不明确。医生们还想了解，反复或长时间的麻醉对婴儿大脑发育可能造成的长期影响是什么。哈佛大学医学院麻醉医生格雷戈里·克罗斯比在2011年写道："从19世纪40年代外科麻醉的起源到20

世纪90年代末，大脑在手术和全身麻醉下毫发无损的观点一直占主导地位。"后来，文献中出现了"各种研究表明，情况并非总是如此。有时，在努力治愈身体的同时，我们可能伤害了大脑"。

与此同时，尽管BIS监测仪备受欢迎，但也有很多批评者指出其缺点和不足，这也是事实。比如，它在老年人中的准确度较低，对电子干扰敏感，并且曾经多次显示清醒但没有体动的病人实际上是无意识的。迈尔斯和莱斯利承认了这些不足，但同时认为这些数据本身就揭示了问题。作为麻醉医生武器库中的一项重要工具，BIS监测仪是一个有价值的参考，特别适用于那些存在术中知晓风险的患者。

同时，其他研究显示，BIS监测仪并没有比传统方法更有效。2008年的一项名为"B-Unaware"的试验发现，使用BIS监测的病人在手术过程中苏醒的可能性与使用标准技术监测（通过测量吸入麻醉药的呼出气浓度）的病人相比，并没有显著高或低，使用BIS监测并不会减少病人所使用的吸入麻醉药总量。该研究的主要作者是美国的麻醉医生迈克尔·阿维丹，他得出结论：这两种方案都不是百分之百可靠，但常规使用BIS监测的代价高昂、不切实际且存在潜在危险，因为它可能使病人和医生误以为有了"虚假的安全感"。

在我被哄骗入任何形式的安全感之前，无论真实与否，我想要BIS监测。但是我开始担心我的麻醉医生是否会使用它。他或她是否听说过BIS？它到底在测量什么？

就在我完成这本书之前，来自芬兰的一项小型研究表明，当我们从麻醉中苏醒时，我们大脑深处的原始结构首先启动：这些结构在进化上相对较早（它们用于组织语言和思考），很多人认为它们是意识的基础。这个结果让研究者们大吃一惊。他们一直在研究志愿者在接收睁开眼睛指令时大脑会发生什么。最初，他们以为当志愿者睁开眼睛时，大脑的外层部分（大脑皮层）会首先激活。但事实正好相反，研究负责人哈里·谢宁说，他们发现包括脑干和丘脑在内的更古老的大脑区域呈现出了"基本的原始意识状态"，而这些区域与大脑皮层的中央和前部区域相连。作者们推测，这可能解释了基于脑电图监测仪（如BIS）的局限性，因为这类监测更适合测量靠近头骨的脑电活动，而并非最先唤醒的深层结构。

也许这就是伊恩·拉塞尔借助那简单得可笑的无乳胶袖套所测量的东西——我们跨过某个门槛进入另一种状态的时刻。那时，我们甚至还不明白什么是意识或我们是谁。但在这种状态下，如果听到有声音告诉我们握住手，我们就会照做。

或许在那之前就已开始。一位读者在回应报道芬兰这项研究的博客时，留下这样一个帖子：

"一年前我做完手术后，我记得在能看到、听到或感觉到任何东西前，我就恢复了意识。随着麻醉的持续消退，我逐渐开始听到说话声，尽管过了一段时间（我不知道多久），我才能辨认出这些声音或理解他们的话。"

"我知道我回忆的经历并不完全可靠。之所以提到这一点是因为，我认为我们需要一种比对口头命令的运动反应更为可靠的意识指标。遗憾的是，我只是个感兴趣的门外汉，对此没有任何建议。"

"顺便说一下，那段黑暗、沉默和缺乏感觉的时间，可能是我经历过的最平静的体验。"

我回想起多年前在赫尔会议上的安东尼·安吉尔，想起这位生理学教授是如何描述全身麻醉药对视觉、听觉和触觉等感官的影响："因此，对病人来说，世界变得寂静、黑暗……"我想知道这是否就是他所说的那种寂静和黑暗。答案也许不是，但在听完安吉尔演讲后的十年多时间里，丘脑的重要性日渐清晰。它是位于脑干上方的感觉中继站，被认为是麻醉的核心目标，麻醉药可能通过阻断其与大脑皮层之间的交流能力发挥作用。

在芬兰的研究结果公布后不久，一项引人注目的新研究横空出世。这项研究由美国神经科学家帕特里克·珀顿与波士顿的麻醉医生、神经科学家、统计学家埃默里·布朗联合领导完成。早在2007年，我曾在麻省总医院拜访过布朗，他兴奋地为我展示了他对麻醉背后脑科学的研究。除了他的研究之外，我几乎能感受到那无数突触脉冲亿万次闪烁的热度。当时，布朗正处于一系列早期研究的阶段，意在揭示当人们在麻醉药物作用下失去和恢复意识时，大脑电活动的变化。

6年后我们再次见面，他的团队终于宣布找到了他们长期寻觅的东西。他们首先以缓慢的速度给癫痫患者注射丙泊酚进行麻醉，然后又让志愿者进入同样状态，并要求他们按下按钮作出反应。通过绘制大脑内部电活动的高科技快照，团队发现了一致的模式，布朗将其称为神经特征。他们确信这一特征可以确定受试者从清醒到意识消失，最终进入深度麻醉的转变时刻。

脑电波的组织方式与其在大脑中的位置发生了变化，尽管最终这一切都可以归结为交流。丙泊酚注射后不久，大脑清醒状态下那些小而颠簸的波浪变得更大、更慢。

它们像紧急广播的音调一样，响亮而长久地淹没了其他一切噪声。麻醉药产生长而强烈的脑电波，阻断了新信号从一个脑区传递到另一个脑区。

布朗描述这种现象就好像是一场神经海啸："哇–哇–哇。"

不同药物所产生的波浪模式有细微的差别，但以一致的方式变化，并且随着病人年龄的增长而发生相似的变化。核心问题在于，巨大的波浪使丘脑和大脑皮层之间的交流被淹没。

这个发现并非新鲜事，布朗指出："这个发现早在1937年就有报道！"然而，他和他的团队持续努力系统性地分析不同麻醉药物的神经特征并探索其机制，并以色彩缤纷的频谱图形式进行可视化展示。他现在认为，这有助于识别那些可能被BIS等监护设备所掩盖的实时转变。麻醉医生甚至可以使用许多脑部监测设备上已经显示的原始脑电波测量数据。布朗承认还有其他机制参与其中，但这些神经振荡"很可能是主要机制"。麻醉药通过这种机制在大脑中引起了全身麻醉状态的变化。"我们的发现将人们对麻醉的思考从抽象的概念转变为具体的神经生理学推理，而这些结果可以在手术室中进行监测。"从实际意义上说，他认为这些发现使得他能够安全地使用更小剂量的麻醉药物，最多可减少75%，尤其是对于年老体弱的病人。

然而，在目前阶段，布朗估计只有一半的美国麻醉医生真正使用脑电图，而且能够读懂原始数据及其频谱图的人更是少之又少。"我们现在正在教授这项技术。"这项技术还需要在大型临床试验中进行测试。

当然，这并不能告诉我们病人在麻醉期间的任何主观体验，或者是否会留下无意识的痕迹。它只能告诉我们，在接受丙泊酚后不久，病人首先对咔嗒声停止反应，然后对自己的名字停止反应。不久之后，那个神经海啸便袭来。

在那一刻，我们感到世界变得寂静和黑暗。

在完成这本书之前，我再次与乔治·马舒尔交流。回顾2007年我们的第一次见面，他已经经历了很多变化。如今，他成为了密歇根大学的杰出教授，主编了关于麻醉、意识和神经科学的重要著作，并因此被美国麻醉医师协会授予声誉奖。在他还是一名住院医生时，他就发表了有关将认知解离作为麻醉潜在基本原则的新范式的论文，而今这一理念已被该领域广泛接受。他说："过去，我只能向你介绍一些概念和思想；而现在，有大量的数据来支持这些假设。"

马舒尔使用的比喻也在不断变化。他不再将麻醉状态比作由音乐家按照既定乐谱演奏的管弦乐队。相反，他描述麻醉状态是一种不断涌现的即兴片段，它引发新的即兴片段，就像爵士乐中柔韧蜿蜒的旋律，在前进中不断自我创造和塑造。"我在弹钢琴，你在弹贝斯。"这就是他对麻醉状态的新认知。他最感兴趣的是那些在较古老脑结构之间循环的即兴片段，将感官信息从眼睛、耳朵和大脚趾等感官传送到额叶皮层，然后以某种方式合成为波动的音乐，也就是我们所称的意识。而且，来自他和其他学者的研究证实，在麻醉状态下，感觉信息仍然可以从大脑后部投射到前部，但这个过程的第二部分发生了变化。原本它会以某种方式整合成你的意识，让你知道自己正在接受手术。"在某种意义上，你拥有获取这段经历所需信息的能力，但却没有工具将其组装起来。"

这意味着在临床实践中，麻醉医生试图衡量病人的麻醉深度时，很可能会在错误的地方寻找错误的东西。马舒尔进行了许多深入的探讨。他认为，监测设备不是用来测量特定脑区活动的，而是需要描绘脑区之间的联系。这些神经相互作用发生在大脑皮层内部、丘脑和皮层之间，这正是马舒尔和全球各地的研究者们正在集中精力研究的领域。我在这里向读者传递的信息要比我与马舒尔交流时所说的更加丰富多样。

举个例子，尽管我反复尝试，但我无法将脑电波的概念形象化，更不用说理解大脑不同区域之间的定向连接机制，也更不要说多模态关联和全局性无标度组织了。这并不是说马舒尔不耐心或不善于表达，也不是说他不擅长打比方。事实上，他极其出色，可以称之为聪明绝顶。只是我自己无法理解。近年来，我一直试图将自己的思维延伸到别人的大脑中，试图理解埃默里·布朗的无意识特征、斯图尔特·哈默罗夫的微管或任何其他模型和理论，想弄清楚当大脑从开机状态变成关机状态时会发生什么。这些研究显然非常重要，我对其中的发现也感兴趣，我对大脑像故障电源板一样产生起伏的情况感兴趣，我对爵士乐感兴趣。但是，我真正感兴趣的是人类。这些发现离开实验室后，在你我生活的经历中可能意味着什么，我还无法看到。我知道，我不理解两者之间的关系，并不意味着它们没有关系。我知道，总有一天，这些发现可能会改变数百万人的生活，使他们变得更好。对此，我感到高兴。

尽管那些科学家智慧超群、技术精湛，但他们所要解决的问题却是哲学家大卫·查默斯提出的一个简单问题，而让我更感兴趣的则是那个困难的问题。

或许因为这个原因，在一个秋日的傍晚，当我和老朋友、英国心理学家迈克尔·王坐在悉尼环形码头的一家普通露天咖啡馆里时，反而觉得更舒适了。当他说"这些东西并没有让我兴奋起来"时，我反倒感到兴奋。

王穿着条纹T恤，戴着蓝色鸭舌帽，脸上洋溢着灿烂的笑容，就像刚刚从大堡礁航行一周回来一样。他说，过于关注价值数百万美元的大脑成像仪正在扭曲研究议程，这是将高科技解决方案强加于一个参数尚未充分定义的问题上。"我认为神经科学文献中有许多东西毫无价值或意义。你只能看到大脑的一小部分被点亮与否，但这又有什么意义呢？"

王说，如果有人给他一大笔钱用于研究，他想进行一项宏大的探索，逐渐让志愿者进入特定的状态。他对于大脑内部发生了什么并不感兴趣，而是观察他们的思维。"到底有哪些机制在运作？在不同的意识水平下，人们会有怎样的情感和意义？记忆如何被扭曲？"这就是他想要进行的实验。

他将这称为"心理学中正在发生的事情"，并表示相关的洞见将比任何神经学研究都更为有益。作为一位心理学家，他这样说并不奇怪。然而，他相信这种方法对于任何接受全身麻醉的人都具有实际意义。他认为，在手术过程中当我们开始恢复意识时，他的实验可以帮助我们理解自己或他人可能会经历什么，"以及这如何揭开与情感密切相关的原始脑区、记忆和处理机制的秘密"。

最终，无论监测仪器多么有效，它只能成为方程式中的一部分，还需要医生和技术人员来操作和解读。同样重要的是，它所连接着的人们，以及它旨在识别和解释的脉动和心悸、电流和灾难。

王知道没有人会给他那么多钱。尽管他已经退休，他仍然打算继续自己的研究。"我只是觉得，我们正在探索一些可能非常严肃的事情，只是我们不知道自己在做什么。大多数麻醉医生并不对此感兴趣。"

他深信肯定有一个人会支持他，如果他生活在全身麻醉的时代。"这真是个奇妙的机遇，可以真正着手研究意识的本质。我想弗洛伊德会毫不犹豫地为此付出一切。"

•

在母亲被确诊后，她开始创作一些新的画作。依旧是网格，依旧是那种高而清澈的眼神。然而现在它们与以往不同了，或许是因为我以不同的方式去看待它们。我和姐妹都得到了一张这样的画作，每人手中握着一幅。我那幅挂在书房墙上。画中的线条更加细腻，颜色更浓烈，白色、红色和橙色的网格结构覆盖在残存的绿色和灰褐色的土地上。观看时，有些事物发生了改变。它并非一幅一目了然的图像。我现在明白，它是入口。等待30秒，再长一些，再漫长一些，画面开始流动。起初我以为是网格在动，接着是下方的大地在动，最后一定是中间的空间在动。我站在那里，背对着书桌、窗户和远处的花园，平静地凝视着母亲的画作。静静地、静静地，颜色开始闪烁。就像你从窗边向外眺望，头顶上的云层阴影散开。光影开始在画布上闪烁，跃动得真是不可思议。那光芒仿佛从何处冒出来的，它并非发生在画布上，而是发生在画布与观众之间的关系中（我用思考的大脑理解）。这幅画可能没有变化，但我心中的某些东西已经改变了。此刻，当我凝视着母亲的画作时，中央的网格开始扩张和律动，形成坚定的节拍，而画面之外的世界则倾斜而开放；脉动闪耀，我看到了。

浅　滩

当我打电话给布里斯班的麻醉医生，坦诚地告诉他我对即将到来的麻醉感到焦虑后的第二天，我接到了一个陌生人的来电。他自我介绍说，他是将为我进行麻醉的麻醉医生，在手术期间将一直与我同在。我们就称他为约翰吧。

约翰非常友善，善谈而且提供了很多信息，让我感到放心。他一开始就强调不要焦虑的重要性，并承诺尽力确保我不会感到焦虑。他开始向我解释他将要做些什么。他首先会通过静脉点滴丙泊酚和咪达唑仑使我入睡，然后通过另一个通道维持我的血压相对较低。一旦失去意识，他将使用一种强效麻醉气体来保持我处于麻醉状态，这种气体是乙醚的现代版本。

他说这些话时并没有让我觉得自己很愚蠢。我还没来得及问，他就主动告诉我他至少会配备一台BIS监测仪。他对B-Aware研究非常了解。在麻醉开始时，为了插入气管导管到我的气管中，他会使用肌松药来放松肌肉，除此之外不再使用其他药物。他还告诉我，手术室的工作人员会将我"像火鸡一样"翻转过来，让我趴在手术台上（这是我们对话中唯一让我感到不舒服的时刻）。他会一直监护着我，在整个过程中不会讨论电影、高尔夫或数独。他对我在麻醉中完全不记得任何事情充满信心。"在我12年从事麻醉工作的经历中，从未出现过这种情况。我必须努力才能使别人意识到。"

然而，向别人提供信息确实是一件容易的事情。

波士顿的麻醉医生埃默里·布朗及其团队发现了他们所谓的无意识神经特征，并希望能让病人对大脑内部有更深入的了解。然而，他们似乎还未能使病人将即将发生在他们身上的事情形容出来。心、肺、肾、肝，作为这些器官的主人，我们至少对它们在身体中的功能有一定了解，也应知道如果它们停止工作会发生什么。

但大脑却不同。大脑之所以神秘，不仅是因为科学家对其了解有限，还因为作为大脑的主人，我们对其了解几乎一无所知。然而，如果埃默里·布朗告诉我，我的脑袋中有一个果冻般的区域帮助我形成记忆，另一个区域告诉我何时感到疼痛，还有一些脑区让我处于警觉状态，而他解释称麻醉药通过扰乱节律来"关闭"或"剪断"这些脑区之间的连接，那一切就开始变得不再神秘。可以说，变得直截了当起来了。

他并不担心他所夺走的本质。"我们只需要达成共识，承认存在一组特定的环路，当它们被激活时，你就能进行有意识的处理。我可能不理解大脑关键区域是如何协同工作的，我要做的就是明白如何关闭或打开它们，然后我的任务就完成了。"如此简单。

实践证明，交谈既廉价又有效。与麻醉医生进行术前访视被证明比使用镇静剂更能使病人保持平静。经验告诉我，这样的对话让人感到非常安心。对我而言，这不仅仅是信息（尽管我紧紧抓住了重点），更重要的是人与人之间的沟通，是平等和包容，让我不会觉得自己只是手术麻醉过程中的附属品，毕竟我才是核心。因此，如果你是我的麻醉医生，我希望你能告诉我更多事情，比约翰在电话中告诉我的还要多，而不仅仅关注我脑袋中的那些脑区。最重要的是，我希望你能告诉我在无法活动的情况下会发生什么。

在赫尔遇到的美国心理学家汉克·贝内特曾讲到，有一位小女孩在切除腺样体后的某个时期，她的母亲带她来见他。这位母亲感到孩子很焦虑，所以外科医生把她介绍给了贝内特。手术本身并不复杂，但这位母亲觉得以前活泼可爱的女儿出现了很大的问题：孩子常常躲避家人和朋友，不愿上学。没有母亲陪伴，她无法入睡，更是害怕黑暗。

贝内特与女孩进行了交谈。他告诉她，她的行为改变一定有原因，询问她是否觉得与手术有关。

她说："是的。"（我非常清楚，她是这样回答的。）他们告诉我要让我入睡，可接下来，我突然无法呼吸了，感觉就像无论怎么努力都无法呼吸。

至此，她记得的只剩下这些了。她不记得是否插入了气管导管。当我问她为什么在学校和家里的行为方式不同，她说："嗯，我必须集中注意力，不能被任何事情干扰。我必须确保自己能够呼吸。"

贝内特将这个女孩转给了一位儿童心理学家，几周后她开始恢复自我，如今她可能已是中年人了。贝内特说："但是，让我说实话，那只是运气……如果当时没有人发现这一点呢？她会永远改变吗？我相信你会说是的，她可能会被永久改变。"

近期，英国的医生们开展了一项雄心勃勃的项目。在3年多的时间里，他们对英国和爱尔兰所有公立医院的300万次全身麻醉进行审计和分析，旨在确定在全身麻醉期间醒来的人数及醒来时发生的情况，并寻找阻止这种情况再次发生的方法。这是一项庞大的工程。首先，皇家麻醉医师学院在全国范围内进行了第五次全身麻醉期间意外知晓（简称NAP5）的收集和审查，其中涵盖的案例数量比以往所有文献报告的总和还要多。这提供了关于术中知晓事件的经验及其对患者的影响的详尽信息。结果发现，尽管大多数知晓事件的持续时间明显不超过5分钟，但有一半的患者在之后遭受了长期的心理问题。结果还证实了使用肌松药物的患者面临的潜在风险。在英国，只有不到一半的全身麻醉涉及使用肌松药物。然而，在提交给审计的报告中，有93%的患者曾受到肌松药物的作用。换句话说，即使是短暂的肌松经历也可能带来灾难性的后果。

与心理后遗症最密切相关的经历是事件发生时的困扰感，而这与被肌松后的瘫痪感紧密相连。大多数报告中被肌松的患者都出现了中度或严重的长期后遗症。

同样令人震惊的是，解决方案或其中一部分一直就在那里。在涉及麻醉制度、培训、监测和安全检查的众多建议中，对麻醉医生最简单而直接的建议就是进行沟通，尤其是与患者之间的沟通。可以事先告知患者，他们可能会短暂醒来，发现自己无法动弹，但这种情况会很快过去；如果手术过程中出现任何醒来的迹象，也要让他们放心；当术中知晓事件发生时，要与他们交谈沟通，解释发生了什么；最后，如果他们后来抱怨自己在手术中有意识，我们要尊重并怀着同理心倾听。

多年前，当瑞秋·本迈尔从手术室被推出来后，她的头脑清醒，第一时间便试图呼唤丈夫格伦。肌松药渐渐失效，她还记得有名护士走到她身边。接下来发生的事情深深地印在她心里：

她开始大声地跟我说话，仿佛我是个小孩子。我当时想说："叫格伦过来。"可她却说："本迈尔夫人，您生了个可爱的孩子，是个美丽的

小姑娘。"

我好像回答了"我知道，我知道，她很好，去找格伦"。我一直努力着，但感觉非常模糊，而她仍然喋喋不休，既有控制力还令人恶心。那个地方没有属于我的空间。

我强烈地意识到，当全身麻醉慢慢消散，人们回到意识中来时，他们与内心的感知非常接近。他们异常脆弱，经常看到或感受到久违的事物。当医护人员以为你已经失去意识而对你大声喊叫时，我深知这样待人的方式是错误的。

·

我曾以访客、病人和记者的身份频繁出入医院。每周在这个资源有限、不断缩减的世界中工作，我无法想象那种压力。优先事项普遍而又相互竞争，每天都有可能剥夺病人的生命。这并不奇怪，情感需求有时被置于他们的生存之后。然而，我也听到了许多温暖的故事：一位英语讲得不流利的朋友在一个意大利医院里孤独恐惧，护士默默地安慰着她；一位澳大利亚年轻女子进入手术室时全身颤抖，一名手术室护士紧紧地拥抱她，直到她平静下来。我怀疑，现实情况是大多数手术室工作人员非常专业，可以说是极其专业，但也有一些例外。

2013年4月，在美国弗吉尼亚州雷斯顿。一位男子（后来在法庭文件中被称为D.B.）即将接受结肠镜检查。他知道在麻醉后可能会有些头晕，于是按下手机的录音按钮。事后，他回放录音时才意识到自己完全不记得发生了什么。以下是麻醉医生说的话："在术前与你谈了五分钟后，我想打你一巴掌，让你有点男人味。"她称D.B.为"白痴"，还告诉其他手术室工作人员，D.B.可能患有梅毒和阴茎结核，她的行为可谓低劣至极。

三天的庭审过程中，其中一位证人是麻醉学会前主席凯瑟琳·麦戈德里克。"这种言论不仅令人厌恶，坦率地说也是非常愚蠢的。"她对法庭表示，"因为我们永远无法确定我们的病人是否在睡觉时会有记忆。"D.B.描述了数月的焦虑和失眠，陪审团判决赔偿他50万美元。

那位麻醉医生为何毫无顾忌？这是她在麻醉时一贯的态度吗？只有上帝知道。我们只能希望这样的虐待者越来越少。然而，就像任何其他人类活动的场所一样，手术室也充满了人性的脆弱。即使知晓有现场监控，工作人员有时仍会说或做一些极其不恰当的事情。

多年前，我曾与一位研究人员交谈过。他目睹了一台隆胸手术。"从我的角度来看，那个病人看起来完全正常，但她显然对自己的身材很不满意，才决定接受这种手术。"当时那位女子被麻醉了。"外科医生和一名男护士拿着各种不同大小的植入物，嘀嘀咕咕地说着如果她有这样大或那样大，或者像这样一个巨大的，她会变成什么样子。我真是哭笑不得！"这位不愿透露姓名的研究人员认为，这种行为不仅冒犯，更是愚蠢，但他认为最容易受伤害的是那个病人。"她已经准备好接受全身麻醉和手术来改变自己的外貌，我觉得她对自己的现状感到非常不满意。如果她能够听到或理解这些评论的话……"

我们无法得知。

我们所知道的是，虽然大多数人在手术后似乎能够重新轻松投入生活，但也有相当一部分人无法做到。最近，包括乔治·马舒尔在内的一个团队花了两年时间对一组接受定期手术的病人进行了监测。他们发现，即使没有证据表明发生术中知晓的情况下，仍有15%的人出现了创伤后应激障碍的迹象。这可能有很多原因，比如社交孤立、过去的医疗经历、个人脆弱性等等。不管原因是什么，我们可以假设有相当一部分病人愿意冒着术后心理健康状况不如术前的风险接受手术。这并不意味着他们变得疯狂或愚蠢，只说明他们非常脆弱。我们每个人都是脆弱的存在。

假如你是我的麻醉医生，而我是你的病人，我希望你在手术室里能多为我做些事情。请像凯特·莱斯利、保罗·迈尔斯以及其他很多医生已经在做的那样。请温和善良，与我交流。内容并不需要太过深奥，只需提供一些信息和安慰即可。请用我的名字称呼我。要记住，当病人被告知术中发生了什么时，他们通常会立即松一口气；请告诉他们这没有问题，现在他们可以继续安心休息了。

病人对术中知晓发生时的解释，似乎对以后的影响至关重要。在全麻期间或病人报告怀疑发生术中知晓时，解释和安抚似乎是有益的。

我们大多数人都不会记得任何事情。但请保持那条微小通道的开放，即使它只存在于你的想象中。你可以尝试一种名为"施受法"的冥想——将困难吸入：尴尬（你的）、可怕的脆弱（我们的），然后柔和地呼出。你的同事们可能会觉得你很奇怪，但他们会适应的。为了确保一切万无一失，你可以在手术室的墙上挂一个牌子：病人可以听见。麻醉药物的一个特点是，它能在各个方面产生影响，不仅对病人，还对外科医生和手术室工作人员。

几年前，我的一个好友的儿子在一次事故中严重烧伤，每周都要忍受护士为他更换胸部和手臂的敷料的疼痛，这种过程简直像是一场痛苦的仪式。医护人员给这位少年注射镇静药以分散他对疼痛的注意力，以免他记住这种痛苦。我的朋友试图安慰儿子，但他的大喊大叫让护士们难以完成这项艰巨的任务。她注意到，药物确实能使儿子远离疼痛，消除对于疼痛的记忆，却也让护士与她的儿子之间产生了距离。这或许可以理解，也许这种距离是必要的。然而，这种微小的疏离（缺乏眼神交流，声音太大）也是我们之间本来紧密联系的一种失去。在手术室里，这个过程将被放大。在那里，病人静默无声，完全没有意识，往往伴随着调高的音乐声（据说有位杰出的澳大利亚外科医生喜欢听重金属音乐）和各种交谈声。

加强对病人的尊重和关注不仅对他们有好处，对医生也同样如此。当医生相信自己正在提供有效的治疗时，他们的神经奖励中枢会被点亮。这一点无需进行科学研究就能明白（虽然还是要感谢那些进行了研究的人）。最后，你所说的内容可能并不那么重要。心理学家约翰·基尔斯特罗姆曾写道："在手术过程中给予建议，在某种程度上确实有一些好处。对处于麻醉状态的病人来说，由于信息处理受限，任何积极的影响更可能是通过声音的节奏和特殊特征传递的，而非其意义。舒缓的声音可能比所说的内容更为重要。"基尔斯特罗姆仍然鼓励麻醉医生与麻醉病人交谈，"关于正在发生的事情，以及给予安慰等。"但他也承认，他并不期望他们能理解其中的任何具体内容。

　　日本的麻醉医生仓田次郎将此称为对灵魂的关怀。他在第九届麻醉和重症监护下记忆和意识国际研讨会上发表了一篇与众不同但相当有趣的论文，他想知道是否存在"永远无法关闭甚至连自己也无法构想出来的一部分"，即一个"潜意识的自我"，即使在大剂量的麻醉药作用下也可能对其产生抵抗。他称之为术中知晓的难题。我不知道他的同行对此有何看法，但这个结论似乎毫无争议。"有什么解决办法吗？科学吗？或许有，又或许没有。监测呢？也许是，又或许并非如此。但尊重呢？是的，无疑如此。我们不仅要认识到科学和技术固有的局限性，更重要的是，我们要尊重每个人内在的尊严。"

血液与脸红

大约一周后，我给负责我的脊柱手术的麻醉医生约翰打了电话，提出了我在第一次通话时不敢问的问题，因为当时觉得自己太过轻率。我问他，如果在手术期间戴上耳机，播放音乐或其他录音，可以吗？约翰没有明确表态。他说，只要外科医生同意，对他来说没有问题。他听说播放音乐对病人的麻醉会有所帮助，但唯一的警告是，播放设备可能偶尔会干扰其他电子设备的操作，比如那些用于切割和烧灼微小血管的电刀。还有极少数报告称，播放设备过热或偶尔起火，可能会烧伤病人的耳朵。当我开始大笑时，他赶紧说："这种情况非常少见。"

"好吧，如果我的耳朵冒烟了，就拿下耳机。"

结果是，在手术期间我并没有戴耳机。外科医生告诉我，iPod可能会干扰对脊髓进行监测的设备。但是，他很愿意让音乐伴随我，在手术室的扬声器里播放。我接受了医生的决定。毕竟他需要在我的脊柱上钻孔，就在脊髓旁边。如果他不愿意使用数码设备，最终我也会顺从，至少我尝试过了。奇怪的是，即使如此，这让我感觉更好。

重要的不仅是我们作为病人从手术台上得到了什么，更重要的是我们首先给予它什么。在这个过程中，一些医生通过帮助我们来帮助他们自己。

十年前，纽约市西奈山医学院的医生对200名即将接受乳腺癌手术的病人进行了一项研究，她们被随机分为两组。在手术前不久，每个病人都与一位心理医生进行了15分钟的会面。对于对照组来说，这次简短的会议是一个机会，可以进行聊天或询问与手术相关的问题。心理医生并没有试图控制整个过程，而是认真倾听，允许病人引导对话，并以一系列适当的支持和同情性评论作出回应。

处理方式对第二组来说则完全不同。与对照组的自由沟通不同，催眠组的病人接受了催眠治疗。她们从放松和愉快的想象开始，然后得到了具体的建议，包括如何减少疼痛、恶心和疲劳。她们还被告知如何进行自我催眠。

结果令人振奋。接受催眠治疗的病人在手术中和术后使用的药物更少，手术时间更短，感受到的疼痛、恶心、疲劳和术后情绪不安也更少。催眠治疗还节省了大约772.71美元的住院费用（主要是因为手术时间缩短）。请考虑一下，仅在美国每年就有超过两千万人接受全身麻醉手术。正如研究人员指出的那样，这些节省下来的费用可以弥补医院在术前雇佣心理医生与病人沟通15分钟所花费的费用。目前，简短催眠干预似乎是少有的减少不良症状负担和成本的临床干预措施之一。

正如《美国国家癌症研究所杂志》同时发表的社论所指出的："如果有一种药物可以做到这一点，那么现在每个人都会使用它了。"

"那为什么他们不这样做呢？"我问道。

事实证明，这并不是什么新鲜事。早在2003年，该团队就已经分析了一系列类似的研究，并得出结论：接受催眠治疗的病人在疼痛、焦虑和抑郁以及手术和住院时间等压力指标方面比对照组表现更好。无论是由现场催眠师给予催眠暗示，还是通过磁带录音（更为经济），都能达到这种效果。

其中的奥秘至今尚不清楚。有人推测，催眠可能通过减轻与手术相关的疼痛来发挥作用。还有人认为，这与病人对治疗结果的期望值改变有很大关系。还有些人怀疑这种神奇的效果可能完全与催眠无关，而只是因为病人得到了医务人员额外的关注。此外，这些研究还存在样本量和设计上的常见问题。尽管如此，来自西奈山医学院的团队得出结论："这表明……辅助性催眠是一种有效的工具，可以帮助处理术后体征和症状。"

在我即将接受手术之前，我给汉克·贝内特发了一封邮件，内容涉及他10年前对92名接受脊柱大手术的病人进行的一项小型研究。接受此类手术的病人通常会有大量出血，并需要输血。贝内特想知道，在手术前医生或病人能否采取一些措施来减少失血量。他有一种预感，认为病人在手术中不应完全被动，而是鼓励他们在手术过程中为自己提供帮助。他随机将病人分成了三组，并在正常的术前访问时提供了一些建议。对照组仅告知有关手术监测设备的信息，第二组则得到一些额外的放松练习，而第三组则收到了更有趣的指导：在手术过程中，医生会通过分流血液将其从切口处引开，然后在缝合后再输回体内。

这或许是他进行的"最离奇的小研究"之一，结果却让人眼界大开。对照组的病人平均失血量为1升（约占全身20%），而第二组情况更糟糕，损失近1.2升血液。然而，第三组"血液分流"组中的51名病人，平均只失血650毫升，比对照组少了1/3。

所有这些干预措施只需要几分钟的时间，而且不花费一分钱。

其他研究人员试图复制贝内特的结果，也取得了不同程度的成功。随着我手术日期的临近，我认为这值得一试。

贝内特在回复邮件时给我发送了一个链接，那是他为即将手术的病人制作的音频。起初，我没有立即去听，有一段时间我还假装它不存在。直到手术前几周的一个下午，我把这段录音复制到我的iPod上，躺在床上仔细倾听。贝内特微微失真的声音，在我耳边响起。

"我在麻醉科工作已经超过15年了。"贝内特的声音悠缓地响起，"我与许多病人谈过如何在手术中更加舒适地度过，并获得更好的恢复，以及如何在整个手术过程中感受到幸福。"他的声音异常缓慢而从容，仿佛在某个宽敞的大厅里漫步（或许是个旧体育馆），又或者是跟随队伍在前方说话。"我想通过这盘磁带与你探讨如何在手术中获得更多的舒适。同样，在你麻醉昏迷期间，在你的手术过程中，将会出现舒缓的音乐和我的声音。"他以这种缓慢的节奏继续讲述着，伴随着90年代那种常常播放的漫无目的的合成音乐。"关于麻醉，我们有句老话：病人如何进入麻醉状态就会如何走出来。这个理论已经持续了一百多年。非常重要的是，当你从手术麻醉中苏醒时，手术部位的所有肌肉都需要完全放松……"

我仰躺在卧室里，身心并未完全放松。相反，我仿佛再度与焦虑和惯性两股力量搏斗：一部分我沉浸其中，另一部分则不安和抵制。胸口紧绷，仿佛与胃脱离了关系。万一我惊慌地陷入麻醉状态，我将如何苏醒？如果我无法苏醒呢？抑或根本就没有进入过？

"我要和你谈论的是你已经掌握的事情，我要和你谈论的是你早已拥有的能力。去做那些你已经熟知的事情，因为它们是你所能做到的……"在整个录音带中，他以一种奇特而循环的方式说话，反复重复着，将句子收缩、微微改变后再重新组合起来。我的手术是修复我身体的一种方式。他提及目标、努力和成就。接着，传来了水流声。"当你从麻醉状态苏醒时，为了让你的手术部位和全身肌肉得到放松，你必须思考、感受、想象一个温暖而宁静的场所，一个你曾经去过的地方。"水流声更加清晰了（是淋浴吗？）"也许是阳光温暖地照在你的肌肤上……"我开始感到困惑了（淋浴还是海滩？）"这个信号会向你的身体传达放松和温暖，正是这个信号将引导你进入麻醉状态，使得手术后你的全身肌肉能够以宁静、舒缓的方式苏醒，尤其是在绷带裹紧时，尤其是在手术部位……"他的声音慢慢继续着，"……温暖而宁静的地方……手术部位……就像软弱无力的布娃娃……血液流动顺畅……营养物质……迅速修复你的身体。"

他说话的时候，我全神贯注地聆听每个字句。随着时间的推移，随着重复和奇特的句法，以及他有意识的节奏感，他的句子开始脱离，飘浮在他声音的旋涡中。

几年后，当我再次与贝内特交谈时，他的想法已经发生了改变。他认为不再需要烦琐的程序和约束。现在他相信麻醉医生自己也能够完成手术前的准备工作，无须依赖催眠暗示、循环录音或心理医生。他说，他们所要做的就是告诉病人该如何与自己的身体进行对话。对于一个专注努力、积极向上的病人来说，剩下的事情将水到渠成。"你不再需要使用'催眠'这个词。它是直接指令，对身体的直接指令。"其他研究也表明，简单地给予病人一些信息和提示，告诉他们如何愉快地从麻醉中苏醒，有时也可能会带来好效果。而此时我正仰卧在床上，这一切都显得无关紧要。我拥有贝内特那盘录音带，我一直在倾听。

贝内特的声音再次传来，"现在，让我谈谈你手术的另一个方面。你是否曾经感到尴尬？是否曾经历过一些让你非常尴尬的情况，有人说了一些话，发生了一些事，令你感到尴尬……"他继续说道，"……温暖感向着你的脖子和脸部传来……也许你的脸红了……那种温暖，那种脸红，是血液流向你的面部……因为某人的话语导致了血液的流动，这意味着语言影响了血液流向脸庞……所以现在我想和你谈谈，在你的手术中几乎没有失血……"

这时，他吸引了我的注意。

"非常重要的是，在手术过程中，你手术部位的血液会被转移到身体其他部位……而在深入体内进行手术的同时，组织将血液从该部位移开……你只需要听从我的指示……在苏醒之后，血液将重新注入手术部位，为其带来治愈所需的营养物质……恢复到放松柔软的组织和肌肉中。"

他的话语曲曲折折地继续进行：血液、脸红、手术切口，冲洗和渗透，愈合和宁静。

"现在，让这段音乐在你的体内流淌吧。"

这个建议出现在一段约有45分钟的录音中的第25分钟左右。我将它作为关闭录音的提示。这音乐令我不安。贝内特开始让我疲倦。我也对自己感到厌烦。

然而，尽管我纠结抱怨、挑剔苛求、心存疑虑、内心抵触，几天后我又重新听起来。过了几天，再次重复……我一直在听。当我登上飞往布里斯班的飞机时，我可能已经听了10遍。我持续倾听，因为我渴望倾听。汉克·贝内特缓慢而重复的声音让人感到舒适，我真心希望能在进入手术室时感受到温暖和宁静。当然，我更期盼从我的背部伤口中排除无意识中的那份血液流动，尽管这看起来似乎不太可能。最后，也许是最重要的，我一直在听，因为我希望感到自己所能做到的事情。在那个恐惧、被动和环境削弱了我的状态下，我渴望产生即使只有微小变化的行动，如同在一个黑暗而压抑的房间里飞奔。而汉克·贝内特似乎给予了我这样的可能。

压舱物

在黑夜中，一个8岁的男孩。他的思绪无法停歇。直到刚刚，他从未有过这个念头，现在却一直在内心打转——总有一天，他会走向死亡。

"我记得躺在黑暗中，试图想象死亡是什么样子。使自己沉浸在被遗忘的状态中、彻底的黑暗中，只是飘浮于虚无之中，然后试图想象这就是永恒的模样。"

迈克尔·王如今明白了，他的逻辑存在缺陷。多年前他所构想的死亡比死亡本身更可怕。"我感到恐惧，在这个黑暗的虚无世界里，有着清醒的意识却完全无法行动。"

这段对话发生在2015年环形码头的一家普通咖啡馆。当时的王已经65岁，刚刚退休，健康幸福，但每当提到"黑暗的虚无"这个词，他会不由自主地咳嗽。他一直回忆着童年时的那段记忆，并长时间思考过。最近，他参与了规模最大的针对麻醉中意识苏醒的病人的研究项目——NAP5。他参与撰写了第七章，主要讨论了术中知晓对心理状态的影响，但这并不是我们今天的主题。我们关注的是死亡。在那个艰难而详尽的审查过程中，王最为留心的是听到一些人生动地描述自己在麻醉中醒来，并确信自己已经死去。

阅读这些报告时，他回想起8岁时躺在黑暗中试图想象永恒冰封的自己。他开始怀疑这可能是一种普遍存在的恐惧，也许是根植于具有埋葬传统的文化中。然后，他想到自己多年来所见过的所有病人，那些在麻醉中醒来的病人。他说这只是一种理论。但是，"如果是这样的话——想象一下——即使是微小的手术，只要涉及全身麻醉，我们都会陷入这种思绪"。说到这里，他稍微压低了声音，"我可能会死。我可能会在这次手术中死去"。每次面临手术时，王都会有这样的念头，尽管他知道从统计学上来说，他几乎不会死去。

"我认为当你在手术台上醒来时，在那种明显被遗忘、完全失去自主性的黑暗状态中，会有一种极其原始、令人恐惧的存在环绕着你。你已经死了。那就是你将永远存在下去的状态。"

最后，我们为手术带来的最重要的东西是我们自身。不仅仅是我们的诊断和预后，更是那些扭动的包袱，背负着历史、文化、心理、故事和恐惧。这些包袱让我们感到沉重，也成为我们稳定的压舱物。我们将它们随身携带，用作自我重建的素材。

1999年，艺术评论家兼历史学家罗伯特·休斯在珀斯的一家医院里躺着，休斯因一场车祸而身体"像蛤蟆一样"摔得七零八落。这也让他与已故的西班牙艺术家戈雅有了一次漫长的相见。多年来，休斯一直试图撰写一部关于这位伟大的战时暴行记录者的编年史，却未能成功。最终，或许是戈雅意识到他如今占据上风，选择显露身形。休斯被置于麻醉诱导的昏迷状态，以使他有机会存活。他的右侧身体大部分被撞坏了。他失去了知觉，被金属支架束缚住腿部。休斯梦见自己置身一所精神病院，而那个精神病院恰好是塞维利亚机场。休斯迫切想要搭乘伊比利亚航空公司的飞机，离开这个疯狂之地。然而，与此相反，他受到年轻的戈雅和朋友们的折磨，他的右腿被金属器具束缚，以防止逃跑。每当休斯试图穿过安全门时，警报就会响起，他被拖回原处。他越想逃离酷刑和折磨他的人，束缚就变得越牢固。这场挣扎是休斯与麻醉的一部分。正是这场斗争，在经历了漫长而痛苦的康复之后，最终让他得以完成他为之奋斗良久的那本书的创作。

2012年圣诞节刚过，迈克尔·王亲身经历了麻醉药物对思维的一些奇怪影响，以及大脑试图理解它们的方式。王的身体状况一直很好，一个月前入院接受手术，修复心脏中某个错误的电信号，这种手术被称为射频消融术。简单来说，就是通过将一根电线从腹股沟的股静脉引入有问题的心脏部位，然后烧灼掉导致心脏节律异常的组织。一切看起来顺利，出院时心脏也稳定地跳动着，然而4周后，他像胎儿一样蜷缩着醒来，僵硬、发烧、神志不清。赶到医院后才发现，在之前的手术中，外科医生意外地在心脏壁上烧了一个洞，穿过食道，细菌从那里迁移过来并繁衍。如今，这些细菌正在慢慢地夺取他的生命。

经过紧急手术后，他被送进重症监护室，王深信自己置身于一艘医院船上。透过窗户，他能看到树木快速掠过。"我以为那是河岸。我在一艘船上，我们正驶过岸边。"他回忆道。接着，他被转移到重症监护室下面的地下室，进入了一个墓室——一个仿佛中国古代陵墓的地方。在那里，他发现自己被发光的中文符号和摆满人体遗骸的姜罐环绕。与他一同进入这个幻觉般的地下室的，还有两名重症监护室的护士，她们对他大声呼喊。

王显然并不在中国式陵墓里，就像罗伯特·休斯并非被弗朗西斯科·戈雅嘲弄于塞维利亚机场一样。然而，在这个错综复杂的幻觉中，王将各种独特元素融合在一起。医院地下室中不存在河岸和虚构的房间。然而，他拉进来的道具却存在：窗外的树木（尽管静止）、焦急的护士以及他身上的连接线和显示器。还有一些隐喻：陵墓、人体部位。此外，他自身的文化和个人历史也参与其中：中国的陵墓、姜罐（他小时候父亲店里卖的那种东方小玩意）。或许，王还带来了一种乐观的性格。当然，他还带来了基督教信仰，同时也带来了他作为心理学家的背景，对麻醉药物对思维产生奇怪影响的兴趣。他没有被幻觉恐吓或感到恐惧，相反地，他对此感到好奇。"从听众的角度来看，我知道这些幻觉听起来很可怕，（但是）我并没有感到明显的焦虑或情绪。我没有将它们视为令人恐怖的创伤体验，也没有做噩梦。老实说，我对此感到好奇……我意识到这些经历很奇怪，我对发生了什么感到好奇。"

这就是迈克尔·王从手术中带来的东西，然而这还不是全部。

2008年，在慕尼黑的一辆车里，坐着三位心理学家。他们的叙述略有不同。其中一个版本是，会议结束后他们驱车前往机场；另一个版本是，他们在巴伐利亚阿尔卑斯山附近游玩。无论哪个版本，他们都在交谈。也许他们一开始就讨论了刚刚参加的会议，即第七届麻醉和重症监护下记忆和意识国际研讨会。随后，他们开始猜测，最初是什么吸引他们选择这个职业：执迷于麻醉的心理学家。

雪莉·弗里曼，一位来自美国的女性，清楚地知道自己为何选择了这条道路。她曾经谈起自己6岁时被严重烧伤后，在乙醚麻醉下苏醒的场景。她听到医生们讨论为了一个注定会死去的孩子而进行的一切是多么无用。然而，她的父母并不了解这一切，之后他们将她送去接受多次手术，让她感到震惊和困惑。作为年轻的心理学家，当她参观了某个酷刑受害者康复机构时，这段经历又浮现在她的脑海中。之后，她参加了第二届麻醉和重症监护下记忆和意识国际研讨会及其他许多会议。就是在赫尔的那次会议上，我第一次与她见面。如今，她和我一起驱车穿越德国乡村。

第二位也来自美国，名叫露丝·林塞尔。虽然这两个人以前见过面，但直到今天才第一次意识到她们之间存在许多共同点。林塞尔讲述了她4岁时伸手摸电暖器发热元件的故事。在去医院的路上，她穿着一件红色纽扣的灰色小外套。一年多后，她独自在另一家医院哭泣。她在那里接受了皮肤移植手术，手臂被绑在床栏杆上，以防止她乱动或压痛。

第三个人开口说话了。在他10个月大的时候，他被绑在一把高脚椅上摔倒，直接掉进堆满炭火的地方。他的左胳膊伸进了火中，但脸却奇迹般地幸免于难。他对这些事情没有记忆，也不记得随后三年里进行的皮肤移植手术和麻醉。

"我有一个记忆，"最近他给我写信时如是说，"我站在医院的小床上，两侧有栅栏，感觉自己被父母抛弃了。他们来看我，又不得不离开。那时我大概2岁。"后来他又写道："在我们这次车内的谈话之前，我从未考虑为什么我会成为一名对麻醉感兴趣的心理学家。我一直认为这没什么特别的。"

就在我遇见迈克尔·王之前的一年左右，我的父母纷纷进了医院，让我感到十分意外。我父亲因为一起奇怪的肠梗阻住进去，要不是现代医学的帮助，他或许早已离世。然而，在医生眼里，手术是最后的选择，部分原因是他有其他疾病，存在麻醉风险。他静静地在重症监护室里度过了一个星期，身上插满了管子，输送营养、排除胆汁，尽管很痛苦，但这些措施让他挣扎着活了下来。医生尝试了各种方法来解除梗阻，但都以失败告终，没有人知道原因。

最后，他做了一次核磁共振检查。他必须躺在一个圆柱形的回音室里完全静止，让无线电波将他的身体软组织转化成图像。第二天我见到他时，他顺便提到这次经历"相当痛苦"。我的父亲患有幽闭恐惧症，他只能背诵莎士比亚的诗来克服这个问题。

我们交谈时，他身体侧卧着，穿着薄薄的病号服，比以前更加瘦小和虚弱。声音也变得微弱，但语调仍然存在。"明日，明日再明日，"他低声自语，"在琐碎步伐之中匆匆而至……"

他抱歉地补充道："真是阴沉，我感到很恐惧。"

我想告诉他没关系，这就是故事的力量。它可以说出那些社会习俗下禁锢的话语，比如谈论死亡、失去和恐惧。我也低声自语，说出类似的话。父亲耸了耸肩，显得无奈。

18个月后，在他和我母亲共同生活了三十年的家中，他从走廊的玻璃书架上取下了一本破旧的绿色书卷，那是他父亲留下的《莎士比亚全集》。当他打开书页时，发现封面内页有一行模糊的蓝色字迹。

伯纳德·兰德尔·科尔-亚当斯于1942年1月带着这本书（后来被重新装订）被日本人关押，同时还带了《在国王面前》（一本祈祷书）、《基督的启示》和一本每日经文版《圣经》。在三年零八个月的囚禁期间，这些书对他必定是巨大的慰藉。科尔-亚当斯出生于1897年7月5日，于1945年9月15日因脑膜炎和营养不良而去世，这一天位于库京的被关押者和战俘被澳大利亚军队解放。

书中还有我祖父的朋友和上级军官查尔斯·马卡斯基的印章，他后来与我祖母结婚，成为我祖父孩子们的慈父。

这也是我父亲给麻醉带来的东西。

我趴在泳池边，眼睛滑过蓝色的瓷砖。每一个方块之间，都有一串相连而连续的思绪。一个引发另一个，一环扣一环，不断延续。我告诫自己要牢记这些。我构建记忆的方式，将水下的瓷砖想象成网格，覆盖在一位同事的面孔上。在这个网格中，我感觉我的思绪已经渗透其中。但当浮出水面时，我只能带回形状和连接的细线，无法还原完整画面。那是什么？缺失？它们如何代代相传？这无言的机制，将微小的退缩转化为漩涡，让下一代必须反抗或取得突破，或者被迫潜入其中。

当我在铺着瓷砖的更衣室吹干头发时，我想起了伯纳德·莱文森在

1965年描述的一个瞬间。后来，在书桌上翻找，我找到了他传真给我的未发表的试验结果。在第40页，是他对那天最后一位病人的记录。这位病人名叫M.S.女士，是一位47岁的会计师。

记录开头如此写道："这位病人的脑电图相当不寻常。"

手术开始后，一旦M.S.女士进入深度麻醉状态，莱文森就向麻醉医生维尔乔恩博士示意，表示病人已经准备好了。在维尔乔恩还没有说话之前，手术室里的工作人员突然安静下来。

"脑电图发生了明显变化，"莱文森在笔记中写道，"突如其来的沉默似乎让病人感到震惊。"

他报告说，这位病人的脑电波模式发生了变化，脑电活动的增加持续了数分钟，直到维尔乔恩表示满意为止。莱文森后来说，病人似乎对手术室的喧嚣和嗡嗡声没有反应，而是对那突然的寂静作出了反应。

一个月后，在被催眠时，这位女士记得手术的细节，但却不记得模拟的场景。当试图引导她回到那个时刻，询问她是否听到任何让人不安的声音时，她变得焦躁不安并从催眠状态中醒来。

在这份报告旁，附有莱文森的手写笔记。他的字迹应该是清晰而倾斜的钢笔字，带着过去的那种斜体和圆润曲线的风格。莱文森写道："我喜欢休林斯·杰克逊所说的话。'意识这样的实体并不存在：我们每时每刻都处于不同的意识状态中。'"

•

当母亲在第二次手术后苏醒过来时，因为使用吗啡的关系，她喃喃自语道："哦，我就像彼得一样。"彼得是我的父亲，她曾经静静地看着他在一次又一次的手术中焦急不安地等待奇迹出现。但她不像他，也不像任何其他人。不久之后，当我妹妹问她现在感觉如何时，妈妈只用一个词回答："不光彩。"她微笑着，有些不自然。这就是她，我们所熟悉的那个她。

·

我在叔叔寄来的纸箱里找到了外祖父的讣告影印件，它来自《澳大利亚医学杂志》：

在职业生涯达到巅峰之际，他的健康开始出现问题。还不到50岁，疾病困扰着他。然而，他仍然坚持不懈地工作，直到1956年4月17日突然离世。那一天，他安静地准备着一篇论文，而他正在创作的书也只完成了一半。

第二次出院后不久，母亲告诉我在1956年4月那天，她在房间发现外祖父离开了。那时她才17岁（我惊讶地问母亲当时她做了什么，她有什么感受？而我差不多也是17岁）。几十年后，回忆起那一刻，母亲所描述的并不仅仅是她发现他离开时的情景，也不仅仅是她目睹的一切，而是随后的时刻。青春期的她独自站在走廊外面的楼梯上，屋子围绕着她组织起来：门、楼梯和从对面窗户射入的光线。现在，她告诉我她所知道的：从那一刻开始，她将不得不独自面对生活。她的母亲也许还能再活几年，但当她站在死去父亲所在房间外面时，我母亲明白了她现在必须依靠自己，必须继续生活下去。

这就是母亲带进手术室的东西，她一生都带在身上。这是对她处境和选择的清晰评估，也是采取行动的意愿。还有，平静地接受，并拒绝被困扰。

这是她携带的一部分。

那些打字的笔记，包含了那些单词、短语和联系（没有什么可以思考的/没有什么可以爱和连接的）。外祖父的手稿大概有200页，其中许多没有编号，有些重复或修改过，有些顺序似乎是随机的。自始至终，他一直在探索潜意识，勾勒其机制、生理基础，并将其封闭在神经网格之中。"那么，人类就是一台反射机器……"我感觉他总是费力地思考着这样的观点。他试图将我们——人类、所有那些受伤的人、他自己——限制在神经系统和科学的界限内，然而他却不断地渗透或跳脱出来。人类可能是反射机器，"然而，这台机器对自身的经验很敏感，并且能够作出调整。在他的结构中，他承载着自身的过去和未来。他的过去可以追溯到万物起源的时刻，他的未来展望着他在更明确的时刻梦想的国度、权力和荣耀"。

接下来，他用一份实事求是的清单列出了"人类的原始本能反应"。他指出，这些反应相对较少且简单。在纸箱的底部，我找到了倒数第三页。这一页可能是为该书其他章节准备的，或者最终可能被外祖父坚决划掉。但现在，它感觉就像一个结局：

简而言之，人类寻求食物、饮水、住所和伴侣。他被迫照顾自己的后代。他对环境中的威胁和承诺感兴趣，对新奇事物感到好奇。他避免疼痛、不适、恶心和过度寒冷或炎热。当他的行为在生物学上取得成功时，由于没有其他出路，他会欢笑，受到挫败时则会哭泣。他将自己的经历投射到一个世界中，并赋予那个世界的物体甚至事件以愉悦或不愉悦、善良或邪恶、道德或不道德的属性。面对威胁或承诺，他会感到害怕或愤怒，攻击或逃避。他做梦、跳舞、思考和唱歌。他成长，过着自己的生活，变老，最终离世。他说话，他画画。

这就是我的母亲。

•

瑞秋·本迈尔呢？多年前她给手术带来了什么？在瑞秋第二个孩子出生时，这个毁灭性的传奇故事中最离奇的时刻之一，并不是发生在手术台上，而是几周前的蓝山家中的厨房里。瑞秋一直觉得自己的生活不太平静。几年前，她儿子的出生很艰难，被立即从她身边带走接受治疗，让她心力交瘁。现在，另一个孩子即将降生。她知道自己应该感到兴奋，而实际上是感到空虚，好像缺少了什么。尽管瑞秋对神秘主义持开放态度，但她并非任何传统意义上的宗教信徒，她对巧合并不感到惊讶。她以一种随意熟悉的方式谈论"宇宙"，认为自己在探求某种精神意义。那一天，当她凝视着窗外、远处的山谷时，这一切真实存在。

"我以前从未这样做过，但我有一种非常强烈的感觉，我是一个不可知论者。我向宇宙发出了一个请求，希望能有一种属于精神性质的体验，这会唤醒我，或为我提供某种强大的学习。"她的声音渐渐低下去，"可我并不高深，我只是要求……"

后来她告诉我，那天她坐在厨房桌子旁时，还祈求了另一件事。她对上天说，拜托，请让我亲身经历我孩子的降生。

十多年后，我仍不知道该如何解读这个启示。除非这是一部小说，我可能会把这个时刻作为一个实质性的例证，展示我们如何强烈地引导自己走向生活的方式，我们告诉自己的故事又如何成为我们历经的生活。瑞秋从未确切得知手术期间到底发生了什么。似乎最有可能的是，本应让她失去意识的麻醉气体或药物是否以某种方式断开了联系，无法到达她的身体，或者说麻醉药根本没起作用（她的麻醉医生的手写记录基本上难以辨认）。这反过来又引发了其他问题，比如瑞秋是否可能是那些因生理学的原因而比大多数人需要更多麻醉药的人之一，或（这个想法让我在我自己的世界观边缘徘徊）不知何故她对清醒的渴望力量，或她对无意识的恐惧，帮助她实现了自己的目的。她后来告诉我，她一直对死亡有一种顽固的恐惧。

年轻的我

现在轮到我了。我将为即将到来的手术带来什么呢？

这就是本书的主要内容。过度思考、过度饮酒，可能是我自己造成的忧郁，一种顽固的坚持。当然还有恐惧，对死亡、灭绝和分离的恐惧，尤其是与我自己分离的恐惧。

我是否抗拒呢？当我走进那个地方时，并不完全如此。因此，我要感谢当时那位心理医生。她告诉我，我可能会在手术中死亡、瘫痪或清醒，虽然这种可能性很小，但我必须权衡各种可能性，承认风险并做出选择。当然要寻求建议，但最终决定只能由我负责。要做出这个决定，我需要完全清醒，在那个瞬间完全意识到这个问题。无论如何，这就是我从讨论中得出的结论。

我带来了信息，太多的信息，但最终我发现它们非常有帮助。我理解外科医生准备做什么，麻醉医生如何使用药物和监测设备来达成手术目标。要顺从放松的指示，包括想象脊柱上流淌的血液。

我将自己视为手术的积极参与者，并将这个想法延伸到生活中，不论是在清醒时还是其他状态。

当然，我也带来了无意识自我的那个巨大无形的袋子。我不能随意或频繁地打开它，但能通过它凸显的轮廓感受到我随身携带的习惯、伤害和希望的形状，有时甚至是身体部位的引示（肘部、眉毛、小脚）。这个印记可能会让我与一个被年轻父母暂时抛弃的2岁孩子联系起来，甚至与一位从达尔文南下赴约的32岁女孩联系起来。而现在，她如睡似醒地躺在墨尔本郊区一家诊所的平推车上。

在轻度麻醉下，会发生一些有趣的事情。你似乎仍然清醒，却又迷失了自我。你可以在油管上看到那些视频，人们在牙科诊所的椅子上醒来时的情形。他们着迷地盯着模糊挥舞的手指，却意识不到那双手属于他们自己。医生称之为解离。这种状态本身并不坏，可以说很有趣，但会对你的思维产生奇怪的影响。有时，在微量麻醉药的作用下获得的突兀脱节感与其他一些解离状态相似，比如催眠、发烧和极度压力。你成了一个时间旅行者。一个男人从麻醉中间醒来，发现自己身处重症监护室，双臂被绑住，立刻激活四十年前被埋藏起来的战争创伤经历。一个女人醒来时，回忆起童年时遭受的性虐待。这些故事不断重演。

在我的出版商办公室里，一位资深编辑将我的合同放在一旁，转而谈论她的父母。他们都是大屠杀的幸存者。每当她感到失落时，她的嘴里就念叨着意第绪语，而她的孩子既听不懂也说不出来。诗人让·肯特在她丈夫从心脏手术中苏醒后写道：术后，大剂量哌替啶，使他陶醉于青春之言。那么，多年前那次短暂的麻醉给那个年轻的女人带来了什么呢？一团杂乱的感觉，被切断的知觉，半感知状态，先前离开的历史和习惯于离开却不放手。最明显的是，至少对她自己而言，一个空白的决心，简单地继续前行，结束这一切。任务完成。悲伤（因为这种感觉白天从未出现过）随后涌上心头，却淹没在奇怪的减弱暗流中。现在我明白了，那是一种拖沓的不适感，与胎儿的死亡无关，而与孩子的可能性有关。她也为与这个男人的关系感到悲伤，她心底早已知晓，但一段时间内拒绝承认，如同她的自我或她自己的版本。自从爱上他以来，她一直在努力而故意地宣告，她已将这段关系放置于此。

我非常确定我没有将"小玩意"这个词与堕胎联系在一起，那只是红狗的名字。多年后，它会在黄色房子里的蓝山梦境中拜访我。在那个梦的情感揭开时（悲伤、可怕的遗憾），这个词坐立不安，就像一个外来的插入物，就像别人给我的工具一样。我想知道是否还有其他不请自来的礼物。

1965年，在虚假危机试验之后，伯纳德·莱文森在他的房间里催眠了第一个病人，一个18岁的牙科护士小姐A。根据莱文森的笔记所述，在小姐A的牙科手术期间，当麻醉医生维尔乔恩停止手术准备执行催眠脚本时，她的脑电图出现了显著变化：脑电波突然改变，几分钟后才平息下来。

"一个月后的催眠过程非常痛苦，"莱文森写道，"小姐A很容易进入催眠状态，回到手术当天早上。当她开始重温手术时，她突然停顿下来。她无法说话，开始哭泣，并激烈地从催眠状态中挣脱出来。"

莱文森再次与她进行面谈，试图将她带回手术室，但仍然失败了。"她抵制进入深度催眠状态，变得焦虑不安。经过几分钟的轻声安抚后，她开始重温手术。"但她重温的并不是牙科手术，而是另一次手术。"这被证实是她早期的堕胎手术。我无法让她重温牙科手术……她的经历使她产生对手术的心理抵抗，并解释了她的焦虑反应。"

最近，我一直在反思多年前在达尔文咨询室里的那个年轻自己。当时我已有10天没见到父母，仿佛是被一股汹涌而浑浊的洪流困扰，对我这个幼小的生命来说，对那个时刻却毫无察觉。长久以来，我一直不敢谈论此事。它微不足道，但始终如影随形，像一条一直纠缠、吵闹的小狗。我怀疑我永远不会记得我为何预约去见那位年轻的心理医生，或者是什么让我回到儿时的恐惧。然而，我相信这次拜访可能发生在堕胎之后。我现在的看法是，仅因为没有记忆，并不意味着它未曾发生。我不记得我的第二个生日，也不记得第二个生日前后的日子（相反，就像我记得我的第四个生日一样），但我确实有一个清晰的记忆属于那个时刻，尽管它发生在几年之后。

那时，我大概六七岁，和曾经在2岁时短暂分开时住过的那个家庭一起过夜。我不记得那时的细节。我只记得是在晚上，其他女孩和一个小男孩已经上床，而我还在客厅里徘徊。这家的妈妈试图以柔声哄我上床，然而我完全无法顺从，陷入了一种强烈的感觉之中，以至于我只能在房间之间徘徊。我清晰地感受到脚踩在地板上的触感，这种感觉甚至在我现在写作的过程中都会在我胸腔里膨胀，有节奏地滚动和凝结在我的喉咙。后来他们给我父母打电话，我记得自己坐在窗台上，透过玻璃看着车头灯，在黑暗中映射出我的脸庞。也许之后我喝了一杯牛奶。我不想惹恼这个好客的家庭，但我无法留下来。

在这一切中，我意识到了持续的紧张状态，试图将不愿融合在一起的事物紧密连接。

在我和儿子他爸（既不是达尔文的那个男人，也不是我现在的丈夫）分开几星期后，我开始反思自己。就在搬家公司到来的前一天，下班骑车回家的路上，我有个瞬间的感觉，觉得自己像一排长方形的盒子，四个小木棺材并排放着。我明白这个盒子的作用是同时容纳和分离我的感受，就像身体的一部分：左臂、右臂、躯干、腿（我的头在哪里？）。这样做的原因是，如果所有支离破碎的情感都聚集在一起，它们就会淹没我。我想知道是否还有其他未被发掘的情感。

最终，是儿子迫使我停留在当下，是他将我锚定，即使我们的小家庭已经瓦解。在我们关系最终破裂之前，我们与我的父母、姐姐和他的家人预订了一个海滩度假。我和儿子提前下山，而他爸爸稍后会赶来。不久，我又回到了镇上，在我作为副编辑工作的报社加班。我离开了海边别墅中的伴侣，苦笑着，勉强压抑怨恨，胸口仿佛被一块沉重的砖头压着。儿子很着急。当我试图离开时，他紧紧地抱住我，不让我回去，努力让一切恢复正常。我目睹情感的潮水在他身上升腾并溢出，同时感受到自己心跳加速和不安的情绪。直到他告诉我他可以离开了，我才慢慢离开。我没有让他流泪。一只手捂着自己的肚子，一只手捂着他的。我告诉他，我的爱在他的肚子里，他的爱在我的肚子里。如果他感到困难，可以随时将手放在肚子上，就能感受到我在那里。我让他上楼向我挥手道别。

"我不想让你走。"他说道。

"亲爱的，我知道你不希望我离开，但我必须这样做。明天早上我会回来的。"

最后，他平静地问："如果你是我，你会怎么做，妈妈？"

于是我用手搂住他的肩膀，抱紧他，看着他说："如果我是你，我会说'我爱你妈妈，我们晚点再见'，然后我会上楼挥挥手。"

"那你就这样做吧。"

"是的。尽管很难，但这就是我会做的。"

他依照着我的话做了，低着头，用坚定的小嗓音说："我爱你妈妈，我们待会儿见。"然后迈着小肉腿上楼去了。

一个主题如何完全脱离了它的锚定点？我正在写麻醉、我在达尔文、我在悉尼、我在墨尔本，我正在抛弃我的伴侣，分裂我的儿子、我的自我。我母亲快死了。

一切都在分离、分解、崩溃。

有时候，我也在思考，曾经在我身体里积聚的微小生命，无声的细胞在分裂，以及那段短暂时间可能存在的东西在扩展和累积。一个可能最终凝结为意识的集合，即使在早期展开时也可能已经形成——或许不是经验，而是某种存在。

多年后，在我婚礼上，我的丈夫皮特引用了伍迪·艾伦的话，连他自己都感到惊讶。他告诉我们合并的大家庭和朋友，他喜欢我相信关系就像鲨鱼一样的方式，就像安妮·霍尔小说中的艾尔维·辛格一样：要么前进，要么灭亡。确实，这些日子里我审视自己和他人。"你想得太多了"，儿子对我说。当然，我留给自己的机会越来越少。在那个时候——面对儿子、丈夫、女儿和现在认识的自己——我根本没有想过。这就是从这里获得的感觉，但可能并不真实。也许我只是在考虑我现在认为是徒劳的事情。如同法医般着迷于生活细节的分析，相信任何一段关系都可以将我从我不愿面对的自我中拯救出来。因此，这些日子，我的思考已经转向了其他方面。

我希望自己能带什么去墨尔本的诊所呢？首先，更多的信息。关于短暂的手术过程会发生什么；实际上，麻醉将非常轻微，根本不算是全身麻醉，更像是一种镇静，让我平静地躺在手术台上。实际上，在手术过程中，或许我仍然能听到。忘记某件事并不意味着它没有发生。我还希望自己能以不同的方式做出决定。实际上，我已经做出了一个决定，而不是任由自己随波逐流、任由变幻莫测的责任拒绝之潮卷走。实际上，不管在手术台上发生了什么，我已经在进入诊所前对自己进行了麻醉。

或许我只是想象了剩下的一切，抑或是虚构出来的。这并不重要。

最重要的是，我希望当初带去墨尔本的是我自己。

天　空

　　杰西·沃特金斯在为期十天的航行中，认为最动人的时刻之一就是它的结束。1940年，在一次麻醉后，他被奇特的幻境笼罩，谵妄的迷雾环绕着他。后来，他向R.D.莱恩描述了这一经历。沃特金斯筋疲力尽，被强烈的幻觉淹没（"它让我颤抖"），害怕"沉入地下"，决心找到回去的路。他拒绝进一步接受镇静，坐在软床垫上，握紧自己的手，一遍又一遍地念着自己的名字。突然间，"就这样"，一切结束了。他回来了。

　　而我的自我回归之旅——从21年前儿子出生开始——远没有那么戏剧化。这个旅程以不同的形式、不同的时间，在我们的人生舞台上演。对我而言，它不仅涉及诗歌，还有锻炼、冥想、咨询和写作，随着时间的简单流逝。作为这个过程的一部分，我开始观察天空，仿佛突然意识到它一直在那里。起初，当我开始尽责地从后廊仰望天空时，我看到的天空采取了各种熟悉的伪装：湛蓝明亮、灰蒙蒙、云淡风轻，形态多变。我发现自己盯着蓝天看，一旦开始，就停不下来。这听起来似乎很明显，但我感到非常惊讶。实际上，那里没有任何东西。我平躺着，目视着云层，完全沉浸在它错综复杂的美景中：云海翻滚，微妙变幻。柔软的紫色屈服于拉伸的白色，如同不可思议的北极蓝，一片天空向另一片天空敞开。如果我坚持下去，我的身体和思想会开始发生一些变化。我无法看见、描述或者解释它，但能感受到它在内心深处连接、碰撞和释放的存在。最重要的是，高处有流动的脉搏，巨大胸腔的起伏跃动。

我所要做的，就是等待。

在一个晶莹冬日的下午，我上山去探望瑞秋·本迈尔。她看起来和我一样大，彼此已十分熟悉。她略显凌乱，好像整个早上都忙个不停。我们热情地拥抱后，她建议开车去买午餐，并邀请我在她和丈夫格伦共同打造的房子里用餐。她解释说这所房子将在周末和假期出租，她和朋友们也曾在这里居住过一段时间。20分钟后，我们停在一座用泥砖堆砌和波纹铁装饰的时尚建筑前。这座房子拥有特色十足的土坯花园和一片菜园。我们从侧门进入，脱鞋进入小门厅，然后房子巧妙地展开两三层（我记得很清楚），墙壁装饰着浓郁的大地色调，显得富丽堂皇。每个房间都透过窗户呈现令人惊叹的桉树谷和远处驼峰山脉的壮丽景色。

我们在宽敞的阳台上用餐。树上两只喜鹊欢快地跳着，叽叽喳喳地叫着，其中一只是胸膛发灰的幼鸟，另一只则是黑白相间的成鸟。天空、山谷、巨大的桉树，甚至眼前那个色彩鲜艳的沙拉盘，所有一切都闪耀着光辉。太壮丽了！我们交谈时，录音笔放在桌子上，但我第一次感觉到我们不再只是采访者和被采访者，而似乎更接近朋友的关系。她指向天空中满月的位置。我问她是否经历过火灾，她描述过自己两次站在阳台上目睹火焰沿着山脊燃烧并逼近房子的情景，声音"像是在咆哮"。过了一会儿，我询问她对麻醉经历的看法是否随着时间改变。

"没有，"她直截了当地回答，"完全没有。对麻醉的记忆和以前一样清晰。"

她坚信这种感觉不会消失。"我感受到它强大地融入了我的内心。"微小而意想不到的事情可能会激发它。有一种声音，我无法呼吸。"几个星期前，我得了流感，呼吸困难。和那时的感觉很相似……非常真实。"

她提到了女儿艾蕾·格伦，那个在没有麻醉的情况下从她子宫中剖腹诞生的孩子。之后，她凝视着女儿的黑眸，试图让自己留在这个世界上。她说，她们谈论过这一切。"她知道。她读过我写的东西，知道我对她的诞生没有任何遗憾。我不希望任何人经历这个，因为它绝对是可怕的。但是，经历了它之后，我不会改变它——我知道这听起来很奇怪——因为其中蕴藏着许多礼物。"然后，她谈到了手术台上无法动弹时收到的"信息"。她认为，自那时起，这些"信息"在她的生命中变得"非常相关"，给予了她"学习的机会，无论我是否喜欢，这是一种深刻的投降。我永远不会忘记这一点"。

最近，每当她去看牙医时，她都试着运用这个教训。"出于显而易见的原因，我不喜欢麻醉，不喜欢药物，我更愿意清醒面对。当然，我必须承受疼痛。"她努力记住不要抗拒或对抗疼痛，而是让自己融入其中。她试图对情绪也采取同样的态度。"我想我明白了，即使处于可怕的困境中，发现很难应对，我会对自己说，'你已经体验过自己的力量，它就在那里。只需要相信，难以置信的痛苦总会过去。它终归会过去的'。"

瑞秋一直回想另一个教训，她坚信医院工作人员在病人从麻醉中恢复时需要更加关注病人的极度脆弱性。在女儿出生后不久，她被邀请回医院与工作在恢复室的护士进行交谈。"让我真正不安的是，我非常清楚地意识到，在病人从麻醉中恢复时，告知护士如何帮助病人，这一点非常重要，我认为每个人都应该有这种感觉。"

她突然开始谈论几年前的一次麻醉经历。因为怀疑可能患有宫颈癌，她接受了一次宫颈刮片活检，而当时她处于镇静状态。"当从那个过程中恢复过来时，我……充满着非常真实的情感和记忆。我觉得这就是我在生艾蕾·格伦时再次体验到的。我希望有人能听到，因为我非常担心自己不会被倾听。"

几年后，当她与这些护士交谈时，她向她们提出了一个问题。"我问道：'你们是否曾经遇到过病人在麻醉苏醒时说一些奇怪的话？'"

"哦，是的，这一直都发生。他们只是喃喃自语。"

"我告诉她们：'我想让你知道……他们所经历的事情对他们来说可能非常重要，将其整合到他们的意识中也很重要。我的建议是，不要仅仅安抚他们。如果他们想要说话，你们也应该抽出时间坐下来倾听……因为这可能成为一份礼物——这种脆弱在大多数人的生活中非常少见。我认为，如果我们能够稍微用一种不同的方式对待它，那将是一种截然不同但很强大的体验，它会带来好处。'"

接着，她讲述了一个关于她一位女性朋友的故事。这位朋友的母亲从未拥抱过她。当她的母亲被诊断出患有癌症并动手术时，已经70多岁的她从麻醉中醒来时，发现女儿坐在她的身边。"她的母亲握住她的手，告诉她有多爱她。这是她有生以来第一次这样做。母亲紧紧握住她的手，轻抚着她，表达对她的感激之情，她是一位好女儿，她深爱着她。"

我们在夕阳下多坐了一会儿，喜鹊已经飞走了。我们收拾起叉子、玻璃杯和塑料容器。瑞秋说："所以，现在我鼓励所有即将接受大手术的人事先询问是否能够有一位亲人在场陪伴，我相信这会改变一切。有人可以在那里，温柔地与他们交谈，倾听他们想要表达和聆听的内容……因为她的母亲再也无法这样说了。这对我的朋友确实产生了影响。"

放　手

　　2010年7月7日，在布里斯班医院的浅色病房里，我摆放了一些护身符。其中有女儿送给我的一个咒语袋，里面装着三块幸运石和一个许愿天使；还有一串佛珠，是一个朋友在我离开墨尔本前塞到我手中的。一张卡片上画着一只色彩艳丽的小鸟，它跨越两棵巨大的树干。卡片上贴着一条带有两颗金星和箭头的标签：

　　1）为了到达这个重要的时刻。

　　2）为了在手术后苏醒。

　　还有一个小精灵玩偶，那是35年前我离开英格兰时一位朋友送给我的，后来我传给了儿子。

　　我将它们都摆放在床头托盘上，然后蹲下来给它们拍照。还拍了一张我蹲在它们后面的照片。接着，我关闭了房间电源的主开关，站在窗边停留片刻，凝视着窗外微小而闪亮的光点。

　　第二天早上大约七点，他们来了。我已经洗过澡，用消毒湿巾擦拭过身体，将衣服和护身符整齐地放进行李箱中，穿上了一件挺括的白色外套。母亲和吉姆叔叔来送我。九个小时后，当我在痛苦和谵妄中挣扎着苏醒时，我会试着告诉她我刚做过的一个梦，但随后我又会忘记。然而此刻他们站在窗前，肩并肩地轻声交谈，仿佛一切如常。窗外，蔚蓝晴朗的天空下，一条小路穿过混凝土方块，蜿蜒向上，通向城市边缘的小山。一切发生得太迅速，我还没有做好准备。

按照指示，我爬回床上，而这个床现在变成了一辆手推车，慢慢地开始前进。"妈妈，"我说，"你必须帮我做一件事。当我在手术后苏醒时，你必须问我是否记得什么。"我们来到电梯口，我抓住她的手，思考片刻，不想松开。她的眼神显得灰暗而迷茫。电梯门打开，又关上了。母亲消失了。电梯里有人说了一些愉快的话。我试着微笑。

手推车停在一个有窗帘的前厅里，我凝视着斑驳的天花板瓷砖。我突然想到，曾有人因为制造这样的瓷砖而致富。当初，这些瓷砖都是崭新的，如今却有些脱位和开裂，某些瓷砖边缘还留有黑色的印记。透过薄薄的尼龙帘子，我能听到另外一个人——一个男人，他的呼吸声太过沉重。而在他背后，则传来低沉的声音。看来，我已经躺在这里很久了。穿着手术服装的人不断靠近我，反复问着同样一组问题：你的全名是什么？出生日期？有无过敏史？你来这里干什么？是否同意手术？

我的麻醉医生约翰，带着愉悦而自信的气息走进来。他年轻（虽然也不算太年轻，我对自己说），健谈而温和，戴着长方形眼镜，胡须修剪得整齐。他再次向我解释睡眠的过程（我们都知道这并非真正的睡眠，但现在不是讨论这个的时候），告诉我将使用哪些药物来维持麻醉状态，以及会连接哪些监测仪器来测量我的意识水平下降的程度。在离开前，他还确认了同意书的签署。他说很快就会再次见到我。或许，在他离开时，他给了我一点镇静剂——我已经记不清楚了。

其他隔间里传来更多细微的沙沙声和安静的交谈声。我旁边的男人咳嗽了一声。两名手术室工作人员静静地出现在我的脚边。他们询问我的姓名，确定我是否签署了同意书。当他们把我推出去时（天花板上的瓷砖开始迅速移动），我扭头向右边望去，先看了看咳嗽的男人，然后目光移到下一个小隔间里，那里躺着一位老人，旁边坐着一名女子，她紧握着他的手。在我经过时，她凝视着我，并对我说了声"祝你好运"。在那个瞬间的孤独中（一种悬浮、非真实的感觉），这个场景异常强烈，直击人性，我将它铭记于心——即便此刻当我写下这些文字时。这是我与自己和生活之间的一个小而重要的联系：我在这里，她看见了我，并祝福我好运。

一道白光的喧嚣，我来到手术室。我的外科医生戴着蓝色帽子，面带忙碌的微笑。有人递给我一份新的同意书，我躺着签下了名字。约翰在我右手背上扎了一针。他告诉我，在接下来的10分钟里，当他连接和调整监护仪器时，我会保持清醒，但之后却无法记得这个过程。在一段沉寂之后，也许只是几秒钟或几分钟，其间可能还发生了一些交谈，我突然意识到有东西粘在我的脸上，那是一种轻盈而压迫的感觉，伴随着一股塑料和腐烂的气味，仿佛我的脸被困在某个陈旧的浴帽里（强烈的冲击），我无法挣脱。这并不像是跌倒，更像是被推倒的感觉，短暂的混乱和愤怒之后——

·

当思绪脱缰时，它会走向奇异的方向。我想到了所有参与这本书研究的人，包括那些未被收录其中的人。他们日复一日地运用灵巧聪明的大脑，研究意识和它与其他领域的边界。每个人都在严格科学的框架下工作，都有各自的痴迷和关注点。当立陶宛的神经科学家瓦尔达斯·诺雷卡（他曾在2011年的芬兰实验中研究志愿者在镇静过程中所体验到的主观感受，他们报告了踢足球和离开身体等幻觉）停止研究人类在接受麻醉时的主观体验后，转而研究梦境，包括清醒梦，即能够知道自己在做梦并且可以控制梦境发生的事情。在普利茅斯，杰基·安德拉德几年前将研究重点转向我们在打电话、坐在讲堂上或任何有纸笔的地方涂鸦的习惯。事实证明，涂鸦实际上可以改善我们对无聊信息的记忆。

不久前，在探索意识和无意识之间的神经联系时，乔治·马舒尔参与完成了一篇短小而令人费解的论文，探讨的是大鼠死亡时会发生什么。他应密歇根大学同事吉莫·博吉金的邀请，加入了博吉金正在进行的研究项目，其中一部分内容是监测大鼠的脑电活动。某个夜晚，两只大鼠突然死亡。当他后来检查脑电图时，发现了一些出人意料的结果：在大鼠死亡时，它们的大脑化学反应出现了激增。这实在是太奇怪了。

一小组研究人员决定展开更深入的探索。这一次，他们在麻醉的大鼠身上诱导心脏停搏或窒息死亡，并监测它们的脑电波。他们发现，在动物的心脏停止跳动、血液停止流向大脑——也就是临床死亡的标志——之后不久，它们的大脑短暂地进入了超速运转的状态，呈现出与意识知觉一致甚至更加强烈的模式。

原本该团队对他们的研究有某种期望，然而并未料到会得出这样的结论。马舒尔说："事实上，在接近死亡时，许多已知的意识电活动特征超过了清醒状态下的水平，这表明大脑在临床死亡的早期阶段能够产生高度有序的电活动……"作者虽然认为这项研究的实际影响尚不明确，但这一发现或许不仅向我们揭示了关于人类垂死时大脑的信息，还可能解释了每十位心脏停搏幸存者中有两人后来报告了奇特幻象的大脑活动。这为所谓的濒死体验提供了首个科学框架。那些匪夷所思的时刻，自由自在、难以忘怀，比真实更真实。

想到自己甚至在我们所理解的生命条件消失后，意识仍能保持和存在片刻，这实在是让人感到奇怪。特别是考虑到即使在平凡的日子里，一个并非濒死之人要想保持清醒也是相当困难的。只是简单地存在，而不是滑落、飘浮或陷入另一种状态：空白、昏迷或无时无刻地不被琐事纠缠和拘束的思绪，其中大部分都无关紧要、毫无助益，甚至枯燥无味。然而，它们能够达到阻止其他思想或存在的目的。

啊，她来了。我们的母亲。她躺在充气吊架上，平缓地摇摆着穿过房间。软垫床、访客椅和床头柜上下，放着笔记本和清单，还有绿色果冻罐头。护士们扶着她的胳膊，卡其花呢裤管轻轻晃动着，她拖着管子在吊索中间晃动着。她眼中的神采，写满了一种明确地知道发生了什么的情绪：哀愁、不协调、滑稽。那双眼睛仿佛在诉说：那好吧，我们就待在这里吧。我在这里翱翔。她的尊严是如此崇高。

·

最后一天，我的小妹早早从医院打来电话。两天前，母亲感染了病菌。或许她能挺过去，或许不能，时间会给出答案。这就是我们进入的世界。现在，我妹妹说，妈妈已经失去了意识，也许不久就要离去。过了一会儿，她又打来电话：现在就过来吧，把爸爸接上。

我们穿过城镇，先去接父亲和他的轮椅，然后径直驶向库区，这一切都带有一种弹性传染的梦幻感。一切都变得黏糊糊的，蜿蜒起伏，慢得难以置信。当我们快到达时，红灯亮起，周围车辆涌动。

母亲的房间里，弥漫着姐妹们的呼吸声。早上，母亲曾与护士简短交谈过一次。我们感受到寒冷从她的脚底升腾，逐渐蔓延至她的小腿、大腿和腹部。她的呼吸持续不断，或者说，这种呼吸始终存在，有时并不稳定，但总是与母亲胸腔、肺部、喉咙和嘴唇的微动相互交织，仿佛还没有下定决心或准备好分别。她没有疼痛的迹象，只有呼吸的间歇波动。我们与她交谈，或者谈论她，偶尔也说些其他琐事。随着时间的推移，虽然我们不知道这一切需要多长时间，但我们四个人慢慢地环绕在她周围，抚摸着，低声耳语着，催促、哭泣或者完全陷入沉默。

最终，我们决定离开房间，让她独自离去，如果这正是她所期望的。踏入走廊时，仿佛被震撼到了，空气变得异常寒冷，空间显得单调、平淡而空旷。在男洗手间门外，我急切地想催促行动不便的父亲快点走。快点！我们带着一种压抑的恐慌感回到房间，几乎是飞奔着。突然之间，我们对自己是否已经抛弃她或她是否已经独自离去感到震惊。

重返房间，呼吸已经不再存在，只剩下凝聚成气息的存在。缓慢而渐弱的分流（母亲、妻子、孩子）。我们做着应该做的事，抚摸、说话、坐着，关注每一个微小而重要的变化。随后是最后的颤动，一口甜美的呼气。在那微小的开端——在下一章开始之前的那一刻——我在房间里感受到的并非虚无，而是某种存在。一种扭动，一种释放。如今回想起来，我能在脑海中追溯到母亲最后一口呼吸的喜悦之旅，在她脸颊左上方稍作停留，然后消逝无踪。接下来发生了什么，我并不知晓。

过了一会儿，当我们坐着、站着、抚摸或说话时；当我们身体的周围形成了新的对抗、认知和失落的习惯，窗外传来喜鹊的叫声，一束光撕裂玻璃，洒在她的脸上，宛若画中场景。

·

我母亲最早的记忆之一是，她躺在离家很远的一个房子里，身处黑暗房间中的婴儿床上。她称之为孤儿院。那是战时。她曾多次向我讲述这个故事，或许是因为我第一次听后就一直追问不休。她并非孤儿，但她的父亲被调到墨尔本，在一家收治士兵的医院工作，而她的母亲则随孩子从布里斯班来陪伴他，却患上了肺炎。在那短暂的时间里（我不知道持续了多久），孩子们在收容所里受到照料。在我母亲的记忆中，她站在婴儿床里，房间显得阴暗。

走廊外传来脚步声，她知道有人来找她。她一直发出声音。每当母亲讲述这个故事时，她都会相当开心。她没有留下惊慌的记忆。她知道或者记得自己知道，她不应该醒着，也肯定不应该靠近婴儿床栏边制造噪声。她静静地躺着，假装睡觉。当脚步声的主人到达时，母亲闭着眼睛。她知道这个女人在看着她，也知道这个女人明白她其实并没有入睡——所以她一直保持不动。这个女人转身离开了房间，而作为孩子的母亲则依偎在她的背上，在她的头部、胸部和神经通路中进行她所需要做的事情。母亲会感到恐惧吗？满足了吗？只是好奇？透过婴儿床的围栏看到了什么？她如何对待这一切？我不得而知。多年之后，她将告诉我这个故事，而我将把它变成我的故事。有一天，当她从临终关怀的窗边软垫椅上凝望着我，秀发披肩，目光清澈，她会说："我一点也不害怕。"

翅　膀

2010年7月7日，布里斯班。我并非从梦中醒来，而是渐渐浮现。霓虹色的疼痛之翼在我肩胛骨上生长，似乎要翱翔。

在我察觉到自己存在之前，我早已注意到了声音——那是一种带有旋律的哭泣，接着才成为语言："哎呦（连绵不断，声音拉得很长）。"最后，它变成了"我的肩膀，哎呦"，或类似的话。

我被手推车推着（至少我认为是）穿过布里斯班机场无尽的户外走廊，前往临时停车场。每当金属车轮碰到路缝，疼痛便像涌浪般向上袭来，传遍我脊柱的神经末梢，以一种扭曲、支离破碎的方式传递幻觉信号。疼痛与我的母亲同在，却也独立于她。她和我叔叔走在我手推车后面（为何他们要推着我？停车场在何处？）。还有另一个自己，一股仍在我血液中回荡的不顾一切的欢笑。我们聚在一起，又分散开。我的肩膀仿佛升腾如风筝。

过去的七个半小时，我一无所知，即便我刚刚与母亲说过话。显然，我也不了解接下来会发生什么：或许几周甚至数月的吗啡依赖，慢慢地重建自我。而我当然不知道，在明天或后天，我的麻醉医生约翰将站在我身旁，遗憾地承认尽管已全力以赴，术中他将我翻了个身（我常幻想自己像只火鸡），但因担心这会妨碍外科医生对我颈部后方的操作，他未能重新连接BIS监测设备。因此，我永远无从得知自己被麻醉到何种程度。同时我也无从得知，数天后，当我终于有精力询问术中流了多少血时，外科医生会作何回答。（我并未向他提及汉克·贝内特研究中的病人。他们和我一样，在手术前听从他的指示，让血液从切口中抽出，结果显示平均失血量为650毫升，比对照组少了1/3。）

"噢，"外科医生将会开心地告诉未来的我，"出奇得少！只有约400毫升。""那我说过什么吗？"我最终会随口问我母亲，她将疑惑地看着我，好像在说不要过分解读，"是的，尽管我听不懂大部分内容"。

"然后呢？"

"我只听到含混不清的声音，然后——"

"是什么？"

"我只能听到'恶劣的游乐场'。"

恶劣的游乐场。

我喜欢这个词。

但现在，我置身于另一种游乐场。在吗啡的浪潮中沿走廊流动，母亲和叔叔跟在我背后，明亮的灯光、疼痛的翅膀、移动的墙壁，这一切构成了我能继续存在的非凡好运。

在重症监护室里，一位护士坐在我床尾的明亮小隔间内，我身上布满了各种管道和连接线。护士告诉我停止按右手边的按钮，那是我的"病人自控镇痛泵"。

"为什么？"我惊讶地问道。

"因为你出现了幻觉。"他说道。

"不，我没有。"（我有些困惑）

"你出现了幻觉，你在自言自语。"

"不是的。"（愤怒）"我在和朋友说话。"

我的朋友们相信我，但我却无法记住他们的名字。（"她醒了吗？"有人问。）每当我闭上眼睛，他们就会出现，一个接一个，我边走边与他们交谈，告诉他们发生的事情。我全神贯注，传递着信息，深陷其中。

"你会引起呕吐的。"护士说道。

但我不会，我的翅膀拍动着，灿烂夺目。

我还活着。

致 谢

这本书经历了漫长的酝酿。许多人为此贡献了他们的时间、见解、专业知识、个人故事、耐心、善意和支持，以至于笔者不知从何处开始表达感激之情。

笔者非常感谢那些科学家、医护人员、历史学家、哲学家和其他专家，他们让我接触到了他们的思想、著作和工作空间。有些人在书中有所体现，有些人则没有。无论如何，他们的宽容和慷慨帮助我深入探索那些复杂、细致和技术性的内容。

同样，我由衷感谢那些与我分享他们自己的麻醉经历和其他经历的人，其中许多人允许我在这里记录他们的故事。特别是瑞秋·本迈尔的非凡故事，她提供了一个情感和哲学的支点，我围绕它转了近20年。她的勇气和尊严令人鼓舞。还有许多人没有在这本书中出现，但他们的叙述丰富了其中的内容，包括哈里特·戴维斯和黛博拉·肖。

笔者与朋友、同事和陌生人就这项研究进行了无数次对话。这些对话帮助我在麻醉这个如此难以琢磨、多层次、完全迷人的主题中找到了一条道路。

瓦鲁纳作家中心的工作人员和作家社区为我提供了智力、创造力和身体上的滋养（在希拉·阿特金森的案例中，则是神奇的安慰食品），以及关键的反馈，还有无尽的关于麻醉药的古怪故事。这本书得益于我在该中心为期三周的研究和定期来访。我特别感谢前创意总监彼得·毕晓普，他的洞察力和广阔宽容的好奇心帮助我保持开放和诚实。

我的经纪人珍妮·达林从一开始就支持这本书，并对初稿给出了明智的评论，又耐心等待了近10年，直到最终推出可行的版本。她的支持是我写作过程中的重要支撑。

Text出版社的团队再次满足了我对于支持、热情和严谨的期望。在此，我要特别感谢迈克尔·海沃德对本书的全力支持；感谢哈迪贾·卡福尔、安妮·比尔比和简·菲尼摩尔为本书出版所做的努力；感谢丹妮尔·巴尼亚托在社交媒体方面的帮助；感谢桑迪·库尔为本书设计的精美封面。最重要的是，我要由衷感谢我的编辑曼迪·布雷特，感谢她坚定的立场和敏锐的指导。

提供宝贵意见的读者对本书草稿的发展起到了重要作用，其中包括彼得·肯纳利、索菲·坎宁安、凯伦·基桑、玛格丽特·西蒙斯、彼得·科尔－亚当斯、杰尼特·科尔·亚当斯和凯特·莱斯利。还有其他阅读和评论人，诸如佩内洛普·特雷弗、金·兰利、安妮·克劳福德、玛丽·安妮·巴特勒和布里吉德·科尔－亚当斯。我非常感谢他们的洞察力和坦诚的评价。

感谢萨利·鲁尔金奇提供的工作支持，她记录了许多采访，并完成了额外的早期研究。在关键时刻，詹姆斯·巴顿、林丽薇、沙恩·希格斯、佩妮·吉普森、克里·普洛克特和克莱夫·梅尔策为我提供了安静的工作空间；齐格·爱德华为我的居所设计了精美的环境。博比·马赫拉布提出了有益的问题，并提供了战略性的建议。安吉·佩顿提供了心理上的支持和存在主义理论的触动。十多年来，在澳大利亚和新西兰麻醉医师学院的图书馆中进出的时候，那里的工作人员总是友好且乐于助人。

这项研究及相关旅行的大部分费用得到了澳大利亚委员会的资助，对此我表示感谢。同时，我还要感谢菲利普·拉金的遗赠，感谢他们允许我使用 "*Aubade*" 这首诗，并对 R.D. 莱恩表示感谢，还有引用《经验政治学》一书相关内容。

在这一过程中，我的丈夫皮特·肯尼利一直是一个机敏而能干的支持者，在麻醉、失忆、记忆和遗忘等各种主题的即兴教程中，他总是投入无间。我的孩子芬恩和弗朗西斯卡一直与我共享这个项目。我的姐妹莎拉·博伊德、杰尼特·科尔－亚当斯和父亲彼得·科尔－亚当斯都欣然接受邀请，并在本书中留下了他们的足迹。对于他们的支持，我由衷地感谢。

我还要感谢我的叔叔吉姆和婶婶奥尔德斯·洛夫，他们与我分享了医学知识，让我在术后几周里住在他们家。我还要感谢已故外祖父哈罗德·拉塞尔·洛夫，虽然我从未见过他，但他未完成手稿中的部分内容被纳入本书。我不知道他对此会有怎样的评价。

最后，我要特别感谢我的母亲布里奇德，尽管她在我完成本书之前就离世了，但她对我的信心始终如一，她的精神贯穿了整本书。

译后记

长久以来，我对麻醉学的历史十分感兴趣，曾发愿收集并整理国内外麻醉学的发展史，以期将现代麻醉学近两百年的辉煌历史呈现给读者。然而，尽管资料的积累日益丰富，笔端却迟迟未能落下。在这一过程中，我偶然发现了《麻醉：遗忘之礼和意识之谜》这本书，其书名便足以激起我强烈的阅读欲望。

　　下定决心翻译这本书，是在2022年的初夏。那时，佩戴口罩还是常态。翻译的过程，是对当时工作与生活状态的有益补充。意想不到的是，翻译之路跨越了上海、武汉乃至非洲的吉布提。2023年9月，在东非的炎热干燥中，我远离了亲朋好友，暂别了手机通讯，沉浸在修改译稿的静谧时光里。尽管这并非我亲手撰写的作品，但我对它倾注了极大的心血，因为它很可能是此类作品在中文世界的首部译著。

　　麻醉，的确带有几分神秘色彩。作为一名从业近20年的麻醉医生，我发现自己已很难以病人或普通人的视角来审视麻醉，对于本应充满好奇与疑问的问题，似乎已变得习以为常。阅读和翻译这本书的过程，则像是一次心灵的洗礼。它促使我以一种跳出常规的视角，重新审视我日复一日的医疗实践：将患者从清醒状态引导至全身麻醉后无意识的宁静，在手术结束后再将他们唤醒。这一过程，如同在生命之河划桨，每一次的起伏都充满了对生命奥秘的敬畏与探索。通过这样的翻译之旅，我得以在专业技能与人文关怀之间架起一座桥梁，让我的工作不仅仅是技术操作，更像是一场关于生命、意识与存在的深刻对话。

本书的作者，是一位接受脊柱侧弯手术的女记者，身上有一股执拗的劲儿。数十年来，她纠结于自己的脊椎侧弯到底要不要手术。如果接受手术，麻醉成为她直面手术前的又一个关卡。她的麻醉冒险之旅开始了。她采访了数名经历术中知晓的病人，亲自参加国际麻醉学术会议，将许多艰深难懂的麻醉学论文以故事化的方式解读，正是要告诉普通人：麻醉到底是什么？

她采访了国际麻醉界的顶尖学者，比如保罗·迈尔斯、艾德蒙德·埃戈尔、乔治·马舒尔、埃默里·布朗。能亲身采访这些当世的麻醉学者，面对面地恳谈麻醉机制、意识之谜，这本身就罕有、难得，更为麻醉学历史留下了一笔宝贵财富。书里写的都是麻醉界的大人物，思考的都是麻醉学领域的关键问题。他们个个都是英雄，敢想敢干敢实验，敢于基于假说驱动来进行试验性的人体探索，着实值得我敬佩。作者在内心的挣扎与追问中，在反复的自我怀疑中，不断逼近麻醉学领域的几个关键问题：麻醉如何发挥作用？人被麻醉后有何感受？意识去了哪里？麻醉与意识的关系到底是什么？

我与书中提到的许多地方和学者，存在着一种难以言喻的缘分。2008年，我曾对美国圣路易斯华盛顿大学医学院迈克尔·阿维丹在《新英格兰医学杂志》上发表的关于BIS监测的临床研究提出自己的看法。或许是初生牛犊不怕虎，我撰写并投稿了一篇读者来信，有幸得以发表。从那时起，麻醉对意识的影响、术中知晓、BIS监测等话题成为我的关注焦点。心有所念，必有回响。一年半后，我有幸前往这一享誉全球的麻醉系学习。保罗·迈尔斯博士作为BIS监测研究的领军人物，可谓我追随的第一位麻醉学明星。当看到作者在书中形容他"嘴角上扬，额头光滑，散发着一种安稳感……头发已经变灰"，就像是《丁丁历险记》的主人公丁丁，我禁不住笑出声来。2014年，我参加在美国新奥尔良举办的麻醉年会，现场目睹的保罗·迈尔斯就是这个模样。他在大会现场的一场学术讲座，也让我有机会在《柳叶刀》上发表一篇读者来信，更得到了迈尔斯本人的回应，也算完成了一次学术对话与交流。2015年，我前往美国波士顿的麻省总医院，探访现代麻醉的发源地，在威廉·莫顿完成乙醚公开演示的圆形手术室里坐了大半个小时，还跑到波士顿中央公园探寻乙醚纪念碑，完成了一次麻醉朝圣之旅。

翻译的过程并非一帆风顺。作者的文字中透露出一丝神经质和焦虑，喜欢呓语和絮叨，过分沉溺于个人的感受，使得书中充斥着口语化表述和小短句，这无疑给我的翻译工作带来了不小的困难。然而，在再次校订的过程中，我不禁为作者的文笔所折服，她能够将麻醉后的感受真切地表达出来，这正是大多数人所忽视的。尽管她的叙述方式有些繁复，却让人更深刻地理解了人的内心世界。这种刨根问底的执着，虽然有时会让人感到叙述的冗长，却是对人性的一次深刻挖掘。

当译稿的最后一页轻轻落下，一种宁静的疲惫感悄然涌上心头。一件"大活"，终于在我手里完成了。我满怀期待，希望这本书能够为你打开一扇窗，透过它，你将领略到麻醉学的不同视角和独到见解，对麻醉的深邃奥秘有一番全新的审视与体验。每一段翻译的经历，都是自我成长的烙印。我的麻醉探索之旅，还远未结束，它是我的工作，是我的日常。让我们一同期待，这本书能够触动你的心灵，激发你的思考，引领你走进麻醉学这片仍充满未知与奇迹的领域。而我，也将带着这份收获与感悟，继续在麻醉学的道路上，不懈探索。

薄禄龙

2024年4月于上海